今だから知るべき!

ワクチンの真実

予防接種のABCから
新型コロナワクチンとの向き合い方まで

崎谷博征
Sakitani Hiroyuki

はじめに

"The cure may be worse than the disease."

「治療は病気よりも悪い結果をもたらす可能性がある」という古くからの医療に対する警鐘がありますが、ワクチンがまさにこの治療行為にあてはまります。

ワクチンの予防接種という行為はたかだか100年くらいの歴史しかありません。思考が苦手な人でも、日常において行動を選択するときには無意識にリスクとベネフィットを秤にかけています。ワクチンも予防行為なので、当然リスクとベネフィットを秤にかけて接種するかどうかを事前に考えるはずです。しかし、現在までワクチンのリスクもベネフィットも現代医学やメインストリームのメディア（MSM）で正確に伝えられたことがありません。この事実にこの本を手に取られた方は驚きを隠せないか、私が妄想を伝えていると判断されるかも知れません。なぜ、この100年間にまともにワクチンという行為の是非をリアルサイエンスで論じなかったのでしょうか？　その答えはすべて本編でお伝えしています。

現在（2021年1月時点）、新型コロナウイルス（SARS-COV-2）感染症のパンデミックおよびワクチン接種推奨の内容がネット上を中心にして喧《かまびす》しいです。新型コロナウイルス感染症に罹患した場合、その80％以上は症状を出しても軽い感冒症状（軽度のインフルエンザウイルス感染様症状）で終わります【1】。一方で、新型コロナウイルスに対するワクチンは、今まで臨床応用を許可されていなかった新種の遺伝子ワクチンの接種が、十分な検証がなされないまま２０２０年12月に英国からスタートしました。そして、案の定、本編でもご紹介するようにアナフィラキシーショック、脳炎などの重篤な副作用や死亡例が日夜報告されています。

そして、米国のメインストリームのメディア（ＭＳＭ）であるＣＮＮでさえ、２０２１年１月30日の記事で、民主党議員が新型コロナウイルス遺伝子ワクチンの２回接種後に新型コロナウイルス検査（ＰＣＲ検査）で陽性になったことを報道し、「新型コロナ遺伝子ワクチンは病状を抑えるものであって、必ずしも感染を防ぐものではない（Covid-19 vaccines prevent illness, but do not necessarily prevent infection.）」としています。実際は、本編でもお伝えするように、症状を抑えるという確たるエビデンスも臨床試験（２０２２年に最終結果が出る）の中間解析で示されていません。

つまり、今回の新型コロナウイルス遺伝子ワクチンの予防接種を受ける場合のメリットは、現在のところ感染予防にならない、症状も抑えないことから何もないことが明確です。一方の遺伝子ワクチンの短期的リスクは、高齢者だけでなく、アナフィラキシーショックなどの重篤な副作用や死亡例は若い世代でも起こっています。長期的なリスクはまったく検討されていませんが、新型コロナウイルス遺伝子ワクチンのRNAは、長期的にアルツハイマー病や狂牛病などをひき起こす異常タンパク質（プリオン）を形成させることも報告されています【2】。さあ、みなさんは新型コロナウイルス遺伝子ワクチンの予防接種について、リスクとベネフィットを秤にかけることができたでしょうか？

本編では、その他、毎年接種するインフルエンザウイルスワクチンを含め、あらゆるワクチンについての現代医学やメインストリームのメディアが決して伝えることのないデータを掘り起こして、みなさんにワクチンの予防接種という行為を真剣に再検討して頂くための材料を提供していきます。このことをきっかけとして、専門家や政府当局が説く医学常識（数年以内に大半が反転する）や一般常識というものが、いかに偏ったものかということを俯瞰できるようになるでしょう。本当の情報は、テレビ、新聞、教科書、SNS、ユーチューブ（YouTube）動画などにはありません。それは、私たちの知恵の中にあるということを、本編を通じて腑に落としていただけると思います。

『今だから知るべき！ワクチンの真実』◆目次

第2章　ワクチンの歴史

第3章　インフルエンザワクチンはほとんど効かない

第4章　ワクチンによる薬害の歴史

第1章

ワクチンの基本的知識

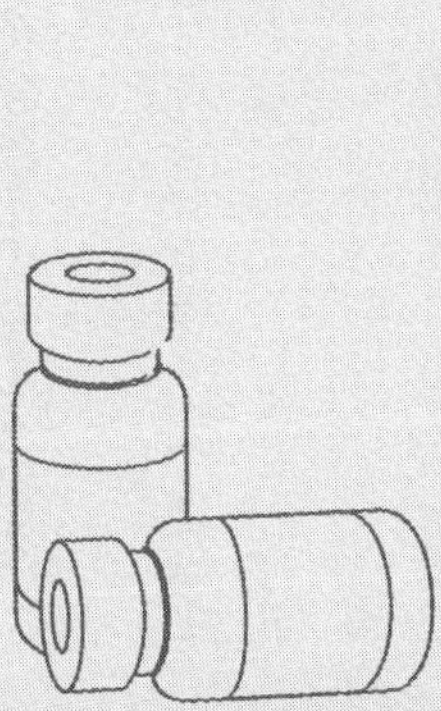

■ワクチンを考えることは生き方への問い――現代（医学）の常識そのものを疑え

まず私たちの身体にとって、ワクチンはいわゆる自然感染とはまったく異なるものであるということを認識しておくことが重要です。自然感染では、輸血でもしない限り、いきなり血液内に毒物や抗原（正しくは炎症を引き起こす物質ということで「炎症ゴミ」と呼ぶ）が入ってくることはありません。肺、皮膚あるいは消化管という外表面のバリアを突き抜けないと、私達の体に異物は侵入できません。しかし、このバリアを回避していきなり血管に炎症ゴミを入れるという乱暴な方法がワクチンなのです。自然現象ではこのようなことはあり得ません。もちろん、大怪我をして、壊れたバリアから異物が入り込むことはあります。しかし、ワクチンのように生後1ヶ月から繰り返し何十回もダイレクトに血管内に炎症ゴミが入ることはありません。しかも、ワクチンには炎症を強く引き起こす目的で抗原以外にも危険な物質がたくさん入れられています。ワクチンを施行する医師の中で、ワクチンにどのような成分が入っているのかを知っている人はほとんどいません（後述するように、多数の成分がワクチン内で反応してさらに未知の化合物が生成されている）。

さらに自然感染と呼ばれている現象は、ワクチンには認められない有益な影響があります。2005年に非常に興味深い現象が報告されました【3】。自然感染（急性感染）は後年の癌の発症率を低下させるというものです。癌は、慢性感染状態のような慢性的な炎症が体内で起きています。このような慢性炎症は、まさしくワクチンで作られるものです。それに対して、自然感染とよばれている急性感染は、慢性炎症に対して効果的であるとしているのです。実際に、子供のときに麻疹に罹った場合は、後年になって悪性リンパ腫（Hodgkin's disease）の発症率が低いことが報告されています【４】。２０１０年には、おたふく風邪の自然感染はより成人になっての卵巣ガンの罹患率を下げるという興味深い相関関係も報告されています【５】。これは、リアルサイエンスでは当然の現象です。自然感染と呼ばれている急性感染というものは、実際は毒性物質への曝露に対する急性の排出症状に他ならないからです。したがって、毒性物質のデトックスがこの自然感染時に起こるために、後年になっての癌などの慢性病の罹患率（毒性物質の蓄積量に比例）が低下するのです。

さて、その慢性炎症を引き起こす設計となっているワクチンの研究は、一流医学雑誌やその下流のメインストリームのメディア（ＭＳＭ）に掲載されるものは、すべてビッグファーマ（多国籍製薬会社）、ゲイツ財団のような機関あるいはアンソニー・ファウチ氏が率いる国立アレルギー感染病研究所（The National Institute of Allergy and Infectious Diseases，ＮＩＡＩＤ）などの政府機関（私たちの税金）から資金が出ています。そして、ワクチン接種を勧める政府が、ワクチン研究に資金を出し、ワクチンを認証し、ワクチンを流通させ、そしてワクチンの安全性をモニターするという正反対のタスクを請け負っています。これは、狐にニワトリ小屋の見張りをさせるようなものであり、不正の温床（利害の衝突）となっています。

これは薬剤にも言えることですが、動物実験であるワクチンの短期的な安全性が確かめられた場合に、次の段階である臨床試験（人体実験）に移行します。マウスやサルなどの実験動物にワクチンという単一の毒性物質しか投与していない実験です。しかし、実際の私たちの日常生活では、毎日多数の毒物の曝露にさらされているため、それらの相互作用でワクチンの毒性を強化する可能性があります【6・7・8】。したがって、動物実験の短期的な安全性試験だけで臨床試験を続行すると、実際に現場で臨床応用した場合に重篤な副作用を引き起こす可能性があるということです。これは、医薬品やワクチンの販売後（post marketing）の長期間のフォローアップ（経過観察）を行うことではじめて判明するものです。過去にこの市販後に重篤な副作用が判明してお蔵入りとなった薬剤がどれだけあることでしょうか？　この場合、障害をもたらした当該医薬品を販売したビッグファーマが裁判で負ければ補償しなければなりません。

しかし、ワクチンはそうではありません。米国では1986年のレーガン政権のときに、ワクチンメーカー（ビッグファーマ）は、ワクチンによる傷害に対して責任を免除（indemnify）すると同時に、補償は国民の税金やワクチン接種料金から捻出されることが決定しているのです（この法案を含めた数々の悪法を通した米国議員のヘンリー・ワックスマンにちなんで“Waxman's bill”と呼ばれている）。したがって、ワクチンを製造しているビッグファーマやワクチンメーカーと結託（回転ドアの関係）している政府機関および医療機関には、ワクチンの長期的な安全性を調べるインセンティブはまったくありません。

その一方で、安全性も十分検討されていない数々のワクチンを拒否することは、日に日に難しくなってきています。今までは、宗教上の理由、思想的理由、そして医学的理由（アレルギー反応など）があれば、それを医師に伝えることでワクチン接種が免除されていました。しかし、米国などでも現在ではよほどの医学的理由がない限りは、強制接種に近い形になっています。カリフォルニアでも２０１５年に医学的理由以外のワクチン免除を禁止する法律が制定されています（カリフォルニア州上院法案ＳＢ２７７）。日本やイギリスでは、水痘ワクチン（chickenpox vaccine）の子供への接種は任意となっています。これは、水痘は子供が罹患しても軽い症状で済むからです。しかし、米国では実質上、水痘ワクチン強制です。強制というのは、水痘ワクチンを接種していないと学校に入学することができないのです。現在、新型コロナウイルス感染症に関しては、大半が軽い感冒症状しか呈さないにもかかわらず、この実質上の強制ワクチン接種が世界中で施行される真っ只中にあります。

医学研究においては、ワクチンは他の医薬品と何ら変わりません。製薬会社やそれと回転ドアの関係になっている政府当局の資金（私たちの血税です）の研究では、そうでない研究と比較して4倍も製薬会社に都合のよいデータが開示される傾向にあるというのは、医学雑誌でも報告されるほど周知の事実です【9・10】。政府に正式に登録されている臨床試験の中身も、いくつかの例外を除いて、そのほとんどは一つの製薬会社の商品についてのものです【11】。また、専門家が上から目線で〝エビデンス〟と称して振りかざすものは、製薬会社のゴーストライターが書いたものが専門家の名を拝借して一流医学雑誌に掲載されたものにすぎません【12】。

みなさんはあまり聞きなれないと思いますが、医学研究では「メタ解析（meta-analysis）」という手法を用いた論文が時々掲載されます。これは過去の研究内容をまとめて解析するもので、専門家はエビデンスレベルが高いという認識をもっています。しかし、この解析の際に収集する研究に偏りがある（selection bias）ことや各研究において本当の生のデータにはほとんどアクセスできない（ほとんどの研究はデータに化粧をほどこしていることと都合の悪いデータは抹消している）という現実的な問題から、メタ解析にも多くの問題があります【13】。製薬会社がそれに関連している政府機関が資金を出したメタ解析の研究では、都合の悪いデータを消去している問題も医学雑誌に報告されています【14】。この良い例が、自閉症とMMR（麻疹《はしか》・おたふく風邪・風疹《ふうしん》ウイルス）ワクチンとの関係を調べた2004年の研究です【15】。この研究の共同執筆者であった、トンプソン医師（Dr. William Thompson）は、後日「生後36ヶ月までにMMRワクチンを接種した黒人の子供は自閉症のリスクが高くなった」という研究を解析から除外していたことを告白しています【16】。こういったワクチン研究の問題も詳しく後述していきますが、そもそもワクチンという医療行為の理論的基礎にある「ジャーム・セオリー

（病原体仮説）」そのものをよく考え直す必要があります。

■現代医学の根本誤謬「ジャーム・セオリー（病原体仮説）」

微生物が感染症を引き起こす（これを「ジャーム・セオリー（病原体仮説）」と呼びます）ということを最初に報告したのはコッホ（Robert Koch）で、1876年のことでした。彼は、炭疽病（anthrax）は形態を変化させることができる（pleomorphism）炭疽菌によって引き起こされると報告しました【17】。このコッホの発見に2年遅れて、フランスの化学者（医学者ではない）のルイ・パスツール（Louis Pasteur）も炭疽菌の発見を主張し始めます。パスツールは、コッホが2年前に報告した内容を自分の発見と偽って論争をしていたのです【18】。パスツールは、ドイツのロベルト・コッホと共に、後に「近代細菌学の開祖」と呼ばれるようになった人物です。炭疽菌の感染に対する動物へのワクチン（不活性化ワクチン）は、フランスの獣医のトゥーサン（Toussaint）によって開発されたものです【19・20】。パスツールは、この生ワクチンの作成内容をそのまま泥棒して、炭疽菌のワクチン（生ワクチンと偽って）として膨大な利益を上げました。ちなみに他の獣医（William Smith Greenfield）もパスツールが炭疽菌のワクチン作成に成功したと発表した1年前にすでに動物実験で成功を収めています【21】。フランス政府が、動物への炭疽菌ワクチンの最初の成功者としてトゥーサンを正式に認めたのは、彼が精神を病んで亡くなった百年後の1998年でした。パスツールはナポレオンⅢ世に近い人物であったため、このような度重なる横暴がまかり通ったのでしょう。

1800年代に入って、コッホたちによる病態の人の検体での微生物の発見によって、「病原体仮説（germ theory）」が現在の現代医学の中心となっていきました。実際に数多くの間違いを犯してきた精神医学の祖であるフロイトの奇妙な理論（ある症状はある無意識下の問題によって引き起こされる）も、この1800年代後半に勃興してきた「病原体仮説」に則って作られたものであることを専門家でも知りません【22】。しかし、1895年死の床にあったルイ・パスツール（Louis Pasteur）には、彼の死に立ち会った人々に対して遺した有名な言葉があります。

「ベシャンは正しかった。微生物は何もしない。宿主の状態がすべてだ」（“Béchamp avait raison, le microbe n'est rien. Le terrain est tout.”（“Bechamp was right. The microbe is nothing. The terrain is everything.”））

これを分かりやすく表現すると、以下のようになります。

「私の病原体仮説（germ theory）は間違っていた。細菌を取り巻く環境が病気を左右するのだ（terrain theory）」

これは、パスツールがその業績の多くを剽窃し、かつ対抗してきた先輩（本当は師として仰いでいた）のアントワーヌ・ベシャン（Pierre Jacques Antoine Béchamp（1816-1908））の功績をリアルサイエンスと認めた事実として史実となっています。

ベシャン博士は、「病気を引き起こすのは微生物ではない。微生物の感染後に病気になるかどうかは、私たち人間の体の状態である」と主張していました。これを欧米では「terrain theory」と呼んでいます【23】。〝テレイン（terrain）〟という単語は、地形や領域という意味です。したがって、〝宿主側の健康状態〟を指します。したがって、以降は「terrain theory」は、宿主説と便宜的に訳します。

つまり、パスツールは微生物が病気の原因であるという「病原体仮説（germ theory）」であり、ベシャンは私たちの体の状態が病気を引き起こすという「宿主説（terrain theory）」を唱えていたということです。

パスツールはたいした業績がないばかりか、ベシャンの業績の剽窃以外にも、現在のワクチンや消毒といった誤った毒性の強い治療の先駆者でもありました。

彼の「病原体仮説（germ theory）」は、病に陥っている人から純粋に単離したバクテリア（細菌）を動物に注射することで、同じ病気を引き起こすことができたという同時代のコッホなどによる実験に基づいています。実際は、前述したようにその頃に「病原体仮説（germ theory）」がさまざまな研究者から仮説として提唱されていたものをまとめてプロパガンダ（popularized）しただけです。

例えば、彼は狂犬病という脳炎で死亡した死体の脳組織や狂犬病に罹患していると推定される犬の脳組織を取り出して、それを犬の脳に注射することで同じ脳炎を作り出すことに成功したと報告しました。彼は、「狂犬病は病原体（後に言われるところの狂犬病ウイルス）によって引き起こされる」と主張しました。今から考えると、この原始的な実験は大いに問題があります。犬の頭蓋骨の一部に穴を開けて、脳組織に注射するという行為そのものだけで、髄膜炎や脳炎が引き起こされるからです（本当は生理食塩水を用いた対照実験が必要）。それ以前の問題として、狂犬病という病態は、あくまでもそれに罹患している動物に咬まれるなどの接触感染によって起こるとされています。パスツールは脳にダイレクトに組織（異物）を注射するという日常では起こり得ない実験を行っているという異常さに、当時は誰も気づかなかったのでしょうか。このような乱暴なことをしない限りは、脳炎を起こすことはできなかったという証左とも言えます。

このパスツールの方法に則って、他の研究機関で同じ実験を行ったところ、一度も同じ脳炎を作ることはできませんでした。再現性のない実験は、エビデンスにはなりません。パスツールは嘘をついていたのです。実際は、公表されなかった彼の実験記録（手記）では、「ただの一度も動物に微生物を感染させて同じ病気を引き起こすことができなかった」と正直に述べていたのです。つまり、彼は正真正銘の詐欺師（fraudster、charlatan）であったのです【24】。

パスツールは、医学を学ぶものなら誰でも知っているロベルト・コッホと共に「近代細菌学の開祖」として仰がれるフランスの細菌学者として認識されています。彼の本当の姿を知っていないとは思えませんが、今でもパリには、パスツールの名を冠している微生物学研究所「パスツール研究所（Institut Pasteur）」があり、国際的なネットワークを持っています。

このパスツールの最後の遺言は、彼の死後すっかり忘れ去られ、パスツールが生前に残した狂犬病のワクチンや殺菌法（パスチャライゼーション、pasteurization）のような「病原体仮説（germ theory）」に基づく微生物を殺傷する方法だけに焦点が当てられました。これが、現代医学にも引き継がれています。細菌学の父（the founder of medical bacteriology）と呼ばれるロベルト・コッホは、パスツールの実験の杜撰さを痛烈に批判したことは有名です【25】。しかし、パスツールを批判した彼もバクテリアが感染症を引き起こすという「病原体仮説（germ theory）」を唱えました。

■覆される「ジャーム・セオリー（病原体仮説）」

「病原体仮説（germ theory）」を覆す興味深い研究報告があります。その一つが、1969年に南極で完全に隔離（isolation）された成人の感冒発症報告です【26】。南極の基地で隔離された12名のうちの1名が頭痛、鼻水、くしゃみといった感冒症状を発症したのち、2週間以内に8名が同じ症状を呈しました。この隔離の間に外部との接触はもちろんなく、感染源（動物など）やアレルギー源も検索しましたが見つかりませんでした。当時から、成人には体内で共生しているウイルスやバクテリアが体調を崩したときに活性化することはほとんどないとされていましたが、実際にこれらの感冒症状を呈した人たちの血液および鼻腔の検体からは、特定のウイルスやバクテリアは検出されませんでした。

ライノウイルス（rhinovirus）は感冒を引き起こすウイルスとされていて、100種類以上の変異型が見つかっているために、ワクチンなども作られていません。風邪を治す薬やワクチンを開発すればノーベル賞ものといわれる所以のウイルスです。この感冒のアウトブレイクは、ちょうど南極においてもっとも気温が低下した時期に起こりました。この気温の急激な低下というストレスによって、検査で検出されないようなライノウイルスを鼻粘膜や気道に保持していた成人が感冒を発症し、それが仲間に伝播したのではないかと推測しています。リアルサイエンスの観点からは、気温の急激な低下という環境因子（ストレス）が体内で炎症を引き起こし、それによって体内で発生したウイルス（内在性レトロウイルスあるいは、それを内包したエクソソーム）が伝播したということになります（拙著『ウイルスは存在しない』参照）。

1977年に出版された医学の教科書に以下の重要な記載があります。

「生体内の微生物の存在が病気を引き起こす訳ではない。多くの寄生虫によって、一定の感染症状が出ることが知られているが、これは感染症のルールの例外にあたる。微生物と宿主の関係は、大半が潜在性感染（subclinical infection）あるいはキャリアーと呼ばれるものである。

臨床医学の常識では、病気は微生物の存在と同義ではない。微生物学の常識でも、病気は微生物の感染を意味しない。実際に、ほとんどの微生物は、感染によって臨床的な病気を引き起こすことは稀である。狂犬病ウイルスでさえ、かつては感染によって１００％近く死に至ると考えられてきたが、現在では動物およびヒトにおいて多くの潜在的感染（無症状のキャリアー）が認められている」【27】。

髄膜炎菌（neisseria meningitidis）、肺炎球菌（streptococcus pneumoniae）、黄色ブドウ球菌（staphylococcus aureus）、Ａ群レンサ球菌（group A Streptococcus, GAS）、サルモネラ菌など多くのバクテリアでは、感染しても発症しない無症候性（asymptomatic）のキャリアーが過半数を占めることが報告されています【28・29・30・31・32】。結核に関しては、現在でも無症候性の結核菌感染者が20億人以上存在していることが報告されています【33】。結核菌も交通事故死した人から検出されることや結核菌のキャリアのまま一生発症しない症例も報告されています【34】。実際に結核菌の感染による発症は、10％もありません【35・36】。結核菌が発見されたからといって、予防治療（副作用の強い抗生物質を長期間服用させる）を勧める現代医学は完全にリアルサイエンスを無視しています。

ウイルス感染症のインフルエンザウイルス感染症も77％は感染しても発症しない無症候性（asymptomatic）です【37】。蚊が媒介する原虫の感染が原因とされるマラリアでも事情は同じです。マラリアの感染が認められる症例でも約50％は無症状です。その無症状の人の94％は、後になっても発熱などの症状が出ません【38】。つまり、マラリアも半数近くは、感染しても発症しないキャリアとよばれる状態であることが分かります。

マラリアはアフリカやアジアの熱帯地方でしか認められない感染症です。マラリアに感染して発症するのは、熱帯地方の夏場に多いことが報告されています。太陽の日差しが強い夏場に熱帯地方で、ストレスフルな強制労働や兵役をさせられる場合にマラリア感染がマラリア感染症となるのです【39】。日本軍の兵士の限界を超えたガダルカナル島の戦いや米軍捕虜たちの死のバターン行進（Bataan death march）では、マラリアで命を落とした兵士が多かったことが記されていますが、これも暑さと飢餓によるものです。このことは、「病原微生物が感染することと感染症とは同じではない」ことを如実に示しています。つまり、ベシャンの「宿主説（terrain theory）」がリアルサイエンスなのです。

そして、結核を含むバクテリアおよびウイルス感染症と呼ばれている感染症は、「病原体仮説（germ theory）」に基づく抗生物質やワクチンといった治療法、予防法の導入前に、すでに劇的に減少していることが、「感染症」の本質を物語っています。【40・41・42・43・44】。

私たちが感染症と呼んでいるものは、私たち宿主側の糖のエネルギー代謝の低下によって、毒性物質（バクテリアなどの微生物でなくてもよい）に対する興奮反応が持続する状態のことを言います。エネルギーがないので、リラックスすることができずに、持続的にストレス（炎症）シグナルが放出されることで、細胞が次々に興奮していく状態を〝感染〟と呼んでいるのです。

■“感染症”という病態は存在するのか？

１９１８年に世界最初のパンデミックと呼ばれる「スペイン風邪（通称 Spanish flu）」という病態が大流行しました。これが感染症であるという証明を行うため、翌年の１９１９年に、米国マサチューセッツ州ボストンの半島（ディア島）で海軍兵のボランティア68名にコッホの原則を応用する臨床実験が行われました【45・46】。

典型的なインフルエンザウイルス感染症の人（インフルエンザウイルスの感染によって感染症になっていると考えられていた）の痰、分泌物や血液を健康なボランティアに接種（皮下、血管内）しました。しかし、誰一人として感染症を発症しなかったのです。実は、この実験では、バクテリアであるインフルエンザ桿菌も同時接種したのですが、それでも健康なボランティアは、感染症にはならなかったのです。

このうち30人には、喉や鼻の奥にバクテリアを擦り込みましたが、それでも感染しませんでした。また別の健康なボランティアの10人に、インフルエンザウイルス感染症と考えられていた10人と狭い部屋で同居させる実験も行いました。わざわざ、健康人の顔に感染者の咳をかけることまで行ったのですが、誰一人として感染しなかったのです（social distance がいかにリアルサイエンスではないかが分かる逸話です）。

さらに、ジフテリア、腸チフス菌、髄膜炎菌、さらには結核菌まで、入念に健康人の鼻粘膜、扁桃、舌下などに塗りつける臨床実験が続けて行われましたが、やはり健康人に感染症を発症させることはできませんでした。

この臨床実験が紹介されている本では、ある昔の医学雑誌（『*Physical Culture magazine*』May, 1919）にフレイザー（John B. Fraser）という医師が、大変重要な指摘をしていることが紹介されています。それは、「1911〜1913年にかけて行ったトロントの臨床実験では、インフルエンザウイルス感染症と診断されてから、インフルエンザウイルスなる微生物（本当は細胞のエクソソーム（後述））が発見されている。この微生物は、病気になって初めて産生されるもので、無害の可能性がある」と言及しているのです。

後述するポリオ（acute poliomyelitis、急性灰白髄炎）もポリオウイルスの中枢神経感染によって四肢の急性弛緩性麻痺（acute flaccid paralysis, AFP）などが引き起こされるウイルス疾患であると現代医学が勝手に決めつけています。しかし、ポリオ患者と同じベッドで寝た健康人や濃厚接触した者に、ポリオが感染することがないことは20世紀初頭から良く知られている事実です【47】。ポリオは小児麻痺の大きな原因ですが、小児麻痺が感染するというようなことを寡聞にして聞きません。

病原体があって、それが感染することで感染症が発症するという「病原体仮説（germ theory）」は、このように100年以上も前から疑問だらけの仮説に過ぎないのです。この誤った前提を基礎にしたワクチンという手法が、感染予防になるどころか、私たちの心身に甚大な悪影響を及ぼすのは当然の帰結です。これをリアルサイエンスで見てきましょう。

■ワクチンの基本原理

ワクチンの種類は、大きく3つに分類できます。

・生ワクチン（live attenuated vaccine：弱毒化生ワクチン）
・不活性化ワクチン（inactivated vaccine）
・ＧＭ（遺伝子ベース）ワクチン

その他、遺伝子ベースなのかタンパク質ベースなのかという分類法もあります（次頁の図）。いずれのワクチンにおいてもその基本原理は、「炎症という〝病的〟状態を人工的に作り出す」ことです。

生ワクチンは微生物をそのまま接種するものです。生ワクチンには、麻疹風疹混合（ＭＲ）、おたふくかぜ、水痘、ＢＣＧ（結核）などがあります。以前はポリオも生ワクチンが使用されていましたが、それによって小児麻痺が多発したこともあり、現在では使用されていません（現在は不活性化ポリオワクチンを使用）。そのままの微生物を注射すると感染を引き起こすだけですので、実際は少し病原性を低下させる弱毒化させた生ワクチン（live attenuated vaccine: 弱毒化生ワクチン）が使用されています。生ワクチンは食細胞（白血球）やリンパ球の免疫記憶をかなりの長期間維持できる特徴があるとされています。

しかし、生ワクチンはやはり微生物そのものを使用しますから、ワクチン自体による感染の危険性があります。その感染リスクを減らすために病原体とされているウイルスやバクテリアを死滅させた不活性化ワクチン（inactivated vaccine）も使用されています。毎年接種しているインフルエンザワクチンは、この不活性化ワクチンです。この他、不活性化ワクチンには、ジフテリア・百日咳・破傷風・ポリオ（DPT-IPV）、日本脳炎、B型肝炎ワクチンがあります。

ウイルスのワクチンの分類

1. 遺伝子ベース（Gene-based vaccines）

- 抗原タンパク質をコードする遺伝子配列を体内に入れるもの

- 生ワクチン（ウイルスそのものを入れる）
  遺伝子組み替えベクターワクチン（recombinant vaccine vectors）
  核酸ワクチン（GE（Gene Edited）ワクチン、nucleic acid vaccines）

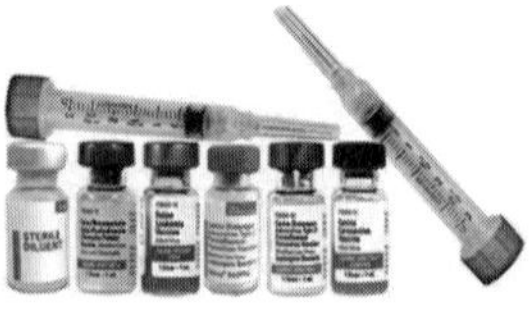

2. タンパク質ベース（Protein-based vaccines）

- 抗原タンパク質を体内に入れるもの

- 不活性化ワクチン（whole-inactivated virus）
  サブユニットワクチン（抗原タンパク質の一部）

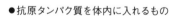

不活性化ワクチンは生ワクチンより安全性の面では上回りますが、不活性化ワクチン（死滅させた微生物）そのものだけでは接種しても炎症を引き起こすことができないことが明らかにされています（ゴミ（debris）として速やかに処理される）【48】。だからといって、生ワクチンを接種するのはポリオワクチンの惨禍（ポリオ生ワクチンの接種によって小児麻痺が多発した）に見られるように、ワクチンの投与によって感染症を引き起こしかねません。

そこで登場するのがアジュバント（adjuvant）とよばれる免疫賦活剤です。不活性化した病原微生物の構成成分に炎症を引き起こす物質を足すという戦略です。ここで大切なことは、食細胞（白血球）を炎症で活性化させることです。なぜなら、まず炎症を起こすゴミは、食細胞によって処理されるからです。この食細胞の過剰刺激によって、リンパ球がはじめて始動します【49・50】。リンパ球が起動してはじめて、抗体や免疫記憶と現代医学が呼ぶワクチンの効果の指標になるものが産生される仕組みになっています。

■ワクチンの基本設計そのものが危険である理由

まずアジュバントとして白羽の矢が立ったのが、「エンドトキシン（内毒素、LPS, lipopolysaccharide）」です。エンドトキシンはグラム陰性菌に分類されるバクテリアの細胞壁成分です。本来はバクテリアが攻撃を受けたときに放出される毒素です。エンドトキシンはマクロファージなどの食細胞のアンテナ（総称して「パターン認識受容体、PPRs, pattern recognition receptors」という。この場合はその中の Toll 様受容体（TLR-4））と反応して炎症を加速させる重要な物質です。新型コロナウイルス感染症で命を落とす敗血症（sepsis）という重症感染症もエンドトキシンによるものです。

このエンドトキシンをアジュバントとして使用すれば、食細胞を刺激して炎症を引き起こすことは確実なので、リンパ球を起動させて抗体やT細胞反応を引き起こすことができるはずです。実際に、エンドトキシンは、１９５０年代のワクチンのアジュバントとして使用されていました。しかし、エンドトキシンは全身に炎症を引き起こすという重篤な副作用を伴ったためにアジュバントとしてエンドトキシンそのものを使用することはなくなりました【51】。

その後、エンドトキシンを人工的に改良して、炎症を引き起こす程度を軽くした（免疫原性を低下させた）物質が使用されるようになりました【52・53】。これらのエンドトキシン類似物質（monophosphoryl lipid A, glucopyranosyl lipid A）は、食細胞の Toll 様受容体に作用して炎症を引き起こします【54・55・56・57・58】。

現在、ワクチンで使用されているエンドトキシン以外のアジュバントには、メチル水銀、水酸化アルミニウム（alum）、スクワレン乳液（MF59, AS03）、サポニン（QuilA，QS21）などがあります【59・60・61】。日本の不活性化ワクチンの大半にアルミニウムが入っています。

日本のインフルエンザワクチンに使用されているアジュバントは、英ビッグファーマのグラクソ・スミスクライン社（ＧＳＫ）のスクワレン乳液（MF59, AS03）です。スクワレンは、体内で速やかに酸化されて、プーファ（多価不飽和脂肪酸）と同じく、発がん性物質の過酸化脂質（アルデヒド）を生成します。美容にも使用されていますが、皮膚のシワや炎症性のニキビの原因になっています【62】。また、スクワレンの発がん性も報告されています【63】。動物へのスクワレン投与実験では、炎症を引き起こして、Ｂ細胞が抗体産生を加速させることが確認されています【64・65】。インフルエンザウイルスワクチンは筋肉注射しますが、そのときにこのスクワレン乳剤（ＭＦ59）は、筋肉細胞からＡＴＰを放出させます。細胞内のＡＴＰが細胞外に出るとパトロール役の食細胞に危険信号（ゴミ〈mess〉）として受け取られ、炎症反応を引き起こします【66】。さらにこのスクワレン乳液に含有されている乳化剤がポリソルベート80（polysorbate 80）です。もしこの乳化剤を含むワクチンを経口接種した場合は、腸のバリアが破壊されます（「リーキーガット」といいます）。この状態では腸内に存在する毒性物質、とくにエンドトキシン（内毒素）がバリアをすり抜けて血液内へ入ることで、全身の慢性炎症を引き起こします。これが重症の感染症に認められるサイトカインストームを引き起こす敗血症（sepsis）だけでなく、肥満、糖尿病、メタボリック・シンドロームやがんを引き起こします【67・68・69・70】。ポリソルベート80が血管内に入ったときにどのような事態になるのかという詳細な研究は、いまだに報告されていません。

これらのアジュバントを組み合わせて不活性化した病原微生物に加えて作製したワクチンは、

インフルエンザワクチン、子宮頸がんワクチン（HPV）、肺炎球菌ワクチン、B型肝炎ワクチン、DPTワクチン（ジフテリア、百日咳、破傷風）、マラリアワクチンなどに使用されています【71】。

広く用いられている不活性化ワクチンとは、病原微生物そのものの感染力（炎症を引き起こす力）はありませんが、そこに毒性の強い重金属などの物質をアジュバントとして添加することでゴミ（mess）を生命場にばらまいて人工的に炎症を引き起こす手段です。まさに「毒をもって毒を制す」アプローチですが、これは私たちへのダメージを倍増させる結果に終わるだけです。

■遺伝子ワクチン（GMワクチン）とは何か

ウイルスに対するワクチンは、遺伝子ベースのものとタンパク質ベースのものの2つに大別できます（図）。

遺伝子ベースのワクチン（Gene-based vaccines）は、抗原タンパク質をコードする遺伝子配列を体内に接種するものです。生ワクチン（ウイルスそのものを入れる）、遺伝子組み替えベクターワクチン（recombinant vaccine vectors）、核酸ワクチン（nucleic acid vaccines）といったものです。このうちDNAやmRNA（メッセンジャーRNA）をワクチンに入れたものを私は遺伝子編集〈修飾〉ワクチン（ＧＥ or ＧＭワクチン）と名づけています。なぜなら、これらの遺伝子の断片が注射されて細胞内そして遺伝子（ＤＮＡ）内に入ることで、私たちの細胞の遺伝子（ＤＮＡ）が編集〈修飾〉を受けることになるからです。遺伝子組み替えベクターワクチンと核酸ワクチンがそれに該当します。

もう一つのタンパク質ベースのワクチン（Protein-based vaccines）は、抗原のタンパク質を注射するものです。不活性化ワクチン（whole-inactivated virus）やサブユニットワクチン〈抗原タンパク質の一部〉といったものが該当します。サブユニットワクチンは、例えば新型コロナウイルス（SARS-COV-2）全体ではなく、ウイルス構造〈表面〉の一部のスパイクタンパク質だけを抗原にしたものの

ウイルスのワクチンの分類

1．遺伝子ベース（Gene-based vaccines）

●抗原タンパク質をコードする遺伝子配列を体内に入れるもの

●生ワクチン（ウイルスそのものを入れる）
遺伝子組み替えベクターワクチン（recombinant vaccine vectors）
核酸ワクチン（GE（Gene Edited）ワクチン、nucleic acid vaccines）

2．タンパク質ベース（Protein-based vaccines）

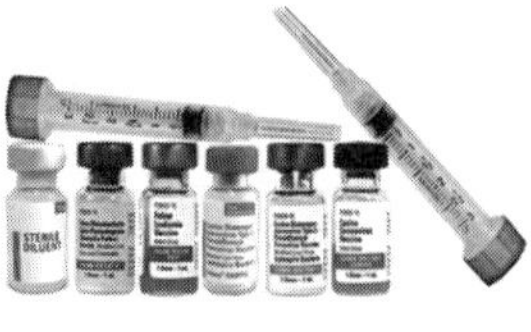

●抗原タンパク質を体内に入れるもの

●不活性化ワクチン（whole-inactivated virus）
サブユニットワクチン（抗原タンパク質の一部）

です。これらのタンパク質をベースにしたものでは、炎症を引き起こす力が弱いため、アジュバントを添加しているのは前述したとおりです。

新型コロナウイルス（SARS-COV-2）に対するワクチンで目下のところ最初に臨床試験に採用されたワクチンは、今までエボラウイルス、ジカ熱ウイルスの時でさえ許可がおりなかった「遺伝子編集ワクチン」です。これらの遺伝子編集ワクチンは、製造に時間がかからないことが開発に拍車をかけています。

遺伝子編集ワクチンとはどのようなものなのでしょうか？　それは、私たちの細胞（白血球やリンパ球など）の遺伝子に目的とする遺伝子を組み込むものです（これを専門用語で「Immunoprophylaxis by Gene Transfer（ＩＧＴ）」と呼びます）。謳い文句では、「抗体を産生する」あるいは「細胞性免疫を活性化させる」遺伝子（抗原）を組み込んで、それを発現させるとしています。

その遺伝子ワクチンには、他の不活性化した遺伝子編集ウイルス（recombinant adeno-associated virus（ＲＡＡＶ）など）やプラスミド（plasmid）と呼ばれる遺伝子の運搬役（vetor）に目的とする遺伝子（DNA）を組み込んだ「ウイルス・ベクター・ワクチン（virus vector vaccine）」、ＤＮＡそのものを注射する「ＤＮＡワクチン」やＲＮＡ（メッセンジャーＲＮＡ）そのものを注射する「ｍＲＮＡワクチン」がすでに開発されています【72】。

これらの遺伝子ワクチンは、ナノ化された運搬体と結合して、容易に生体内のバリアを通過して、細胞内にダイレクトに侵入します。また物理的に構造を壊して、遺伝子を入れたナノ粒子を細胞内や核内に無理やり入れる乱暴な方法（電気穿孔法、gene gunなど）も施行されています【73・74・75】（図）。

そして、このようにして私たちの細胞の核内に侵入してきた遺伝子は、ランダムに私たちの遺伝子（DNA）に挿入されること（＝突然変異）で予期せぬ結果をもたらします。私たちの遺伝子のプロモーターと呼ばれる遺伝子発現（タンパク質を作る）を促す領域を刺激して、目的とする遺伝子を発現させる作用も持っています。この場合は、プロモーター領域以下の遺伝子は、目的とする組み込まれた遺伝子以外の遺伝子も発現することになります。このことがいかに危険なことであるかは、今後の人体実験の結果を待つまでもな

遺伝子やナノ粒子の細胞内（核、ミトコンドリア内）注入方法

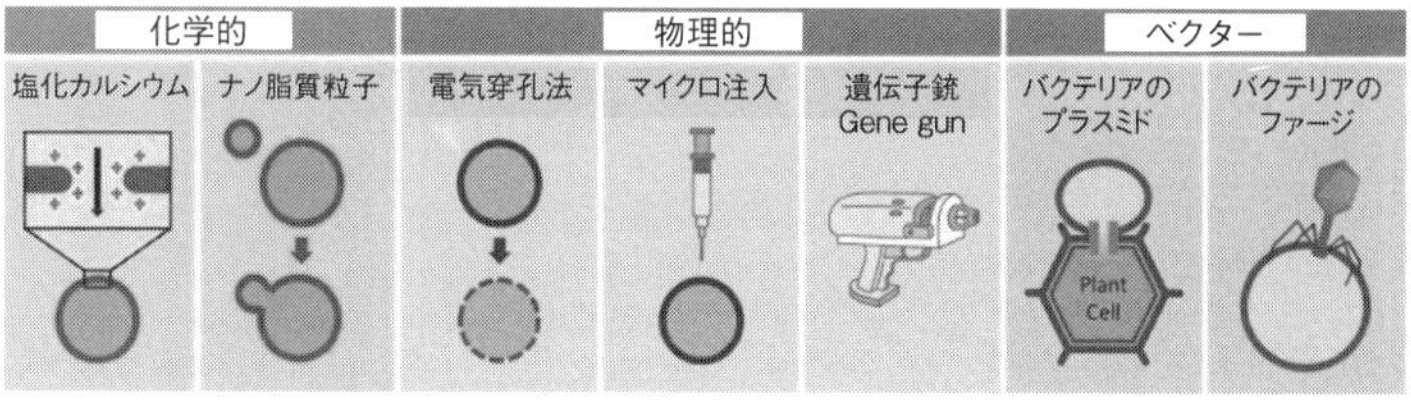

Hum. Gene Ther. 2012, 23, 943-950
Adv. Drug Delivery Rev. 2016, 99, 28-51
Cancer Immunol. Immunother. 2006, 55, 246-253

遺伝子ワクチンの細胞内への運搬方法として、チンパンジーアデノウイルスを使ったベクターや脂質ナノ粒子以外にも、物理的に構造を壊して、遺伝子を入れたナノ粒子を細胞内や核内に無理やり入れる乱暴な方法（電気穿孔法、gene gunなど）も研究報告されている。

く、リアルサイエンスではすでに答えが出ています。

■ワクチンの真実を語るのに「陰謀論（conspiracy theory）」は必要ない

100年以上に渡ってワクチンを推進してきた現代医学の惨状は、新型コロナウイルス感染症のパンデミック騒動で頂点を極めたように思います。私たち医師が信頼を置いてきた有名な医学雑誌は、今回の新型コロナウイルス感染に関しては、完全にサイエンスをかなぐり捨て政治化してしまいました。現在でも、毎日夥《おびただ》しいフェイクサイエンスが掲載され続けています。マスコミが権力者の道具と成り果てて、単なる洗脳機関になっていることは、さすがに周知の事実となっていると思いますが、現代医学も実情はあまり大差がありません。

現代医学の腐敗は今に始まったことではありません。2004年には『ランセット』誌の編集長が自ら、「医学雑誌は製薬会社のための情報ロンダリング部門である」という的確な表現をしています【76】。2005年にすでに「医学雑誌は、製薬会社のマーケティング部門である」と題する論文が発表されたくらいです【77】。

世界5大医学雑誌の4つである、ランセット（Lancet）誌、アナルズ・オブ・インターナル・メディシン（Annals of Internal Medicine）誌、米国医師会雑誌（JAMA）、ニューイングランド・ジャーナル・オブ・メディシン（New England Journal of Medicine）誌に掲載される医学論文のほとんど（３分の２～４分の３）は、製薬会社のファイナンスの研究です【78】。これらの医学雑誌よりレベルがやや落ちるとされる（それでもビッグファイブの一角を担う）イギリス医師会雑誌（British Medical Journal）では、製薬会社のファイナンスの研究は、３分の１と落ちます。

製薬会社は、この有名な医学雑誌に掲載した論文（もちろん自社の商品に効果があったという内容）を億単位の資金を投入して、医師をはじめとした医学研究者に配布します。その効果が、何千ページの広告にも匹敵することを知っているからです。医師は通常は通常業務に忙殺されているため、配布された論文を精読することはほとんどありません。あったとしても、それはその医師の専門分野に限定されています。医師や研究者たちは、その

医学論文を掲載する有名雑誌も製薬会社の“マーケット部門”であり、“情報ロンダリング”機関である

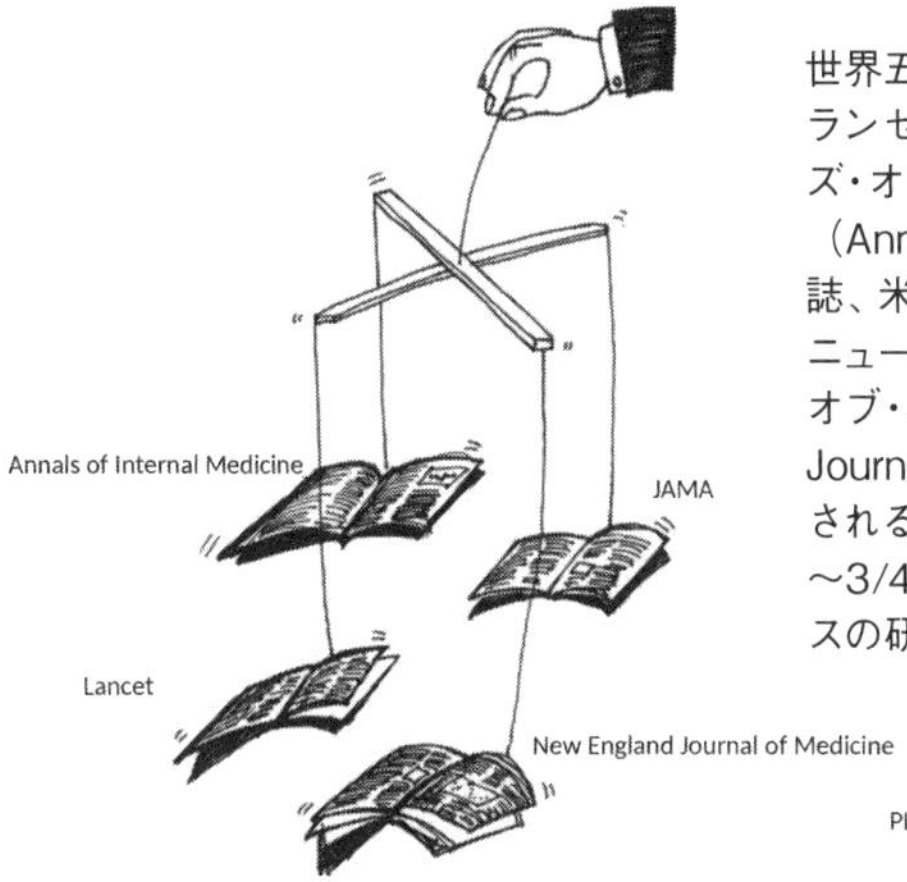

世界五大医学雑誌の４つである、ランセット（Lancet）誌、アナルズ・オブ・インターナル・メディシン（Annals of Internal Medicine）誌、米国医師会雑誌（JAMA）、ニューイングランド・ジャーナル・オブ・メディシン（New England Journal of Medicine）誌に掲載される医学論文のほとんど（2/3～3/4）は、製薬会社のファイナンスの研究である

PLoS Med. 2005 May; 2(5): e138

有名医学雑誌の名前を見ただけで十分信頼に足るという印象を持つため、簡単に洗脳が可能になります（詐欺商法の基本では、騙すのはまず身内や手下からです）。

一方で、製薬会社の商品についてマイナスの結果となるものは、公表されません。独立機関がマイナスの結果を公開したとしても、すぐに圧力をかけられて、論文撤回（targeted retraction）されています【79・80・81】。実際に1994年の報告では、関節リウマチに使用される鎮痛剤（NSAIDs）に関する医学論文を調査したところ、効果があったとする論文しか見つかりませんでした【82・83】。2013年には、「たいていの医学研究において主張されている結論は後日間違っていることが証明可能である。しかし、この誤った見解が医学界では一致した見解となる」というおよそサイエンスの世界とは正反対のことが起こっていることを鋭く指摘した論文が発表されています【84】。

医学研究においては、「利害の衝突（conflicts of interest）」はごく普通の現象です。これは研究資金が利害関係者（とくにビッグファーマや医療機器会社）から出ていたり、研究者自身が論文で推奨する薬や医療機器を販売する会社のオーナーや株主であったり、接待を受けていたりすることを意味します。医学論文ではこの利害関係を報告するように奨励されているものの、罰則がないために公開しているものは一部です。また、このようないわゆる紐付きの研究以外でも、一見独立した機関によるものや大学の資金で行っている研究でさえ、医師や研究者に博士号を付与する目的だけのものや研究者の終身在職権（tenure）を得るためのものであることがほとんどです。したがって、このような紐付きでない研究でさえも、結果や解釈が歪んでいるものが多いことは指摘されています【85】。特にその道の専門家の意見に基づくエビデンス（empirical evidence）が最も信用が置けないことも指摘されているとおりです。

ワクチン先進国の米国では、ワクチンの安全性に関する研究データは米国疾病予防センター（ＣＤＣ）と８つのヘルスケア機関が共同で設立した「ワクチン安全性データリンク（Vaccine Safety Datalink, ＶＳＤ）」に蓄積されています。しかし、このデータに独立機関がアクセスすることは著しく制限されています【86・87】。したがって、独立機関がワクチンの安全性についての本当の生データを解析することは、実質上不可能になっているのです。

米国政府はワクチンの安全性を頑なに主張していますが、ワクチンの副作用が医師からリポートされる「ワクチン有害事象報告制度（Vaccine Adverse Event Reporting System（ＶＡＥＲＳ）」は、実際の副作用数の１％程度しか報告されていないことは詳しく後述しますが、周知の事実です【88】。１９９５年の調査では、それまでの研究報告での副作用発症のうち、このワクチン有害事象報告制度（ＶＡＥＲＳ）には、経口ポリオ生ワクチンによるポリオ発症は全体の68％、ＤＴＰワクチン（ジフテリア・破傷風・百日咳ワクチン）による筋緊張低下・反応性低下発作（hypotonic-hyporesponsive episode）発症は４％、そしてＭＭＲワクチン（麻疹・おたふく風邪・風疹ワクチン）による自己免疫性血小板減少症の発症に至っては１％しか報告があがっていませんでした【89】。ワクチン有害事象報告制度（ＶＡＥＲＳ）は、過少申告が著しいもので、ワクチンの副作用の実態を反映していません。

これを裏づける事実は、「ワクチンによる障害に対する補償プログラム（National Vaccine Injury Compensation Program, ＶＩＣＰ）」への１９８８～２０１８年までの訴訟申し立ては、２万２９１９件にものぼることです。そのうち裁判で判決が下された1万９４０３件のうち、補償の対象になったのは、７７５４件で、大半は却下されています。しかし、その累積補償総額は、45億ドルにもなります【90】。

私たちにワクチン接種を実施する医師たちも、医学部を卒業すると卒後5年以内に学んでいた医学常識の半分は意味がなくなる、あるいは間違っているという事実に気づいていません【91】。この医学的知識を積み上げていくには、むしろ医師になってからの勉強が大切なのです。しかし、大半の医師は、自分の専門分野に閉じこもったままで広く医学分野を俯瞰する努力を怠っています（実際は、日常の臨床で多忙で勉強する時間がとれない）。そうすると、古い頭のままで、前述した有名医学雑誌に掲載されたというだけの判断基準しかないので、医師にワクチンの判断を頼るのは危険なのです。

■ワクチン行政の著しい腐敗

２００２～２００９年までＣＤＣのトップでワクチンのプロモーションをしていたジュリ

ー・ガーバディン（Julie Gerberding）氏は、役職を終えたあと、ビッグファーマのメルクのグローバルワクチン部門のトップに就いた（回転ドア、revolving door）ことが話題となりました【92】。現在では、メルクの重役にのぼりつめています。彼女は、メルクでの仕事はほとんどCDCでやっていたことと同じですが、CDCの時代よりも高額のサラリーとメルクの株を売却することで2億円以上の利益を手にしたと言われています【93】。

２０１７年には、当時のCDCのディレクターであったブレンダ・フィッツジェラルド（Brenda Fitzgerald）氏が、メルクを含めた12の会社の新株を購入したかどで辞職に追い込まれています【94】。

すでに１９９９年に米国の下院（House of Representatives）による、ワクチン行政についての調査では、ロタウイルスワクチンのガイドラインを決定するCDCの委員会（CDC's Advisory Committee on Immunization Practices, ACIP）のメンバー8人のうち4人、そして米国食品医薬品局（FDA）の委員会メンバー5人のうち3人がロタワクチンを製造している複数の製薬会社から賄賂を受け取っていることが明らかにされています【95】。

このロタワクチンの開発者（メルクの資金で行った）の1人が〝ワクチンモンガー（vaccine monger）〟の異名を持つポール・オッフィト（Paul Offit）医師です。彼は、自らが開発者でありながらCDCのワクチン行政のメンバーに入っています。彼は、ロタウイルスワクチンの使用に関して、3度も委員会で推奨する投票をしています。彼は、メインストリームのメディア（ＭＳＭ）ではワクチンのエクスパートとして登場する人物です。ワクチンを子供に接種することを拒否する両親に対して、「子供への虐待である」として、神が子供にワクチンを強制接種することを許しているという暴言を吐いています【96】。

しかし、彼が委員会で賛成票を投じたロタウイルスワクチンの一つ目（RotaShield®）が市場に出るや否や、そのワクチンを接種した子供に腸重積（intussusception）が起こることが明るみに出て、すぐに市場からワクチン撤回の運びとなりました【97】。このロタウイルスワクチンは、臨床試験の段階ですでに腸重積が起こることをＣＤＣやＦＤＡのワクチン行政メンバーは知っていたにもかかわらず、承認したのでした。ロタウイルスワクチン接種後の腸重積の子供は98人にのぼり、その過半数に緊急手術を要し、１人が亡くなっているのです【98】。ポール・オッフィト氏は許し難い人物です。

しかも、彼が開発に携わったメルクのロタウイルスワクチン（RotaTeq）は、後日２種類のブタのウイルス（porcine circovirus type 1 & type 2）が混入してることが発覚しました。しかし、ＦＤＡは、このウイルスのもたらす影響を十分に検証もせず、「ヒトに対してのリスクは知られていない」として使用続行を認めたのです【99】。

１９６０年に経口ポリオ生ワクチンおよび不活性化ポリオワクチンのいずれにも、サルのＳＶ40というレトロウイルスが混入していたことが発覚しましたが、このときも「ヒトに対してのリスクは知られていない」として最初は撤収するどころか、使用を推奨していたのです。後に、ＳＶ40がヒトにも悪性リンパ腫などの癌の発生リスクを高めることが分かったのですが、あとの祭りでした【100・101・102】。

２００７年には、ワクチン行政に携わるＣＤＣの役人の64％がワクチンメーカーとの明らかな利害関係にあることが報告されました。２００９年の段階でも、ワクチン行政に携わるＣＤＣの役人には、ワクチンメーカーとの金銭的な利害関係を明示するフォームに記入することが求められていますが、97％のフォームには利害関係を明記していなかったという事実が報告されています【103】。

ＣＤＣという組織自体が、製薬会社と契約して、過半数の子供のワクチンを購入し、米国全土に配布しているのです【104・105・106】。したがって、ＣＤＣがワクチンのマーケティング部門と揶揄されるのもの当然です。

■ニュルンベルク綱領（Nuremberg code）違反のワクチン

ニュルンベルク綱領（Nuremberg code）とは、１９４７年に発表された臨床試験に関する最初の国際的ガイドラインです。人間を被験者とする研究に関する一連の倫理原則で、以下の10項目が定められています【107・108】。

1. 被験者の自発的な同意は絶対に不可欠なものである。

2. 実験は、社会の利益のために実りある結果を生み出すようなものであるべきであり、他の方法や研究手段では実行不可能なものに限り、また無作為でも本質的に不要なものであってはならない。

3. 実験は、動物実験の結果、及び病気の自然な過程についての知識、研究中の他の問題についての知識、に基づき設計され、予想される結果が実験を正当化させるものでなければならない。

4. 実験は、すべての不必要な肉体的および精神的な苦痛や怪我を避けるものであるべきである。

5. 死亡または身体障害を負う傷害が発生すると信じうる先験的な理由がある場合、実験を実施してはならない。ただし、場合によっては、実験医が自ら被験者としての役割も果たしている実験は除く。

6. 起きうるリスクの程度は、実験によって解決されるべき問題の人道的重要性によって決定されるものを超えてはならない。

7. 被験者を、わずかな怪我や障害の可能性から守るために、適切な準備と、適切な設備のもとで行われるべきである。

8. 実験は科学的に資格のある人によってのみ行われるべきである。実験を行う者、または参加する者は、その実験のすべての段階を通して、最高度の技術と注意が要求されるべきである。

9. 実験の過程で、被験者が実験の継続が不可能であると思われる肉体的または精神的状態に達した場合、実験を終了する自由を被験者に与えるべきである。

10. 実験の過程で、責任者たる科学者は、その立場で求められる誠実さ、優れた技能、注意深い判断力、に基づいて、万一被験者に傷害、身体障害、または死をもたらす可能性がある場合には、いつでも実験を終了できるよう、備えをしておかなければならない。

さて、ワクチンの臨床試験はこの綱領をパスしているのでしょうか？

1942年、日本が第2次世界大戦に引き込まれてパールハーバーを襲撃していたその時に、米国では2人の医学者がインフルエンザウイルスワクチンを開発した後、まさにワクチンの人体実験を開始しようとしていました。この人体実験は、ミシガン州のデトロイトの2つの精神病院で、合計8000人の精神疾患を持つ人たちの同意を得ずに行われました【109】。この人体実験を指導したのはロックフェラー研究所で肺炎球菌のワクチン開発とインフルエンザウイルスの研究を行っていたトーマス・フランシス（Thomas Francis Jr.）氏でした。フランシス氏の元で研究員として実際のインフルエンザワクチン開発をしていたのが、後年の経口ポリオ生ワクチンを開発したロシア系のユダヤ人であるジョナス・ソーク（Jonas Salk）氏でした。

主にソーク氏が作成したインフルエンザワクチンは、インフルエンザウイルスを不活性化したとしていましたが、実際は杜撰な操作だったため、十分にインフルエンザウイルスを不活性化できていなかったと言われています。精神疾患を持つ人たちにワクチンを接種したものの、その年には彼らの期待するインフルエンザウイルスの流行は起きませんでした。彼らは、仕方なしに、翌年の1943年に再び精神病院を訪れ、200人（1年前にワクチンを接種した者もいれば、接種していない者もいた）を選定して、半数に生理食塩水、半数にインフルエンザに感染したマウスの肺組織の乾燥組織のミストを鼻腔から噴霧したのです。ワクチン接種の後に病原体を感染させるという人体実験は、今では倫理的に問題のあるチャレンジ試験（challenge test）と呼ばれているものです。

2週間後にこのテストをした200人にインフルエンザ様症状の発症程度を調べたところ、ワクチンを接種しているグループでは、16%、してないグループでは約半数に症状が認められたといいます。ただし、この研究が医学論文として渉猟できなかったため、実験結果の真偽は分かりません。しかし、このような本人の同意を得ないワクチンの人体実験は、明らかにニュルンベルク綱領（Nuremberg code）のすべての項目にわたって違反しています。

この他にも後述するように刑務所の服役囚、アフリカやフィリピンなどの発展途上国の国民、発達障害施設の子供などもワクチンの人体実験の犠牲になっています。今回の新型コロナウイルスに対する遺伝子ワクチンはニュルンベルク綱領（Nuremberg code）の観点からはどうなのでしょうか？

くしくも新型コロナウイルス感染に対する世界各国の政策決定に多大な影響をふるっているアメリカ国立アレルギー・感染症研究所（ＮＩＡＩＤ）所長のアンソニー・ファウチ（Anthony Stephen Fauci）氏は、２０２０年の『ブリティシュ・メディカル・ジャーナル』誌のインタビューで、ワクチンの臨床試験では、今回の新型コロナウイルスワクチンの臨床試験のように明らかに効果があると分かっているものに、プラセボ（生理食塩水）のグループを続けるのは倫理に反すると発言しています【110】。

また世界保健機構（ＷＨＯ）や国境なき医師団（ＭＳＦ）などの組織も、エボラ出血熱などの新興感染症においてプラセボ群を置いて臨床試験をするのは倫理に反すると発言しています【111】。ワクチンの効果および安全性が不明なので、最も臨床試験において信頼性の高いランダム化二重盲検比較試験（ＲＣＴ）でプラセボ群とワクチン接種群の比較を検討しなければならないのです。特に今回の新型コロナウイルス遺伝子ワクチンのように、十分な動物実験での安全性の評価さえ検討されていない場合はなおさらです。ワクチンの安全性も確かめていない段階で、プラセボ群を廃止して、ワクチン投与群しかテストしないという方がよほど倫理に反しています。このように世界のワクチン政策を決定する人たちの考えそのものが、ニュルンベルク綱領に違反しているのです。

第2章

ワクチンの歴史

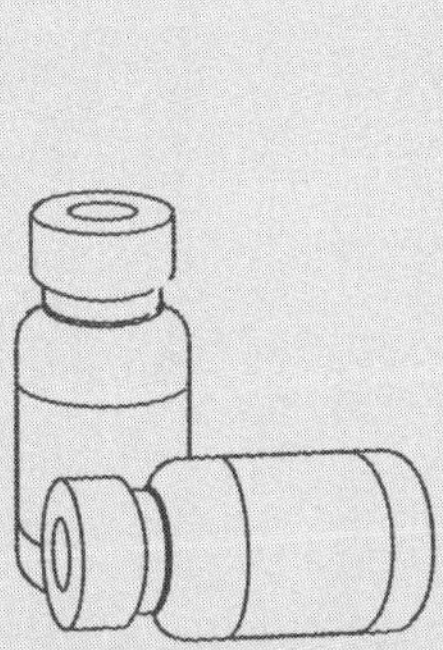

■ジェンナーの天然痘ワクチンの正体

牛痘《ぎゅうとう》は、牛痘ウイルス感染を原因とする感染症とされています。牛痘ウイルスはポックスウイルス科オルソポックスウイルス属に属するDNAウイルスとされていて、ネコ科動物、ヒト、牛など種々の動物を宿主とするとしています。症状として動物の皮膚に丘疹、結節、水疱、膿疱を形成します。ヒトでは症状が軽く、瘢痕《はんこん》も残らず、しかも近縁である天然痘ウイルスに対する免疫を獲得できるので、18世紀末にエドワード・ジェンナー（Edward Jenner）により天然痘ワクチンに用いられました。

ジェンナーは、馬の膿疱（馬痘、horse pox）が牛に感染して牛痘（cow pox）となり、それがヒトに感染して天然痘（small pox）になると信じ込んでいたようで、主に馬の膿をワクチンとして使用していました【112】。後に牛痘、馬痘そして天然痘を引き起こすウイルス（variola virus）は近縁であるものの、別物であることが証明されます【113】。実際に天然痘ウイルス（variola virus）は、牛には感染しません。

ジェンナーは、1791年に当時18ヶ月の自分の息子に豚の膿疱（swine pox）を移植し、さらにその7年後には牛の膿疱（牛痘）を移植しました。この息子は、生涯体調がすぐれずに21歳のときに結核で死亡したといいます【114】。その後1796年に、ジェンナーは、牛の乳

天然痘ワクチンは一体何なのか？

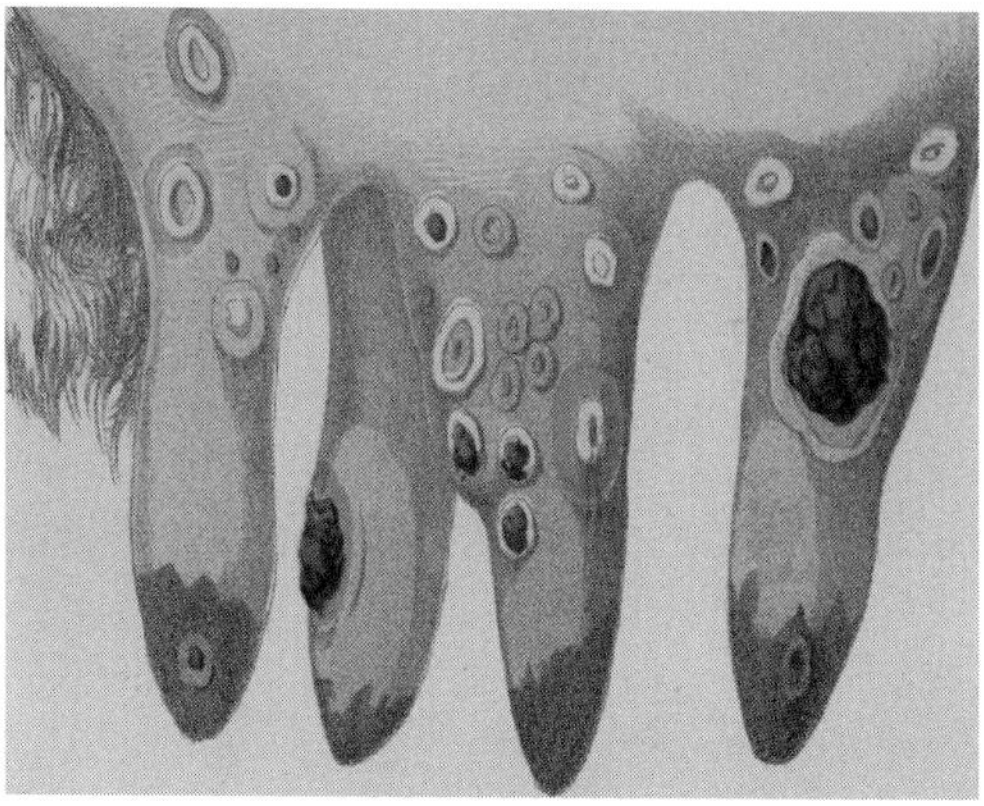

牛痘（cow pox）

牛の乳搾りの女性の手にできた膿疱を皮下組織に移植（1796）

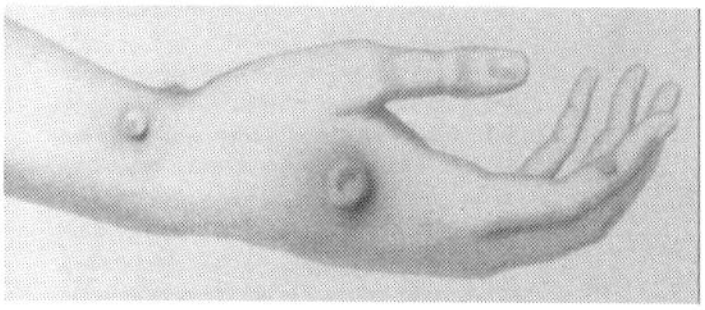

Cow-pox lesions on the hand of the milker Sarah Nelmes

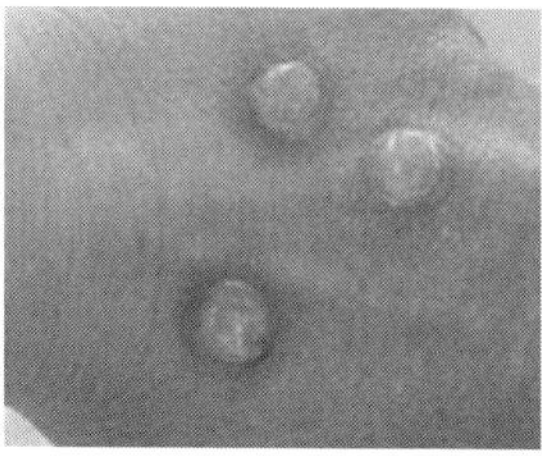

Lancet Infect Dis. 2018 Feb;18(2):e55-e63

1796年に、ジェンナーは、牛の乳搾りの女性の皮膚の膿疱（牛痘が感染したと考えられていた）を当時8歳の男児（James　Phipps）に移植した。数ヶ月後に、この男児に再び、今度は天然痘とされているヒトの腕の膿疱を腕に移植したところ、天然痘を発症しなかったことから、ワクチンという予防法が広まったとされている。ちなみに、この男児も20歳で結核によって亡くなっていることは、あまり後世に語り継がれてない。

搾りの女性の皮膚の膿疱（牛痘が感染したと考えられていた）を当時8歳の男児（James Phipps）に移植しました。数ヶ月後に、この男児に再び、今度は天然痘とされているヒトの腕の膿疱を腕に移植したところ、天然痘を発症しなかったことから、ワクチンという予防法が広まったとされています。ちなみに、この男児も20歳で結核によって亡くなっていることは、あまり後世に語り継がれていません。

前述したように医学的知識がほとんどなかったジェンナーの過ちは、牛痘と天然痘はまったく違うものであることを理解していなかったことにも現れています。牛痘はヒトに感染しないばかりか、感染症ですらありません（他の牛に接触感染しない）。一方の天然痘は、ヒトのみに感染して、接触感染するとされているものです。そして、牛痘と天然痘を引き起こすウイルスも別物です。

天然痘ワクチン（種痘）というと聞こえは良いですが、実際は接種者の腕や脚を外科のメス（lancet）で皮下組織まで抉《えぐ》って、そこに他者の皮膚の膿や牛、馬の皮膚の膿で満たすという荒い外科手術に近いものでした。したがって、この時代のものは接種というより、むしろ移植という言葉が適切です。

当初は、ジェンナーが行ったように、ヒトの皮膚の膿をヒトにダイレクトに移植する方法（arm to arm inoculation）で行っていました。これは、「ジェンナーワクチン（Jennerian or humanized vaccination）」と呼ばれています。しかし、この方法では、膿の量も限られているだ

天然痘ワクチン接種によるハンセン病(らい病)

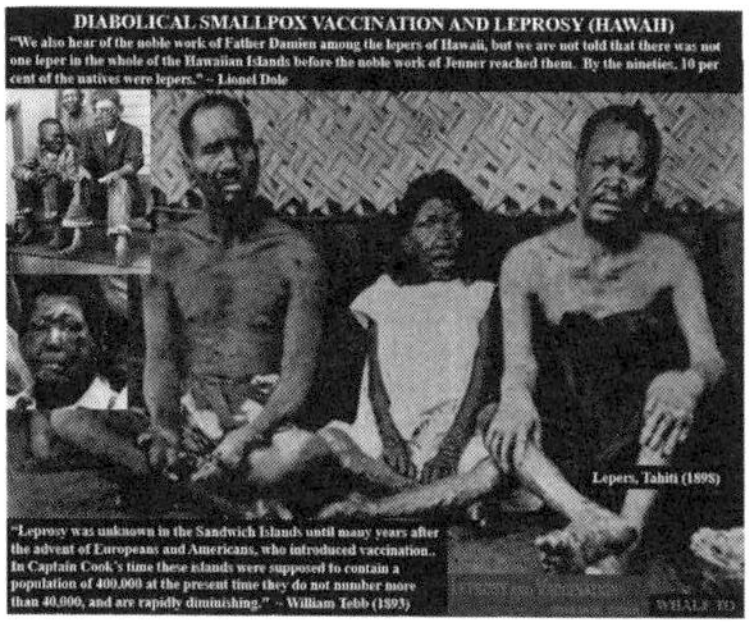

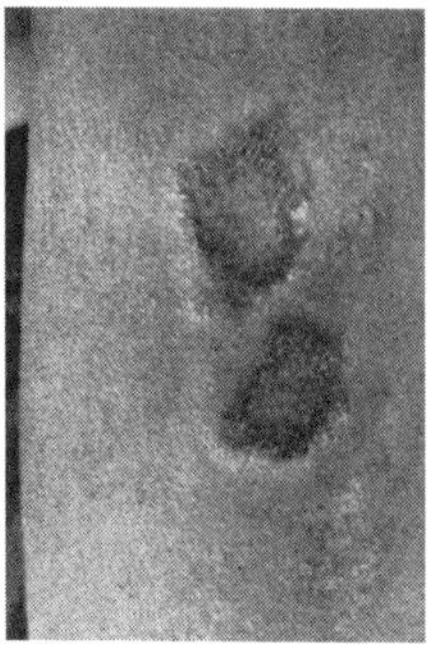

Dermatologica. 1970;141(6):393-6
Indian J Dermatol. 1985 Jul;30(3):39-41

天然痘ワクチン接種部位からハンセン病（らい病）の原因となるらい菌の感染が多発した

動物ワクチン(animal vaccine)

ヒトの皮膚の膿を牛などの動物に移植して、動物の皮膚で膿を培養する方法に変わりました。これは、動物ワクチン（animal vaccine）と呼ばれ、1870年以降のヨーロッパや米国で、ビジネスとしてたくさんの動物ワクチン農場（animal vaccine farm, animal vaccine parks）が乱立

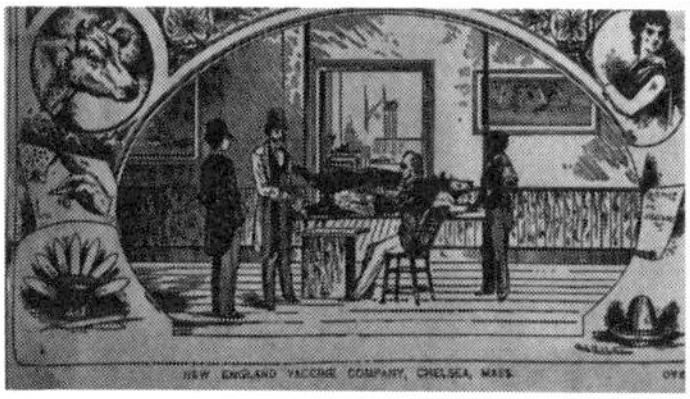

Name	Location	Responsible(s)
The Franklin County Vaccine Farm	Franklin County, PA	John Seibert
The Jenner Vaccine Farm	Chambersburg, PA	L. F. Suesserott
The Pennsylvania Vaccine Company	Chambersburg, PA	M. M. McKnight & Co
The Lancaster County Vaccine Farms	Marietta, PA	H. M. Alexander
The National Vaccine Establishment	Chevy Chase, MD	Ralph Walsh, Frank Elgin
The Chicago Vaccine Stables	Harlem, Chicago, IL	E. A. Wood, K. Oakes
The Codman and Shurtleff Vaccine Farm	Stoughton, MA	Codman, Shurtleff
The Dr. F. C. Martin Vaccine Farm	Newton Centre, MA	Francis E. Martin
The New England Vaccine Company	Boston, MA	Cutler, Frisbie, Gains
The Missouri Vaccine Farm	St. Louis, MO	R. M. Higgins
The Columbia Vaccine	Columbia, MO	Woodson Moss, D. D. Moss
The Fond du Lac Vaccine Company	Fond du Lac, WI	E. B. Beeson
The Doctor Henry McNeel Company	Fond du Lac, WI	Henry McNeel
The Dr. H Welker Company	Milwaukee, WI	H. Welcker

Vaccine Farms in the United States (1897)

けでなく、感染者が途絶えると検体が取れなくなるという不都合が生じていました。

さらに汚染物質が混入している膿を手荒い手術で移植したので、結核、らい病、梅毒が天然痘ワクチン接種によって多発したのです【115・116・117】。

そのため、ヒトの皮膚の膿を牛などの動物に移植して、動物の皮膚で膿を培養する方法に変わりました。これは、動物ワクチン（animal vaccine）と呼ばれ、1870年以降のヨーロッパや米国で、ビジネスとしてたくさんの動物ワクチン農場（animal vaccine farm, animal vaccine parks）が乱立したのです【118・119・120・121】。

このワクチンに用いた馬や牛の皮膚の膿疱の中身をリンパ液（lymph）と呼びましたが、これにはもちろんバクテリア、真菌、酵母や牛の細胞など何万もの不純物が入っています【122】。この中には、皮膚の感染症（丹毒）を引き起こす溶連菌などのバクテリアも入っています。しかも、当時も一定の手順や規制がないため、何がオリジナルの膿なのかも分からない得体の知れない膿が流通していたのです【123】。その動物ワクチンによる天然痘ワクチンの接種でもコンタミ（汚染）による破傷風が引き起こされたことは当時も問題になりました【124・125】。その後はグリセリンを添加するなどして、膿に存在するバクテリアの増殖を抑えるようにしています。

このようにジェンナーが使用したワクチンとは、バクテリア、真菌や動物細胞が混在した膿にすぎず、天然痘ウイルスの抗原とは間違っても言えないことは、歴史が証明しています。バクテリアをフィルターで除外する方法がとられたのは、100年後の20世紀になってのことですから当然です。その後の研究論文では、動物ワクチンとして産生された天然痘ワクチンのオリジナルは、馬痘（horse pox）であったと推測されています【126】。いずれにせよ、天然痘ワクチンは、ウイルスを単離して抗原にしたものではなく、コンタミネーション（汚染）の多い代物であったことは変わりありません。それで天然痘が撲滅されたと言っているのですから、もう喜劇でしかないのです。1908年に天然痘ワクチンに反対する医師が、はっきりと次のように発言しています。「天然痘はワクチンではなく、健康状態の向上によって予防されている。ワクチンのウイルスの正体は不明で、唯一明らかなのは、この天然痘ワクチンは感染症を引き起こ

天然痘ワクチンの実態

- ワクチンに用いた馬や牛の皮膚の膿疱の中身をリンパ液（lymph）と呼びましたが、これにはもちろんバクテリア、真菌、酵母や牛の細胞など何万もの不純物が入っている。この中には、皮膚の感染症（丹毒）を引き起こす溶連菌などのバクテリアも入っている。しかも、当時も一定の手順や規制がないため、何がオリジナルの膿なのかも分からない得体の知れない膿が流通していた。

JAMA. 1896;XXVII(26):1340-1343

- 「天然痘はワクチンではなく、健康状態の向上によって予防されている。ワクチンのウイルスの正体は不明で、唯一明らかなのは、この天然痘ワクチンは感染症を引き起こすバクテリアなどの微生物で汚染されているということである」

The Railway Conductor. 1908;25:349-351

すバクテリアで汚染されているということである」【127・128】。

■ワクチンは感染症撲滅に貢献したのか？

20世紀初頭までは、まだ欧米でも人々は人口の密集した地域に不衛生な状態で暮らしていました。自分たちの糞尿は、裏庭から街路地に垂れ流しで、ゴミは窓から通りに捨てていました。通りには、家畜の糞尿や死体が散乱していました。飲料水も洗濯の水も同じ汚水の川からのものです（図）。

そして、極めて非人道的な奴隷制度（特に峻烈な児童労働）がまだ色濃く残っていました。労働者階級の平均寿命は20歳に満たない状態だったのです。この頃の農奴や奴隷の人々が借金を返さない場合に収容された監獄のような場所は、まさにブロイラーのニワトリが狭い場所に押し込まれている状況と変わりませんでした（図）。このような状況では、いわゆる感染症と呼ばれる状態が拡大するのは当然です。

天然痘（small pox）も衛生および栄養状態の劣悪さから起こる病態であることは、19世紀のイギリスでの疫学的調査でも明らかになっていました【129】。（60頁の図）

英国レスター市では、1851年に下水道を導入し、1881年に下水道換気システムを導入しました。天然痘ワクチン接種率低下および下水道の完備によって、天然痘感染死亡者がほ

20世紀初頭までの不衛生な欧米の都市

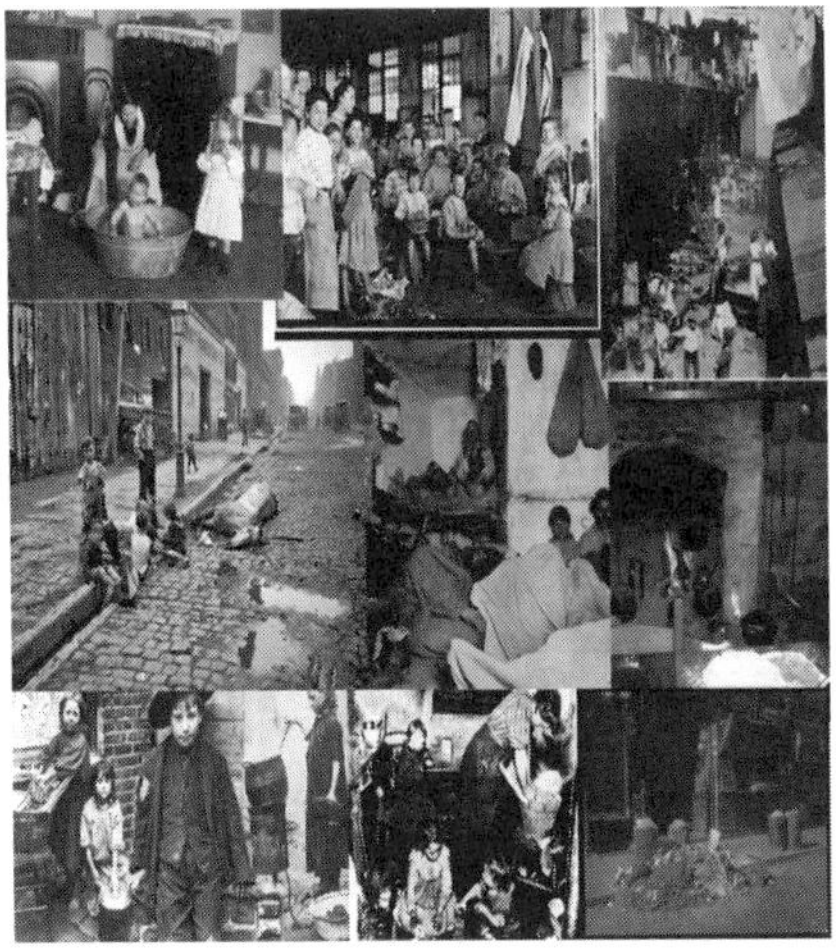

20世紀初頭の米国とヨーロッパ。人々は人口密度の濃い場所に密集して暮らしていた。糞尿は裏庭に垂れ流し。飲料水と洗濯は、同じ川の水を使用。道端には家畜の糞尿、死体が散乱。ゴミは窓から道路に投げ捨てていた。

借金を返さない者が収容された監獄のような場所

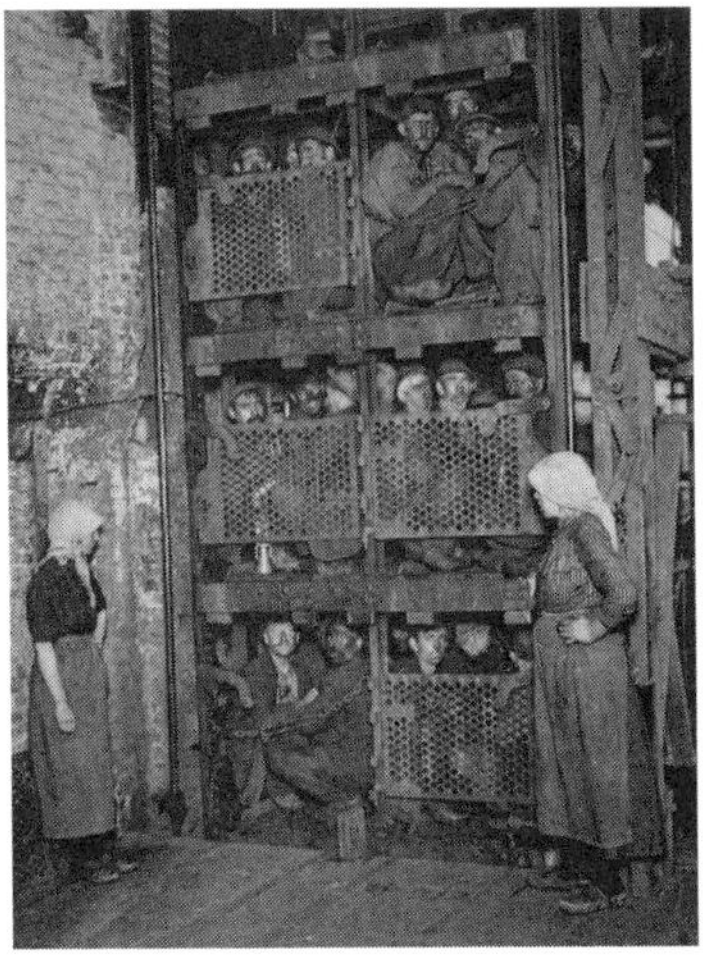

20世紀初頭までは、契約奴隷制度が残存。借金を返さないものは、狭いところに押し込められた。

ぼゼロになり、乳児死亡率が激減しました（図）。

天然痘に対して強制ワクチンを施行しなかったレスター市の感染症対策は、「レスター方式（the Leicester method）」と呼ばれるようになりました【130】。

1900年初頭から猛威を振るった感染症の一つに百日咳（whooping cough）があります。百日咳に対して、三種混合DTPワクチンが1940年代後半に導入されましたが、そのときにはすでにピークだったときの92％も死亡率が低下した後でした【131】。そして、百日咳ワクチンの導入後は、12～30％近くは成人（思春期も含む）が感染するようになっています【132】。

麻疹《はしか》についても同様のことが言えます。麻疹のワクチンが登場する1963年までに、ほぼゼロに近いほど劇的に死亡率が低下しています【133】。

むしろ1963年以降に麻疹の不活性ワクチンを接種した子供に、肺炎、高熱や脳症が引き起こされたことが問題になりました【134】。

このように、感染症による死亡率は、すでにワクチンが導入される前に激減していました。百日咳や麻疹だけでなく、ポリオ、ジフテリア、結核などもワクチンが導入される前から減少傾向にありました。ワクチンのない猩紅熱《しょうこう》（scarlet fever）、リウマチ熱、コレラや腸チフスも同じく1900年初頭から大幅に減少傾向にありました。

これらの感染症による死亡が1950年までに大幅に減少したのは、栄養や衛生といった生活のインフラの構築、向上によるもので、決してワクチン（1950年以降に導入）によるものではありません【135・136・137】。

トーマス・リバース（リバースの法則）でさえ、１９３２年の『サイエンス』誌に、「多くの病気は、汚染された水や食品あるいは昆虫などを媒介しているのであり、ワクチンや回復者血清では、歴史上ずっとコントロールできなかった。しかし、衛生の向上によって大部分が治癒しているのである」と述べています【138】。

これらのワクチンの中には、現在のワクチンでも使用されている〝アジュバント〟と呼ばれる炎症を引き起こす毒物（アルミ、ホルムアルデヒド）が入っていました（特にアルミは５Ｇと反応する危険な金属です）。ワクチンの原理は、接種によって体内で作られた抗体が、微生物を特異的に殺傷するミサイル（中和抗体）という〝幻想〟に基づいています。

しかし、抗体を産生できない状態（agamma-globulinemia）の子供でも、麻疹に罹った後に、普通にフルリカバリーすることが分かっています【139・140】。つまり、何度も繰り返しますが、抗体を産生することが、感染症を予防・治癒させることではないと言うことです。それでは、わざわざ危険を犯してまで毒入りの微生物の一部を接種して抗体を作る意味がありません。

ビッグファーマが用意する新型コロナウイルス（SARS-COV-2）に対する薬剤は、ほとんどがウイルスそのものを殺傷（接着、複製、増殖抑制）するミサイル（ワクチンを含む）ばかりです。これらの薬剤は、正常細胞にも悪影響を与えて、長期的には〝免疫抑制〟状態を作り出します。そうではなく、感染症治療の基本は、〝免疫抑制〟状態を解除することが第一義です。

天然痘感染死亡者と天然痘ワクチン接種率の関係（英国レスター市）

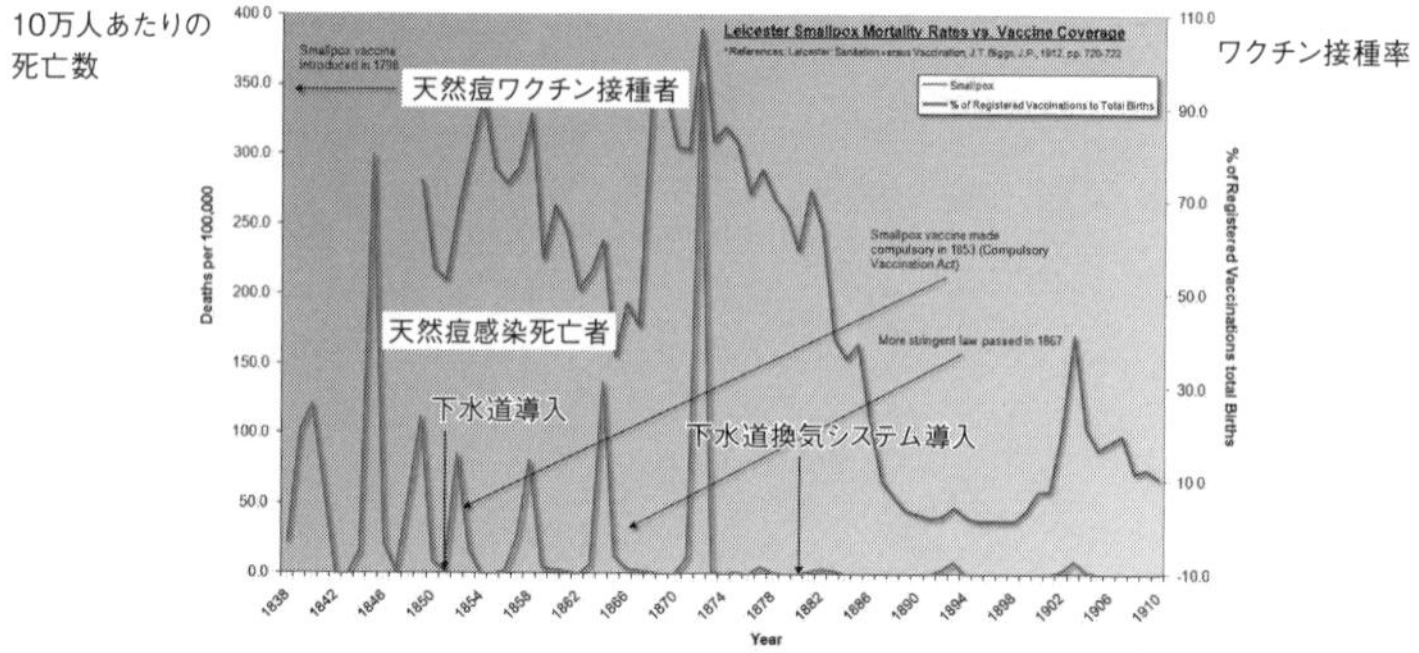

Royal Commission, Fourth Report, carried to 1910
『LEICESTER: SANITATION versus VACCINATION 1912』

英国レスター市。1851年に下水道導入。1881年に下水道換気システム導入。天然痘ワクチン接種率低下および下水道の完備によって、天然痘感染者死亡がほぼゼロになった。

レスター方式（the Leicester method）

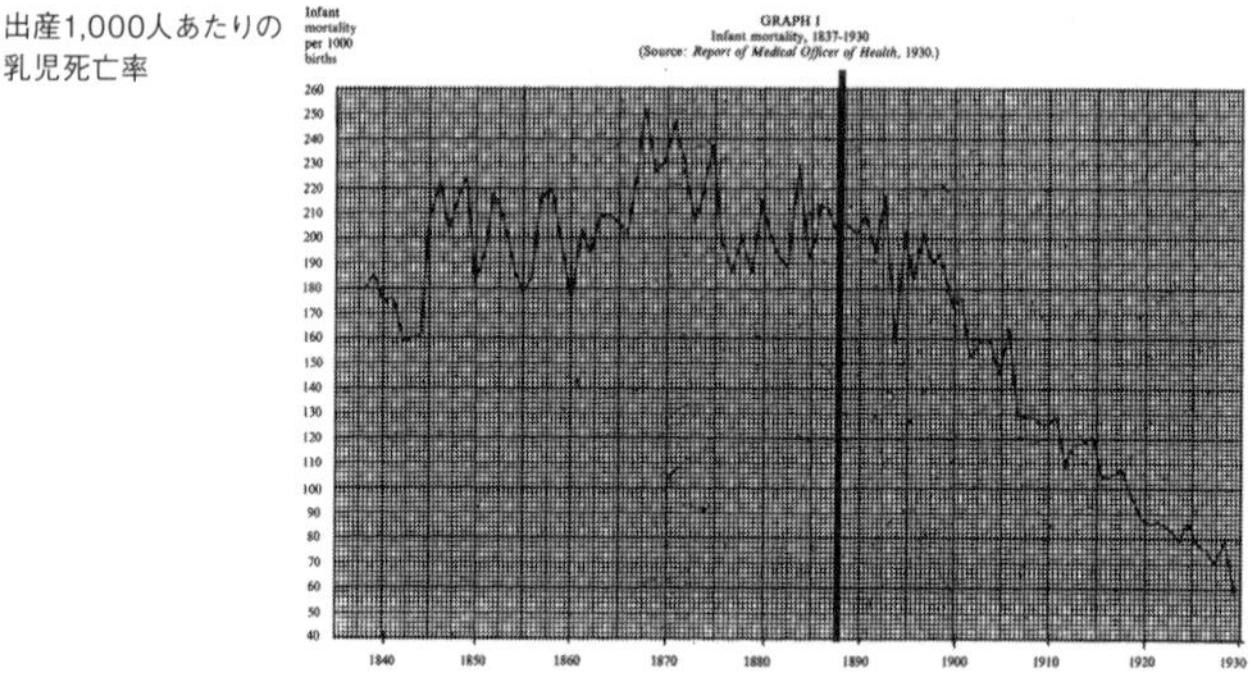

英国レスター市の乳児死亡率（1837-1930年）

英国レスター市。1877年（1893年にアップデート）に天然痘ワクチンの強制接種を撤廃し、隔離と衛生に努めた。1881年に下水道換気システム導入。天然痘ワクチン接種率低下および下水道の完備によって、乳児死亡率が低下した。

Med Hist. 1980 Jul; 24(3): 315-332

百日咳による死亡とワクチン(米国)

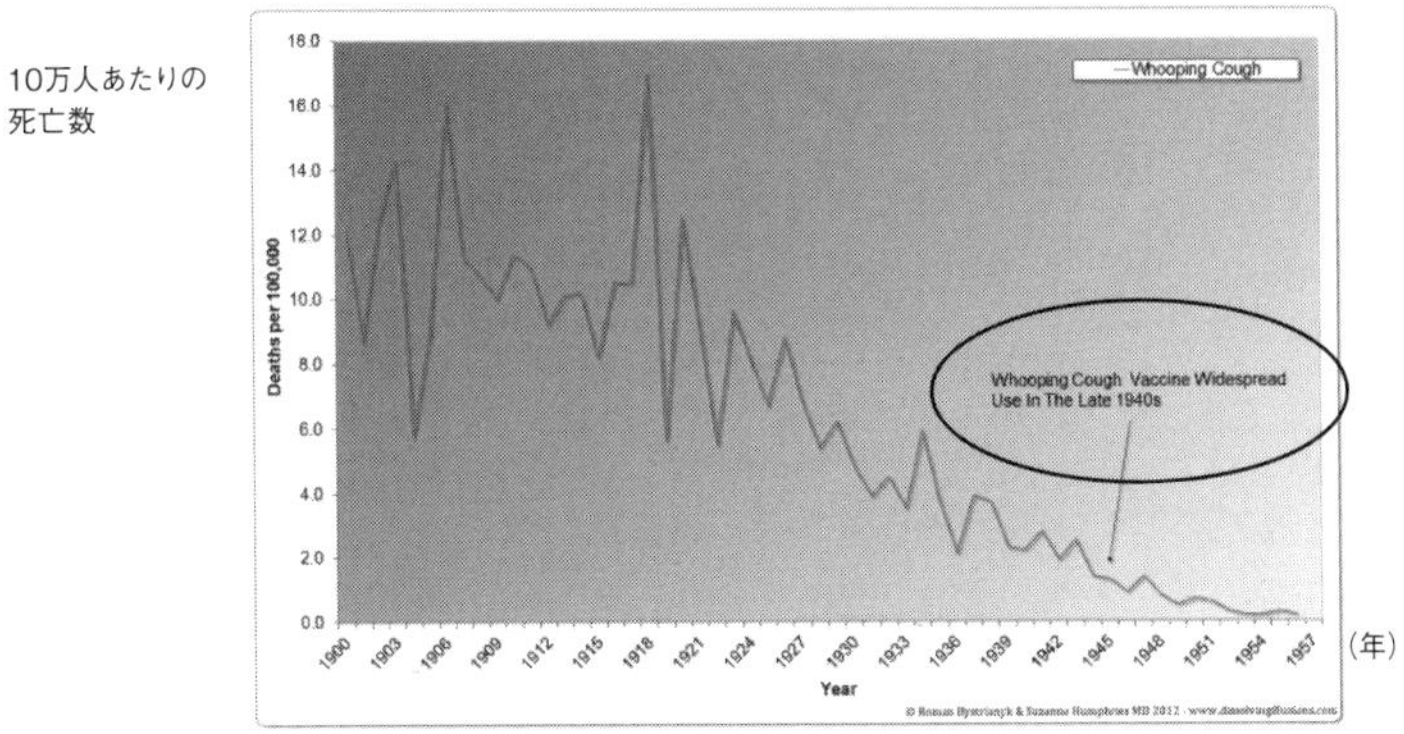

Historical Statistics of the United States Colonial Times to 1970 Part 1, Bureau of the Census, 1975, pp. 77　Dissolving Illusions: Disease, Vaccines, and The Forgotten History CreateSpace Independent Publishing Platform; 6/27/13 edition (July 27, 2013)

百日咳のワクチンが登場する1940年後半までには、すでに百日咳による死亡は、ピーク時より90%低下していた（米国）。

百日咳による死亡とDTPワクチン(米国)

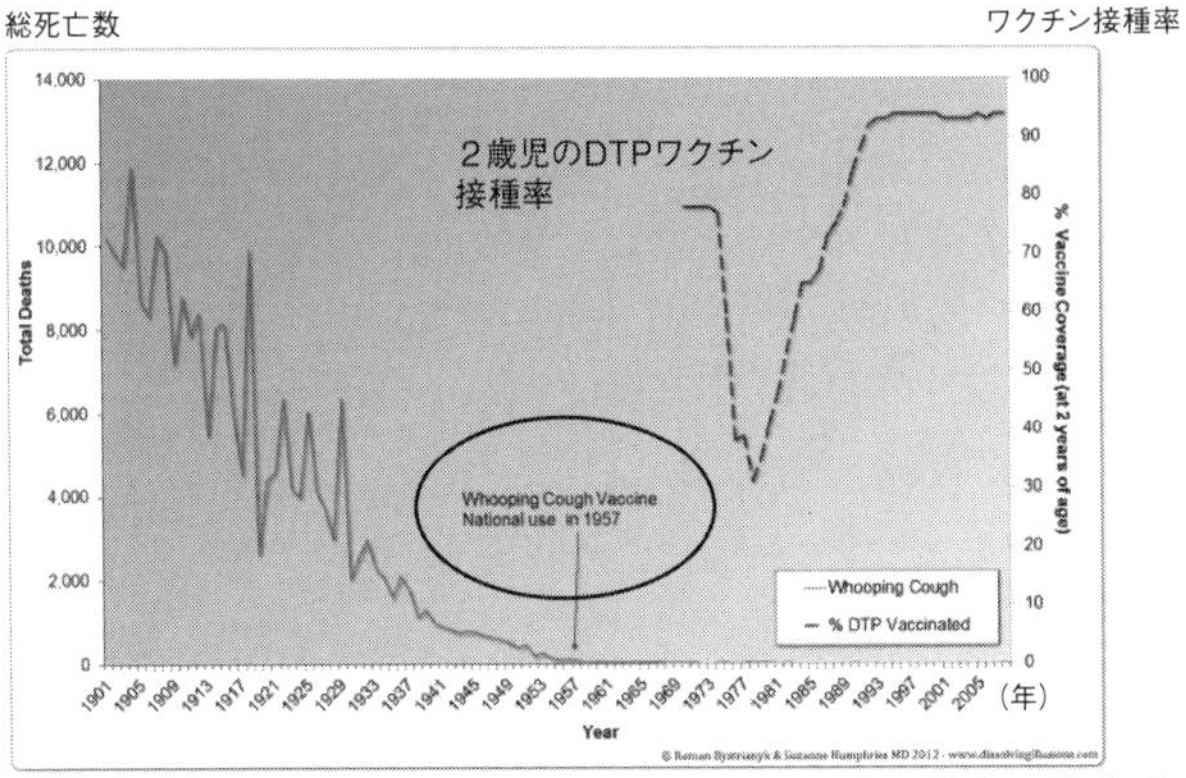

Historical Statistics of the United States Colonial Times to 1970 Part 1, Bureau of the Census, 1975, pp. 77　Dissolving Illusions: Disease, Vaccines, and The Forgotten History CreateSpace Independent Publishing Platform; 6/27/13 edition (July 27, 2013)

DTPワクチンが登場する1950年代までには、すでに百日咳による死亡は、ピーク時より92%低下していた（米国）。

百日咳による死亡とワクチン(英国)

10万人あたりの
死亡数

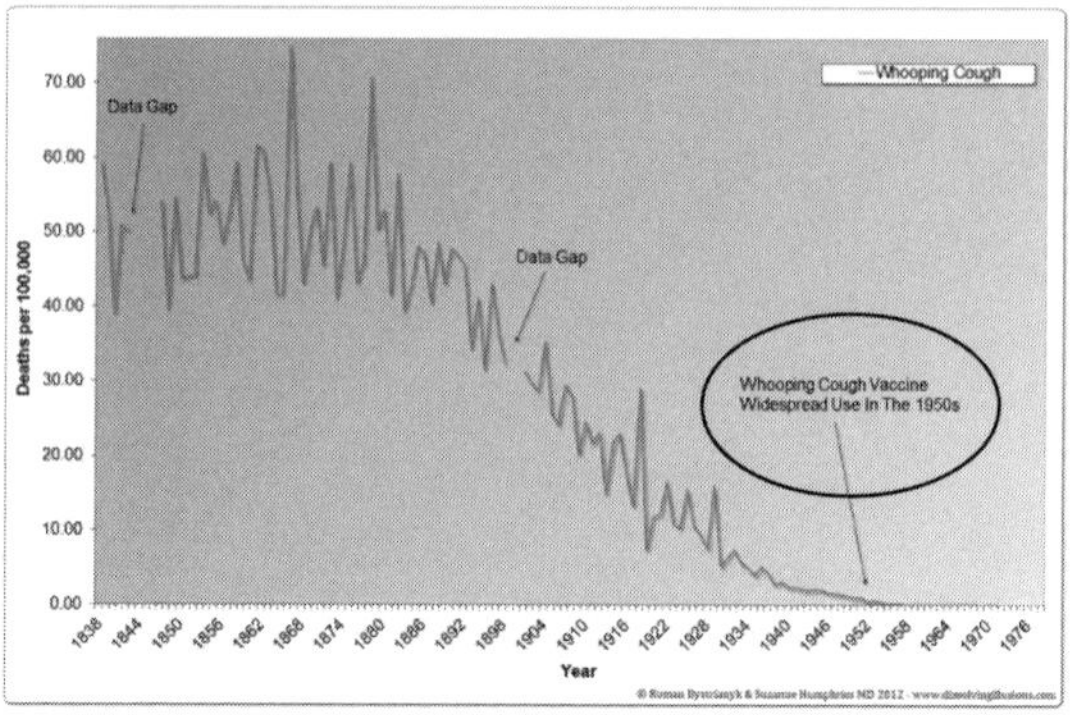

(年)

Dissolving Illusions: Disease, Vaccines, and The Forgotten History
CreateSpace Independent Publishing Platform; 6/27/13 edition (July 27, 2013)

百日咳のワクチンが登場する1950年代までには、すでに百日咳による死亡は、ピーク時より98%低下していた（英国）。

ワクチン導入前の麻疹(はしか)による死亡(米国)

10万人あたりの
死亡数

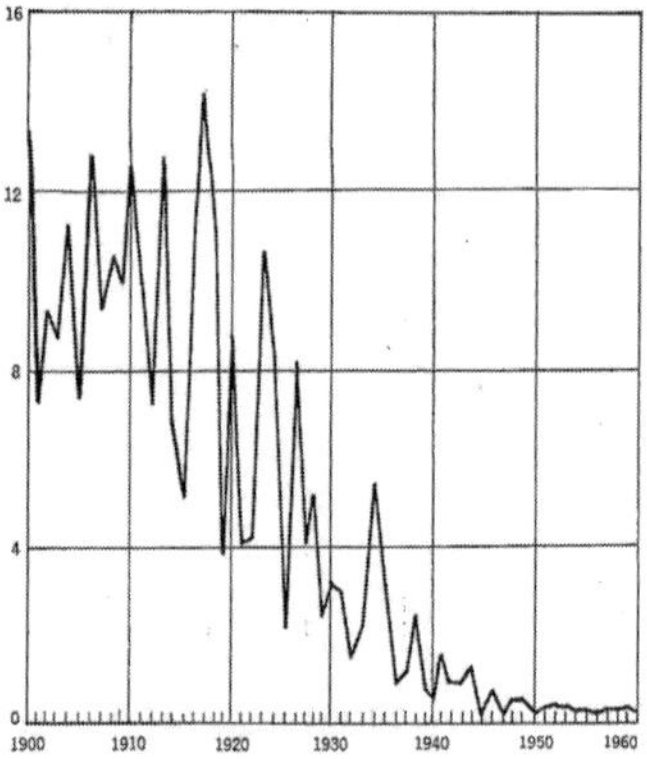

(年)

Vital Statistics in the United States, 1940-1960, US Department of Health, Education, and Welfare

麻疹のワクチンが登場する1968年代までには、すでに麻疹による死亡はゼロになっている。

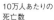

猩紅熱による死亡(米国)

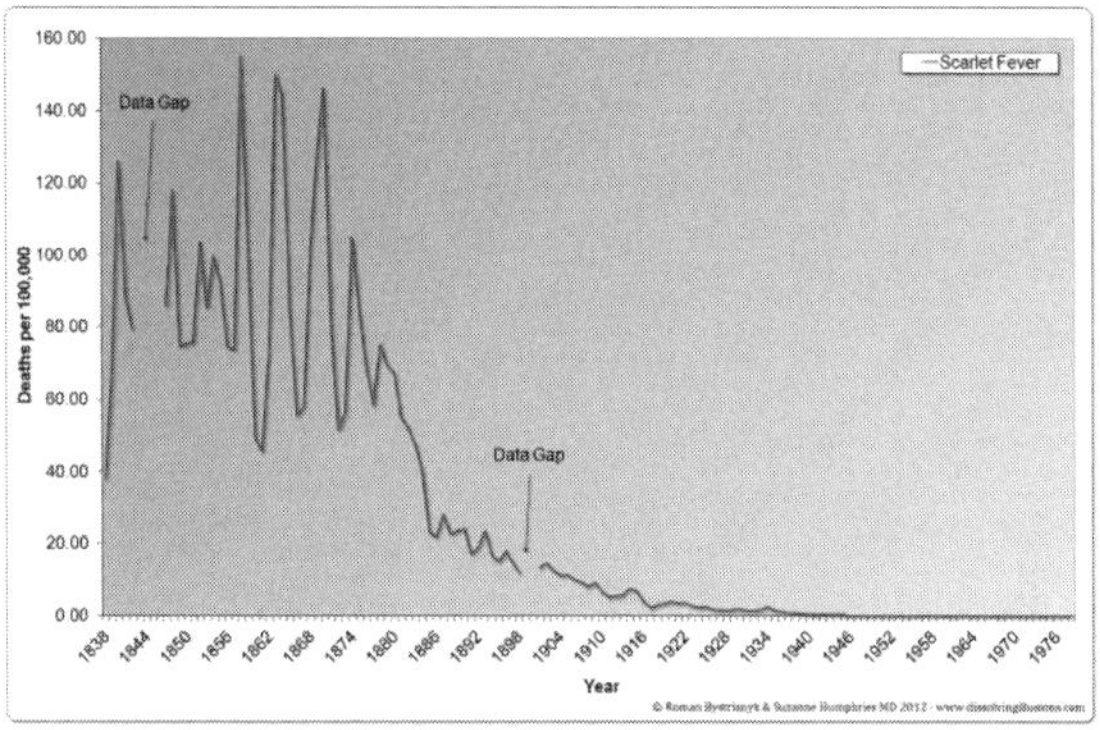

Dissolving Illusions: Disease, Vaccines, and The Forgotten History
CreateSpace Independent Publishing Platform; 6/27/13 edition (July 27, 2013)

化膿連鎖球菌 (Streptococcus pyogenes) の感染で引き起こされる猩紅熱 (しょうこうねつ、scarlet fever) の死亡率は、ワクチンがなくても他の感染症と同じく1900年代以降は減少傾向にある。

結核による死亡(米国)

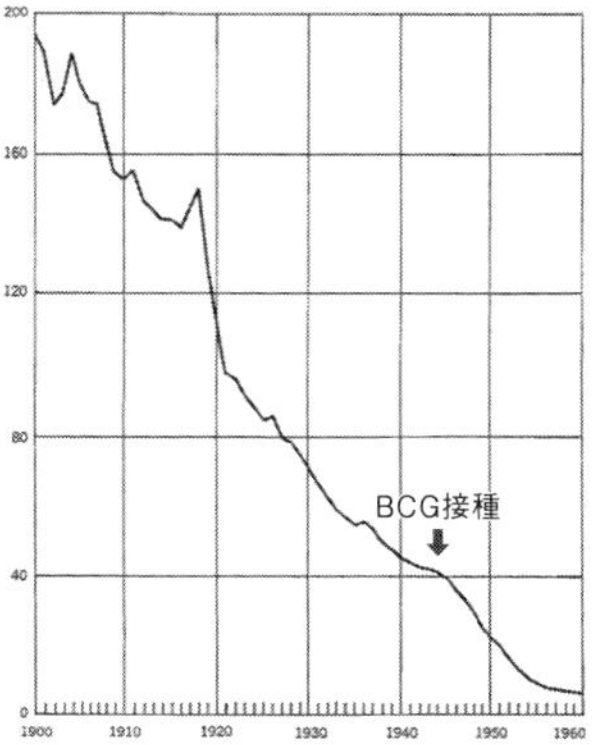

Vital Statistics in the United States, 1940-1960, US Department of Health, Education, and Welfare

結核の死亡率も、BCGワクチンが登場する1940年代の前に、すでに減少傾向で大幅に減少している。

感染症はワクチンが導入される前から減少傾向（まとめ）

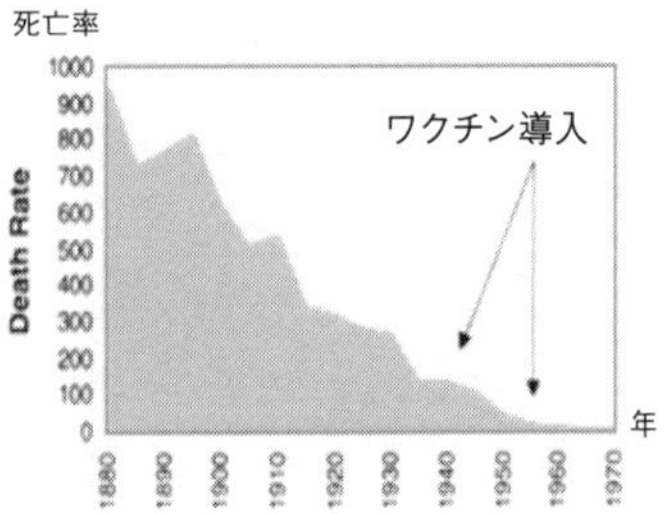

百日咳

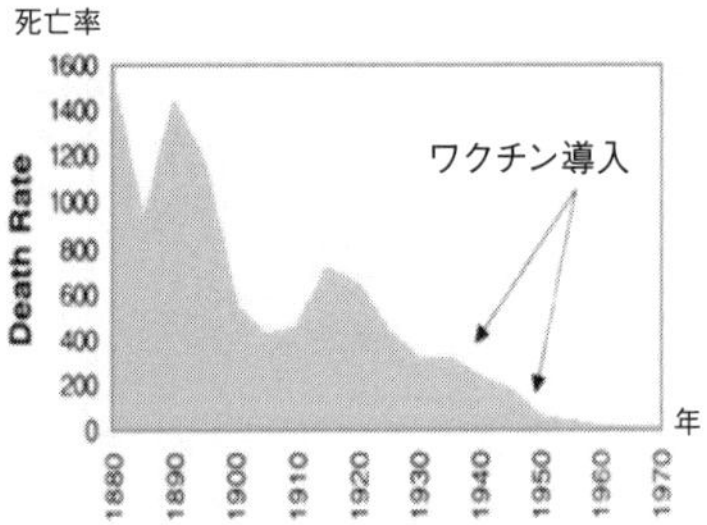

ジフテリア

感染症はワクチンが導入される前から減少傾向（まとめ）

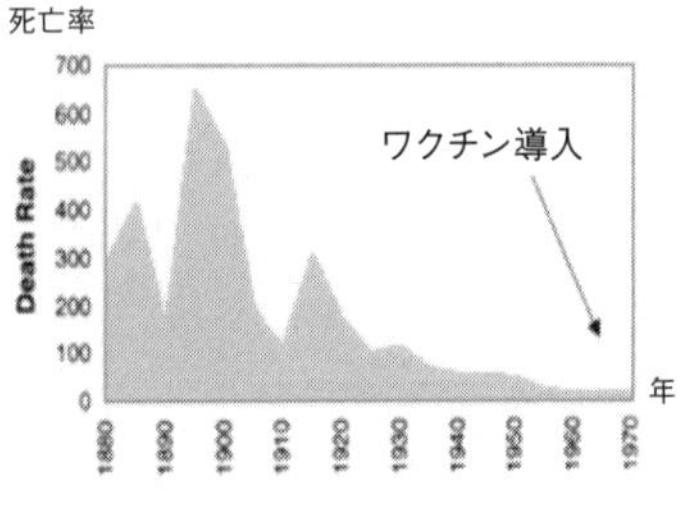

麻疹（はしか）

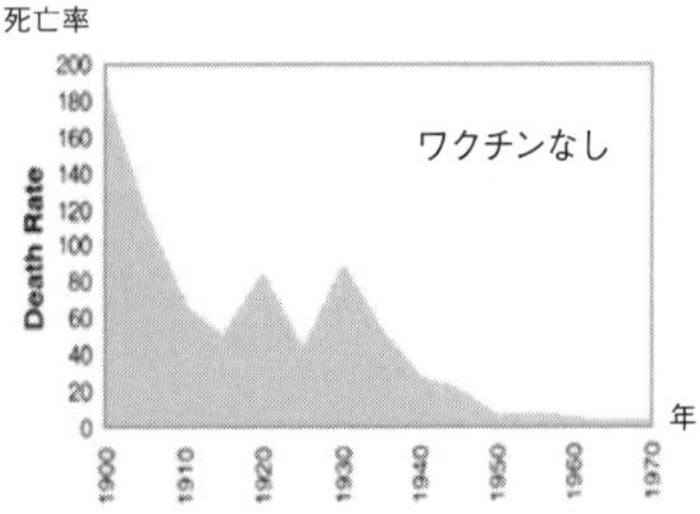

猩紅熱

感染症はワクチンが導入される前から減少傾向(まとめ)

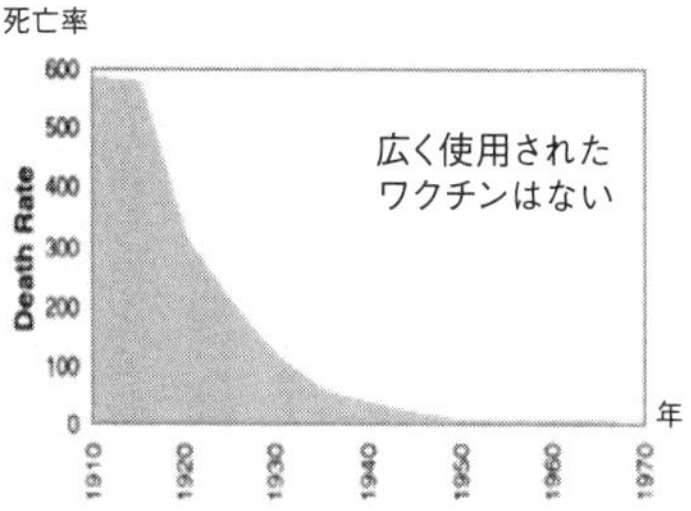

腸チフス

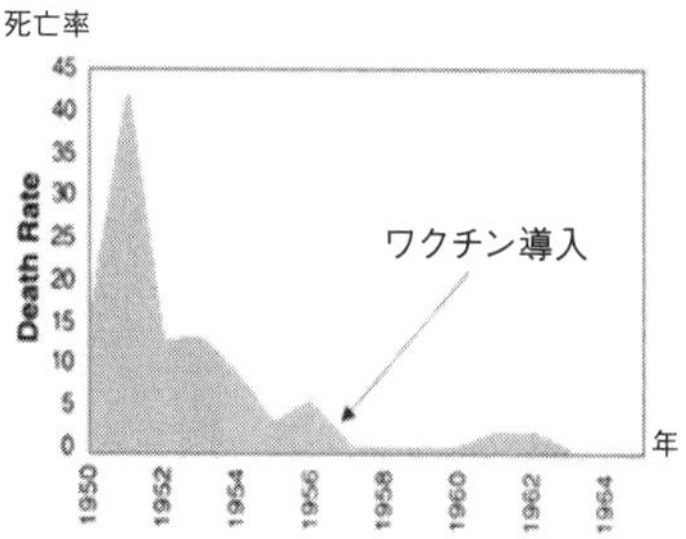

ポリオ

感染死亡率とワクチン導入時期(まとめ)

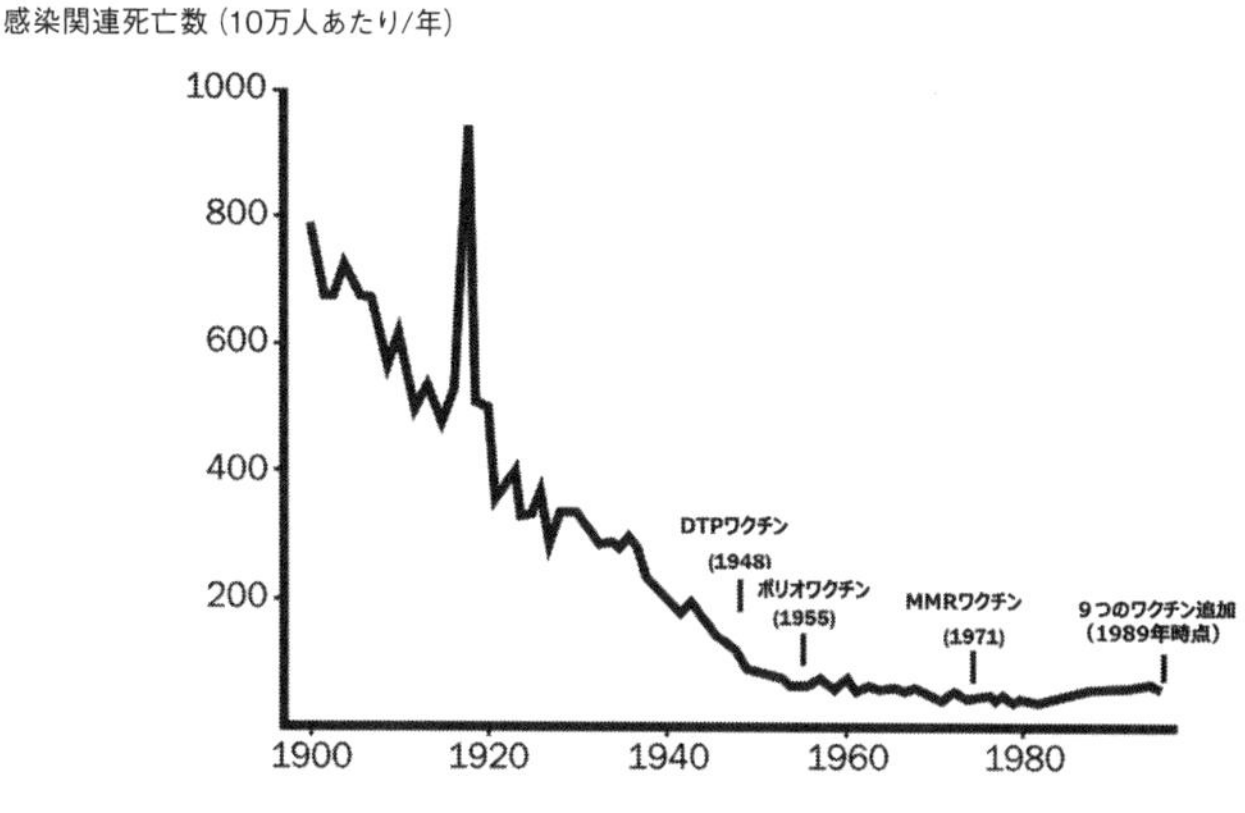

JAMA.1999 Jan 6;281(1):61-6

免疫抑制状態にバクテリア（ウイルスではない）が感染することで、はじめて肺炎や敗血症になるからです。私たちが免疫抑制状態でなければ、バクテリアは〝感染〟せずに〝共生〟するか、速やかに排出されます。ちなみに、がん、自己免疫疾患（関節リウマチ、潰瘍性大腸炎など）やアレルギー疾患（アトピー、喘息）も同じ原因（免疫抑制）で起こります。ワクチンではなく、栄養と衛生といった環境の向上こそが心身のエネルギーを高めて、現代医学が感染症と呼んでいる〝免疫抑制〟状態を解除することができるのです。

■ワクチンの効果をプロパガンダする方法——病名の再定義

1955年までは、急性弛緩性麻痺（AFP）や筋肉痛などの症状でポリオと診断していました。しかし、それ以降は、これらの症状を呈する子供の検体（便や血液）を細胞培養に振りかけて、細胞が死滅するかどうかなどを検索するという方針に切り替えられました。ここで目出度く細胞が死滅し、ポリオウイルス抗体なるものでその細胞死滅効果がなくなれば、それはポリオウイルスが原因であるということではじめて急性弛緩性麻痺（AFP）の原因がポリオウイルスであると診断するようになったのです【141】。

この診断方法に切り替わると、ほとんどの症例でポリオウイルスの存在を証明することができなくなりました（この時点で、ポリオの原因がウイルスではないということを暴露している）。

したがって、おのずと急性弛緩性麻痺（ＡＦＰ）の原因を他の疾患に付け替える（reclassification）ことになります。これをもってＷＨＯは、ポリオを撲滅したと言っているのです。

ポリオワクチンが登場する１９５５年までポリオと診断されていた急性弛緩性麻痺（ＡＦＰ）の原因は、今度はギラン・バレー症候群（Guillain-Barré syndrome）、重症筋無力症、横断性脊髄炎、ポリオ以外のエンテロウイルス（手足口病を引き起こすエンテロウイルスＡ71（EV-A71）やエンテロウイルスＤ68（EV-D68））やウエスト・ナイルウイルス（West Nile virus）、無菌性髄膜炎、慢性疲労症候群などと診断されるようになりました【142】。

この病名の付け替えは、ポリオワクチン（Salk vaccine）の登場に示しあわせたよう

ポリオ不活性化ワクチン(Salk vaccine)導入後に行われた診断基準の改定

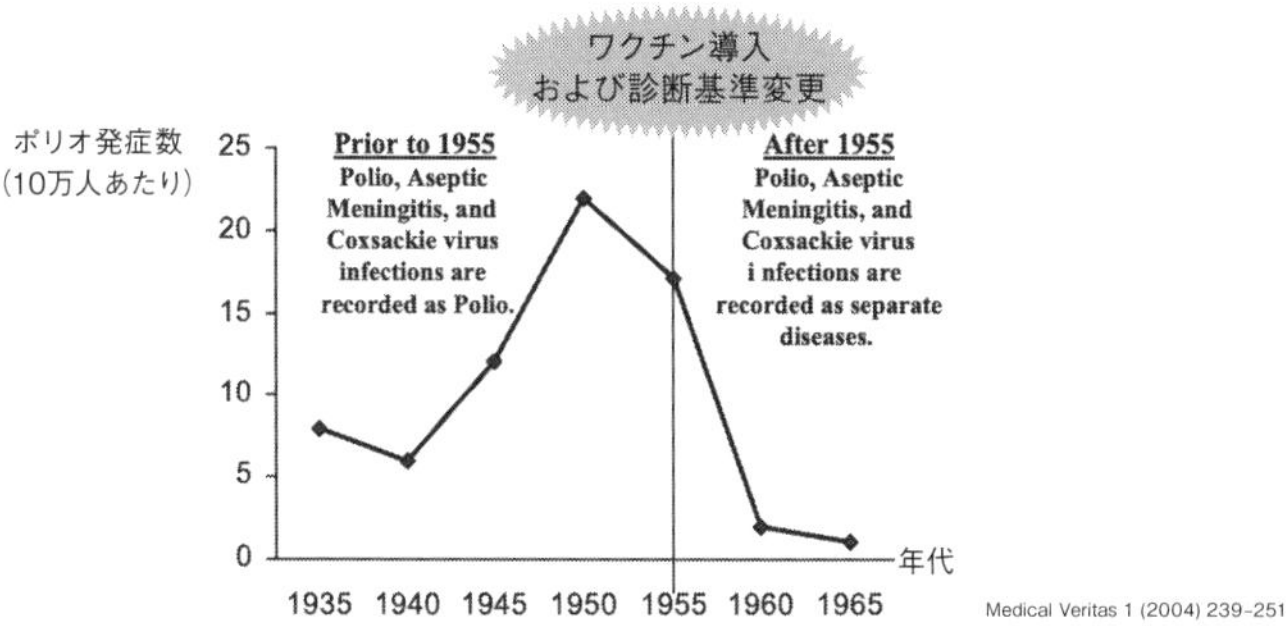

1955年まではポリオと診断されていた急性弛緩性麻痺（AFP）の原因は、ポリオワクチン登場に合わせて、今度はギラン・バレー症候群（Guillain-Barré syndrome）、重症筋無力症、横断性脊髄炎、ポリオ以外のエンテロウイルスやウエスト・ナイルウイルス（West Nile virus）、無菌性髄膜炎、慢性疲労症候群などと診断されるようになった。そのため、ワクチン登場後のポリオ発症例は急降下している。

に行われました。したがって、1955年以降は、ポリオの発症数が急降下することになります。ちょうど、2020年4月に、季節性インフルエンザウイルス感染症の死亡が急激に低下したと同時に、新型コロナウイルス感染症の死亡が急激に増加したことと同じです（これもインフルエンザウイルス感染を新型コロナウイルス感染と病名の付け替えが行われている）。あるいは1940～1950年代に癌ではない炎症組織（線維化組織、前がん病変）を癌に病名の付け替えが行われた結果、癌治療成績が上昇（癌ではないものへの治療）したことと同じです（実際は、現代医学の癌の3大療法の発展に伴って、本物の癌による死亡率は高くなっている）。

さらに、1958年以前に明らかな急性の四肢麻痺はなく、慢性疲労、筋肉痛、筋力低下、筋肉疲労（注射部位だけの麻痺も含む）、呼吸不全（呼吸筋の麻痺）、呼吸不全による睡眠障害（日中の眠気）などを呈するポリオをポリオの亜型として「非麻痺性ポリオ（non-paralytic poliomyelitis）」と診断していました。これらは、特にポリオ診断のガイドラインが変更になってからは、前述した他の難病として再カテゴリー化されています。

そしてポリオを発症してから、20～40年後にも徐々に筋力低下、全身疲労、筋肉痛、関節痛、呼吸不全や寒冷耐性の低下などを引き起こすことが明らかになりました。このように他に明らかな原因がなく、ポリオ発症の症状寛解から最低でも15年以降に起こる症状をポリオ後遺症（post-polio syndrome, ＰＰＳ）と呼んでいます【143・144・145・146】。

ポリオはこのように急性弛緩性麻痺（ＡＦＰ）を呈するさまざまな他の疾患に名前を変えて

まだ存在しています。そして、急性弛緩性麻痺（AFP）のケースでポリオウイルスが同定できない事実は、ポリオがウイルスによって引き起こされているという仮説を否定するものです。このポリオのときと同じく、新型コロナウイルス感染症に対する遺伝子ワクチンの効果を喧伝《けんでん》するために、PCR検査を操作するか、診断基準を厳しくして、新型コロナウイルス感染症数を減らすでしょう。

■ワクチン接種者が感染源になる！

天然痘ワクチンを接種した人から、天然痘が他人に感染する現象が知られていたため、すでに〝免疫抑制〟状態にある人は、天然痘ワクチンを接種した人（vaccinees）に近づいてはいけないと警告されていました【147】。

天然痘ワクチン接種者と触れ合うと、皮膚の発疹（eczema vaccinatum）が出ることが報告されています【148】。ちなみに、現在使用されているMMR（麻疹、おたふく風邪、風疹）に水疱瘡《みずぼうそう》ウイルスを追加した4価ワクチン（ProQuad）の接種によっても、麻疹の皮疹、風疹の皮疹および水疱瘡が発生することがワクチンの製品説明書にも記載されています【149】。

最近の麻疹のアウトブレイクでは、30〜40％が自然に感染した麻疹ウイルスではなく、ワクチンに使用した麻疹ウイルスが検出されていることが報告されています【150・151】。

ポリオについても、経口ポリオワクチン（oral poliovirus vaccine, Sabin polio vaccine）に含まれるポリオ（vaccine-associated paralytic polio）によって、ポリオのアウトブレイクが起こっています【152】。

おたふく風邪についても、米国で２００６年に６５８４名の発症者が確認されていますが、このときの全米でのおたふく風邪ワクチン2回の接種率は、87％と高率でした【153】。耳下腺炎や精巣炎を起こした症例では、全症例の唾液あるいは脳脊髄液に、おたふく風邪ワクチンのウイルス株が検出されています【154】。

腸炎による下痢を引き起こすとされるロタウイルスについても、ワクチン接種者の腸内で、生ワクチンに入っているロタウイルスが繁殖して便から排出されていることが確認されています【155・156】。オーストラリアの最近の調査では、ワクチンを接種した乳幼児の46・7～71・9％にワクチンのロタウイルスの便排出が確認されています【157・158・159】。つまり、ワクチン接種した乳幼児が感染源になり得るということです。

これらの研究では、現在のＰＣＲ検査や抗体検査では、生ワクチンに入れているロタウイルスと自然界のロタウイルスとは区別ができないと正直に述べています（実際は、ウイルスは存在せず、エクソソームに含まれる遺伝子配列をウイルスと呼んでいるだけだからです）。

ワクチン接種者は、天然痘ワクチン、麻疹ワクチン、ＭＭＲワクチンやロタウイルスワクチン接種のようにワクチンに使用されているウイルスに潜在的な感染能力があるため、むしろワクチン接種者は非接種者に感染を拡大させます。

これだけでも、感染症のアウトブレイクの原因をワクチンの未接種に被せることがいかにサイエンスではないかを物語っています（〝集団免疫〟という幻想です）。今後、さまざまなワクチンに関して、ワクチン接種が脳炎、痙攣や自己免疫疾患などの副作用だけでなく、感染症のアウトブレイクの原因にもなることを知っておいてください。

また遺伝子ワクチン（GEワクチン）に至っては、世界各国で臨床試験が開始されていますが、本当のリスクは報告されないまま、しばらくは隠匿《いんとく》されるでしょう。遺伝子ワクチン（GEワクチン）では、組み込まれた遺伝子が細胞から毒として認識され、エクソソームとして放出される可能性があります。これも〝感染〟する可能性がありますので、遺伝子ワクチン（GEワクチン）は癌や奇形を〝伝染〟させる潜在能力（宿主の糖のエネルギー代謝が低下している場合）を持っていると言えるでしょう。

■集団免疫(herd immunity)という幻想

「集団免疫（herd immunity）」という言葉を聞いたことがあるでしょうか？　集団免疫は、ある感染症に対して集団の大部分が免疫を持っていると、それらの人がバリアとなって免疫を持たない人を保護するという「病原体仮説」を前提とした〝概念〟（サイエンスではありません）です【160】。

集団免疫は、元々ワクチンの必要性を訴えるために発展した概念で、確固たるエビデンスのあるリアルサイエンスではありません【161・162】。自然に感染が集団に拡大する（かつ免疫がつく）のは難しいので、強制ワクチン接種で集団免疫（vaccine-acquired "herd immunity"）を作るべきだという誘導がなされます。

世界保健機構（ＷＨＯ）は、２０２０年6月までは、集団免疫の定義を「ワクチンあるいは感染によって、免疫がつく集団」としていました。ところが、新型コロナウイルスの遺伝子ワクチンが開始直前となった２０２０年11月には、この定義を「ワクチンによって免疫がつく集団」に変更しています。しかし、ワクチンで免疫ができるという思想自体が確固たるサイエンスではないと言うと驚かれるでしょうか？　前述しましたが、「抗体ができること＝免疫ができる」のではありません。

たとえば、麻疹《はしか》ワクチン。ワクチン接種によって終生免疫ができる訳ではありません【163・164・165】。米国では１９８０代初頭までに95％の学童が麻疹ワクチンを摂取しているにもかかわらず、１９８９～１９９０年に麻疹アウトブレイクが発生しています【166】。

２０１５年にも、米国では当時95％が麻疹ワクチンを受けたとされていましたが、麻疹のアウトブレイク（Disneyland-related measles）が起こっています【167】。さらに、中国において、99％が麻疹ワクチンを受けた集団の調査でも、麻疹のアウトブレイクが起こっています。しかも、これらの麻疹ワクチンを受けた人たちの93・6％は血液中の麻疹抗体が陽性だったのです【168】。

破傷風のワクチン接種によって高い抗体量を維持していても、重症の破傷風に罹ります【169】。このように、大多数がワクチン接種し、抗体が形成されていても、集団免疫はできていないのです。

したがって、ＣＤＣ（米国疾病予防センター）が麻疹やＭＭＲワクチンの追加接種（booster shot）をするように勧告し、毎年インフルエンザウイルスワクチンを接種させるようにしている事実こそ、その証拠（ワクチンで集団免疫ができない）を雄弁に物語っています。逆に言うと、終生免疫を作るようなものがあれば、ビッグファーマは収益を上げることができません。ところが、皮肉なことに、季節性インフルエンザワクチンのように繰り返しワクチンを接種すると、逆に抗体の産生が低下してくる現象が知られています【170・171・172・173・174・175・176】。

「自然免疫よりワクチン免疫」というのも、サイエンスではありません。実際、麻疹の研究では、自然感染のほうがワクチン感染よりも抗体量および維持期間も長く、麻疹に対する免疫が高かったのです【177・178】。本当は麻疹ウイルスの感染は存在しませんので、この結果はワクチンによって、より感染症が増加するという現象を物語っています。

そもそもワクチンによる抗体産生は「免疫獲得」を意味するものではありません【179・180】。抗体産生能力を無くした（Ｂリンパ球の機能障害）マウスにインフルエンザウイルスを感染させた実験でも、抗体がなくてもウイルスを排除できることが分かっています【181】。新型コロナウイルス感染でも、血液中の抗体量と中和活性（neutralizing activity）に相関関係が薄いことが報告されています【182】。

中和活性とは、ウイルスに特異的に抗体が結合して、感染性を低下させる能力のことを指しています。この論文では、抗体の中和活性と感染予防とは関係がないことも述べています。これは、「抗体は微生物のミサイルではなく、ちり取りである」という私の免疫理論（形態形成維持理論）に合致しています。

新型コロナウイルス感染症の臨床症状の重症度と抗体量との間の関係も認められていません【183】。重症あるいは死亡した人は、回復した人よりも早期に抗体産生しています。ＩｇＧなどの抗体はタンパク質です。糖尿病

抗体の中和活性と感染予防とは関係がない

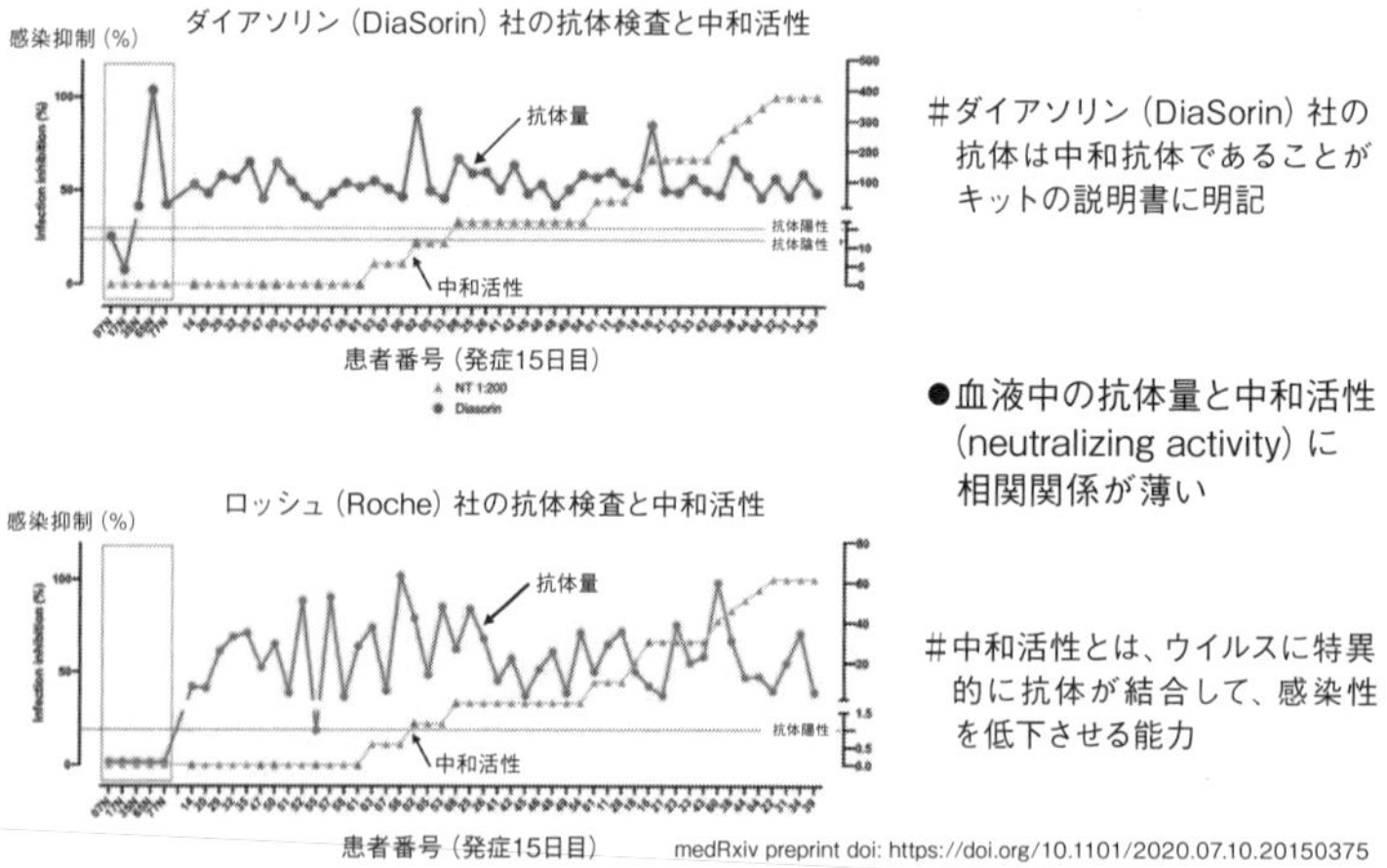

medRxiv preprint doi: https://doi.org/10.1101/2020.07.10.20150375

など感染症の重症例と同じ代謝異常を持っている場合は、この抗体そのものにメチルグリオキサール（methylglyoxal, ＭＧＯ）が結合して、抗体そのものが炎症を引き起こす原因（炎症ゴミ、immunogenic）になります【184】。メチルグリオキサール（ＭＧＯ）は、プーファ過剰の状態で、細胞内で産生される物質です（拙著『自然治癒はハチミツから』参照）。したがって、状態の悪い人が抗体というタンパク質を産生した場合、その抗体は逆に炎症を引き起こす原因となる可能性があるのです（血液中に遊離するプーファの量に依存）。

最近では、抗体（リンパ球のＢ細胞が産生）ではなく、リンパ球のＴ細胞（CD4+およびCD8+）の免疫記憶などが実際の感染予防に有益であるとする研究も発表されています。いわゆる中和抗体がなくても、Ｔ細胞（CD8+）およびマクロファージ（食細胞）があれば、致死的なインフルエンザウイルス量の感染にも完全に守られることが分かっています【185】。Ｔ細胞もＢ細胞の抗体と同じく、さまざまなウイルスと反応（多反応性、クロス反応）できるため、変異したウイルスでも対応できることが分かっています【186・187・188・189】。

つまり、一度ウイルスに感染するとＴ細胞の免疫記憶で、その後、その変異ウイルスにも対応できるのです。ワクチンは必要がないということです（ましてや繰り返し接種する必要などない）。実際に新型コロナウイルス感染症の回復者36名の血液を調べた研究でも、長期に渡って存在する免疫記憶をもったＴ細胞が認められました。さらに、過去にサーズウイルス（SARS-COV-1）に感染した23人のＴ細胞を調べると、サーズ感染17年後もサーズウイルスだけでなく、新型コロナウイルス（SARS-COV-2）にも反応できることが確認されています【190】。つまり、サーズ感染後は、免疫記憶をもったT細胞が長く存在するために、サーズ（SARS）および新型コロナウイルス感染症に罹りにくいということです。そして驚くことに、過去にサーズや新型コロナウイルスに感染していない37名の血液中の半数以上に、新型コロナウイルスの構成タンパク質に反応するT細胞が存在することも併せて報告されています。

新型コロナウイルス（SARS-CoV-2）に特異的に反応するTリンパ球（CD8+ and CD4+ T cells）は、感染回復者の血液で、〜70％（CD8+）〜100％（CD4+）の割合で認められたといいます【191】。この研究でも、非感染者にもこの新型コロナウイルス（SARS-CoV-2）に特異的に反応するTリンパ球が、40〜60％の割合で認められたという結果も併せて報告しています。ドイツの報告では、80％の非感染者に、このTリンパ球が認められています【192】。その他の研究でも、20〜50％の非感染者に、新型コロナウイルスに反応するTリンパ球が認められています【193・194・195】。新型コロナウイルスの非感染者でも、感冒を引き起こす他のコロナウイルス（HCoV-OC43, HCoV-HKU1, HCoV-NL63, or HCoV-229E）と交差反応するT細胞をすでにもっているのです【196】。

つまり、抗体（中和抗体）ではなく、T細胞記憶が〝免疫を獲得する〟ことに必要なら、ワクチンを打たなくても、すでに半分程度の人は、「新型コロナウイルス（SARS-CoV-2）に免疫がある」状態にあるということです。これは、集団免疫という概念は、自然の状態である程度形成されていることを意味します。ところが、この前提もリアルサイエンスではありません。新型コロナウイルス感染症の感染回復者と重症者を比較した研究において、重症者や死亡者の方が、むしろ抗体産生やT細胞記憶（T細胞反応性）が高いことが明らかになっているからです【197】。これは新型コロナウイルス感染症で入院した小児と成人の免疫反応を調べた研究でも確認されています【198】。成人では、小児よりも血清中の中和抗体（ウイルス感染を特異的にブロックする抗体）価や抗体依存性細胞貪食能が高いこと、およびリンパ球の反応（T細胞活性）が高いことが示されているのです。

つまり、リンパ球のT細胞の記憶（反応性）も、免疫獲得とは何の関係もないということを明示しています。ここまでは、現代医学の仮説や研究論文に従って論を進めてきました。実際は、〝免疫ができている〟というのは、糖のエネルギー代謝が高い状態を指しているのです。これは、拙著『新・免疫革命』の骨子である「食作用（phagocytosis）」が免疫と呼んでいる形態形成維持の中心であり、糖のエネルギー代謝が低い場合は、食作用の力が低下（これが本当の〝免疫抑制〟）するために、リンパ球（B細胞、T細胞）も導入されて、抗体産生（B細胞）やT細胞の活性が高くなるだけのことなのです。この〝免疫抑制〟状態が進行すると、いわゆる「サイトカインストーム」というコントロール不能の全身炎症が引き起こされます。

逆に抗体産生やT細胞が活性化している場合は、糖のエネルギー代謝が低下している〝免疫抑制〟状態そのものを示しています。糖のエネルギー代謝を低下させるエストロゲンは、実際に抗体産生を高めることが知られています【199・200・201】。拙著『新・免疫革命』でも詳述しましたが、エストロゲンは、胸腺にもダメージを与えて、炎症の場において過剰な抗体産生を促す結果、自己抗体と呼ばれる抗体（炎症で細胞が破壊される結果、自分の細胞成分を掃除するため）も結果的に大量に産生されます。したがって、エストロゲン濃度が高い女性に自己免疫疾患が多いのです。

前述したように、新型コロナウイルス感染症において、抗体産生やT細胞活性が高いほど、エストロゲンに代表されるストレスホルモンが高く、〝免疫抑制〟状態が深刻なので重症化や死亡例につながるのです。糖のエネルギー代謝が高い場合は、そもそも食作用だけで生命場をクリーンにできるので、リンパ球を導入する必要がありません。つまり、抗体やT細胞の免疫記憶などは必要ないのです。異物が入ってきたときにこの食作用がスムーズに作用するかどうかが、現代医学が〝免疫記憶〟と呼んでいる〝幻想〟の正体だったのです。

そもそも、細胞の受容体仮説（細胞の表面に特異的な受容体（レセプター）が存在するという仮説）と同じく、免疫細胞と呼ばれるものが何億とある外来の異物に対していちいち記憶を作って維持するエネルギーコストは膨大です。生命体はそのような無駄なことは一切行いません。この食作用は、糖のエネルギー代謝に依存しているため、感染症と呼ばれている病態は、すべて糖のエネルギー代謝次第ということになります。現代医学が、脳のサイエンス（ニューロサイエンス）のこれもまた勘違いである「記憶」という概念（サイエンスではない）を持ち込んで、幻想を組み立てて複雑に再構築したものが「免疫学」と呼ばれているフェイクサイエンス（pseudoscience）なのです。

したがって、このような免疫学というフェイクサイエンスに基づいて設計されたワクチンを、これもまたフェイクサイエンスである〝集団免疫〟を持ち出して強制することは無理筋であることをリアルサイエンスは物語っています。もっと正確に言うと、集団免疫という現象は、ワクチン強制のために創造された〝ファンタジー〟にすぎないのです。

■集団免疫という概念から見たワクチン

仮に集団免疫というものが存在すると仮定しましょう。集団免疫が成立するには、大前提となる条件があります。それは、ヒトからヒトへ直接感染する感染症に限られるということです。これは、ヒトが唯一のあるいは重要な保菌者の動物であることを意味します。たとえば、土壌菌に存在する破傷風菌やコウモリなどに存在するとされている狂犬病ウイルスなどによる感染症（人畜共通感染症、zoonotic infection）には、集団免疫は成立しません。

新型コロナウイルス感染症に関しても、コウモリ、豚、ヘビ、マレーセンザンコウなどが保菌者であることが当初報告され、これらの保菌者（中間宿主〈intermediate hosts〉と呼ばれる）、とくにコウモリからヒトに感染したという推測がなされていました【202】。しかし、いまだにヒトが重要な保菌者なのか定かではありませんし、ヒト－ヒトにダイレクトに感染しているという確たるエビデンスもまだ提供されていません（ウイルスが単離されていない）。ヒトからペットの猫や犬に感染することは報告されていますが（これもウイルスが単離された訳ではなく、中和抗体が陽性になっただけです）【203・204】。そして、新型コロナウイルスの感染性の指標であるウイルス粒子表面のスパイクタンパク質と結合するアンジオテンシン変換酵素2（ACE2）受容体のアミノ酸組成を多種類の動物で調べた結果、サル、ゴリラ、チンパンジー、オランウータン、ボノボのような類人猿だけでなく、クジラ、イルカ、鹿、ラット、ハムスターまでヒトと類似の組成のため、高い確率でヒトから感染することが予想されています【205】。さらに、ヤギ、羊、

集団免疫という概念が成立する条件

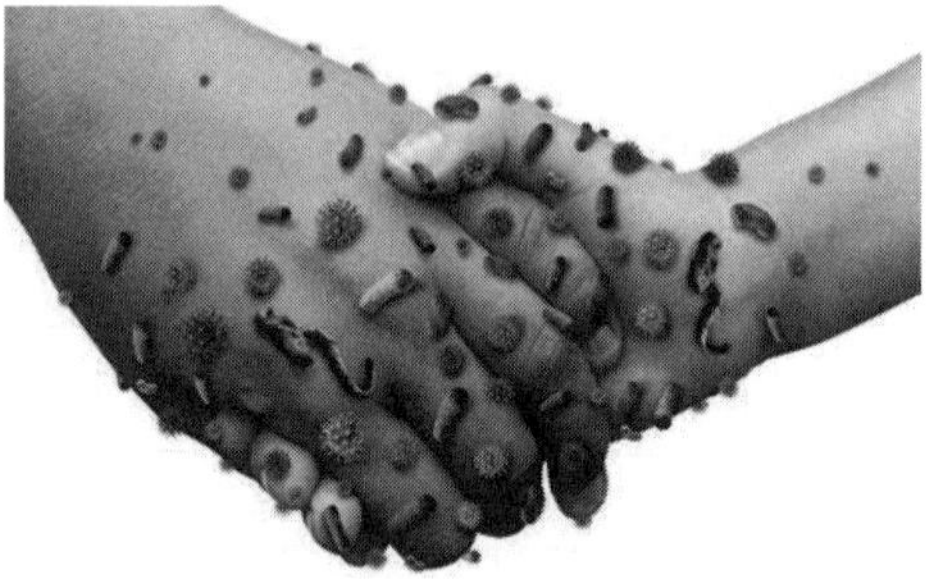

- ●ヒトからヒトへ直接感染する感染症に限られる
- ●ヒトが唯一のあるいは重要な保菌者の動物であること

レパード、キリン、カバ、ウサギ、トラ、リスなどもアミノ酸組成が似通っているため、感染の確率が高いとしています。少なくとも、新型コロナウイルス感染症は、狂犬病と同じ明確な人畜共通感染症であるならば、私たち全人口への強制ワクチン接種で集団免疫は達成できないはずです。野生動物全般にワクチン接種する必要があるからです。

さて、集団免疫という概念から見ると、ワクチンの効果というものが非常に重要になります。ワクチンの効果が薄いほど、ワクチンの接種者を増やさないと、集団免疫はできないという理屈になります。つまり、ワクチンの効果とワクチンの接種率は逆相関関係にあるといえます。しかも、百日咳ワクチンで報告されているように、症状の悪化を少し低下させても、感染予防効果のないワクチンも存

人畜共通感染症には集団免疫は成立しない

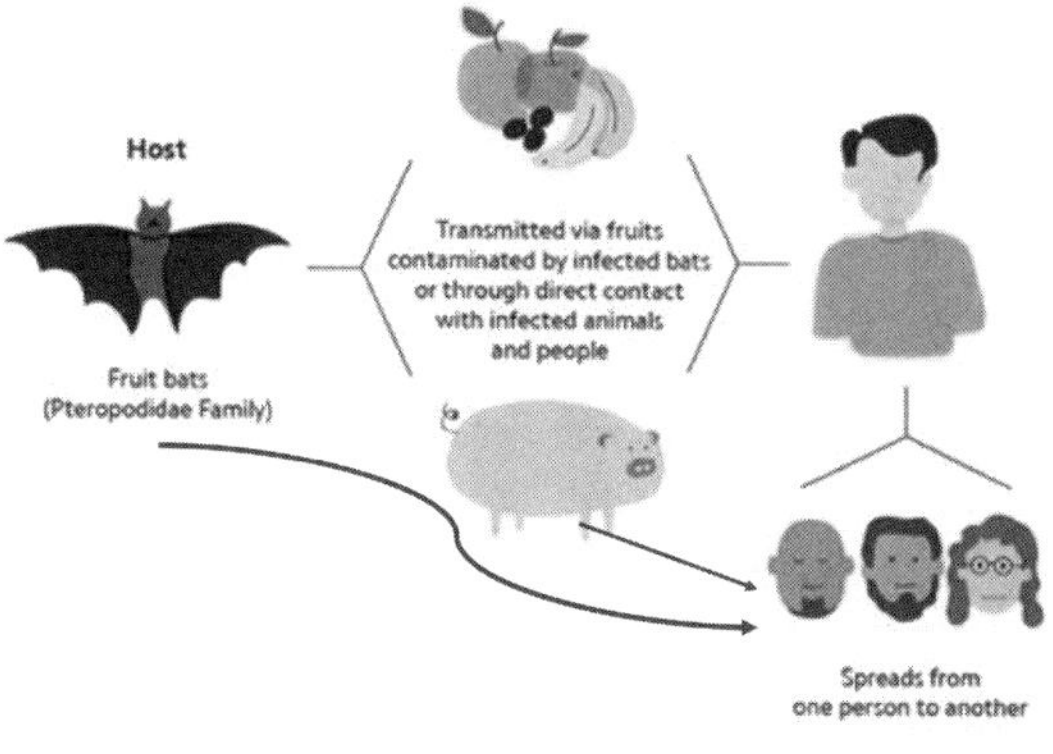

土壌菌に存在する破傷風菌やコウモリなどに存在するとされている狂犬病ウイルスなどの感染症（人畜共通感染症、zoonotic infection）には、集団免疫は成立しない。宿主になるすべての動物にワクチンを打たなければならないことになる。

在しています【206】。

ワクチンの効果を確かめる質の高い研究（ランダム化比較（標準）試験（RCT：Randomized Controlled Trial））がほとんどなされていないため、集団免疫という概念を持ち出すとさらにワクチン接種率が算出できないということになります。新型コロナウイルスに対するワクチンの効果も分かっていないので、集団免疫を得るために、どのくらいの人口にワクチン接種をすれば良いのかもまるで見当がつけようがないのです。

集団免疫を数値で概算するには、基本再生産数（basic reproduction number, R0）という指数を使います。この指数（R0）は、1人の感染者が、感染力を失うまでに何人の未感染者に感染させるかの指標です。集団免疫を獲得するため、つまり感染症が効力をなく

集団免疫という概念から見ると、ワクチンの効果というものが非常に重要

集団免疫という概念から見ると、ワクチンの効果というものが非常に重要。ワクチンの効果が薄いほど、ワクチンの接種者を増やさないと、集団免疫はできない。
つまり、ワクチンの効果とワクチンの接種率は逆相関関係にある。

ワクチンの効果を確かめる質の高い（ランダム化比較（標準）試験（RCT：Randomized Controlled Trial））がほとんどなされていないため、集団免疫という概念を持ち出すとさらにワクチン接種率が算出できない。

新型コロナウイルスに対するワクチンの効果も分かっていないので、集団免疫を得るために、どのくらいの人口にワクチン接種をすれば良いのかもまるで見当がつけようがない。

⬇

集団免疫を持ち出して強制接種というエビデンスなし

すためには、（1－1/R0）の割合の人口がワクチンで免疫を獲得する必要があるとされています【207】。

仮にワクチンの効果が分かっているとした場合、感染のリスクが高いグループにワクチンをしなければ、集団免疫ができません。感染のリスクが高いグループとは、糖尿病などの慢性炎症疾患のある人やステロイド、オメガ3などの免疫抑制剤の常用者などのことを指します（つまり、糖のエネルギー代謝が低下している人）。たとえば、このような感染のリスクの高い人は、平均4人に感染させるとしましょう。この場合、（1－1/4＝0.75）となり、高リスクの人の75％にワクチンを接種しないと集団免疫はできません。

その一方で、健康な感染リスクの低い人たちは、たとえば感染しても、平均1人にしか感染させないとします。この場合は、（1－1/1＝0）となり、このような低リスクの人には、集団免疫を獲得するのに、0％のワクチン接種、つまりワクチンは必要がないということになるのです。

新型コロナウイルス感染症に関しては、感染は高齢者が中心で、乳幼児～若年者、とくに健康な状態の人にはほとんど感染しません。子供に感染が確かめられた（ただしPCR検査）例でも、成人よりも無症状あるいは軽症が大半です【208・209・210】。この場合、集団免疫を得るのに、低リスクである乳幼児～若年者にワクチン接種する必要はないのです。

これではまずいということで、アンソニー・ファウチが率いる米国国立アレルギー感染病研究所（National Institute of Allergy and Infectious Diseases）の資金提供の研究論文が２０２０年７月に発表されました【211】。その内容は、「無症状の５歳以下の子供でも新型コロナウイルス量は、成人よりも多い」という目を疑うものでした。この結論から、子供も感染源になる可能性があるという誘導でしたが、本当でしょうか？

生後１ヶ月～65歳までの１４５人の鼻咽頭から採取した検体をＰＣＲにかけて、陽性だったものを検討しただけの研究です。５歳以下、５～17歳、18～65歳の３つのグループに分けて、ウイルス量（viral load）を調べたといいます。本当にウイルス量を調べられるのでしょうか？

ウイルス量と聞くと、素人でも「血液中に循環しているウイルス粒子の量」を思い浮かべるはずです。しかし、ウイルス量を測定するのに、この研究が用いたのは、ＰＣＲ検査のみ。どのようなＰＣＲキットを使用したのかを調べると、アボット社の Abbott Real Time SARS-CoV-2 assay というものでした。

このキットの説明書にも書いているとおり、ウイルスがあるかないかを調べるもの（qualitative detection）であって、決してウイルス量（quantitative detection）を測定できるものではありません【212】。ＰＣＲでは基本的にウイルス量は調べられません。これは当然です。ＰＣＲ検査は、前述したように遺伝子の断片の数を増幅する機械であって、ウイルス粒子そのものを検出しているものではありません。

そこで、この研究は一捻りして、ＰＣＲの増幅サイクル数（Amplification Cycle Threshold（CT）Values）に着目しています。５歳以下の子供は、５～17歳および成人の18～65歳のグループよりも、有意にＰＣＲのサイクル数が少なくて陽性になったとしています（グラフだけを見ると、ほとんど変わらないように見える）。

これだけをもって、５歳以下の子供は、成人よりも無症状でもウイルス量が多いという結論まで飛躍しています。しかし、これはＰＣＲで増幅する遺伝子の断片とウイルス粒子の量とは関係ないこと、及びＰＣＲ陽性と感染性との間にも関係性がないという基本的なサイエンスが〝意図的〟に無視されています。

このようにフェイクにフェイクを重ねて、どうしても全人口にワクチン強制接種をしたい意図がありありと見えます。ちなみに、この論文の資金提供者は、前述したようにあのアンソニー・ファウチが所長を務める国立アレルギー感染病研究所（National Institute of Allergy and Infectious Diseases）です。しかも、研究者たちは、メルク、ロッシュ、アストロゼネカ、アステラス、アボット社などのビッグファーマから助成金をもらっていることが開示されています。これで５歳以下の子供や若者がワクチンを強制される根拠が完全に崩れました。

最新の研究（資金提供先を明らかにしていない利害相反の論文）でも、子供や若者に対するワクチン接種の根拠のなさを認めた上で、なおかつ若年者もワクチン接種で利益を受ける可能性があると苦し紛れの記述をしています【213】。全人口にワクチン強制接種をする目的で持ち出した集団免疫という概念を用いると、逆に全人口には強制接種しなくてよいという理屈になるのです。このように嘘に嘘を上塗りすると辻褄が合わなくなるというのが、フェイクサイエンスの結末なのです。

　さらに興味深いのが、全人口あるいは高リスクや低リスクに分けずにランダムにワクチン接種した場合と自然感染した場合の集団免疫を獲得する割合が大幅に異なってくるというエビデンスです。新型コロナウイルス感染症の基本再生産数（R0）は、1・90〜6・49としています【214】。つまり、1人の感染者が約2人〜6・5人に感染させるということです（もちろん確たるエビデンスはありません）。仮にそれが正しいとすると、約50％（1－1/2）〜85％（1－1/6.5）の人口にワクチン接種が必要という計算になります。こ

仮に集団免疫というものがあると仮定しても、
ワクチンより自然感染のほうが有効

新型コロナウイルス感染症の基本再生産数（R0）は、1.90〜6.49としている。
つまり、一人の感染者が約2人〜6.5人に感染させるということ（もちろん確たるエビデンスはない）

J Prev Med Public Health. 2020 May; 53(3): 151-157

↓

仮にそれが正しいとすると、約50％（1−1/2）〜85％（1−1/6.5）の
人口にワクチン接種が必要という計算になる

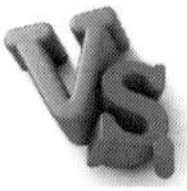

新型コロナウイルス感染症が自然感染した場合の、集団免疫の割合を計算した研究では、全人口に対して10〜20％が免疫を持つと集団免疫が成立する

medRxiv preprint doi: https://doi.org/10.1101/2020.07.23.20160762.this version posted July 24, 2020

↓

仮に新型コロナウイルス感染症が存在するとしても、自然感染させたほうが早く集団免疫を獲得できる。もっとも、ワクチンの効果も分かっていないので、人口の50％〜85％に接種したところで、集団免疫が確立できるかどうかなど誰も証明できない

の数値を用いて、全人口接種を強制しようとしているのです。

さて、新型コロナウイルス感染症が自然感染した場合の、集団免疫の割合を計算した研究では、全人口に対して15～25%が免疫を持つと集団免疫が成立することを明確に示しています【215・216】。仮に新型コロナウイルス感染症が存在するとしても、自然感染させたほうが早く集団免疫を獲得できるのです。もっとも、ワクチンの効果も分かっていないので、人口の50～85%に接種したところで、集団免疫が確立できるかどうかなど誰も証明できないのです。

季節性インフルエンザウイルスに対する毎年のワクチン接種でも、集団免疫が獲得できずに、高齢者や慢性病を抱えた人たちの感染を防ぐことはできていません【217】。その他、イヘモフィルス・インフルエンザB型菌、肺炎球菌、ロタウイルスに対するワクチンによっても十分な集団免疫ができていないことも報告されています【218】。

そもそも集団免疫を語るのに、大前提となるウイルス感染の基本再生産数（R0）は、ウイルスが単離されていないことからも恣意的なものであり、架空の数値でしかありません。しかもワクチンの効果も確たるエビデンスがないため、集団免疫という概念を持ち出しても、その概念さえ算出できないという滑稽なことになっているのです。

■リークワクチン仮説(leak vaccine hypothesis)

接種者が感染源になるメカニズムの一つに「リークワクチン仮説(leak vaccine hypothesis, imperfect-vaccine hypothesis)」があります【219】。外来の病原体が私たちに感染してそれを拡大させていくには、感染した宿主を殺してしまっては意味がありません。特にウイルスという存在は、他の生きている生命体に依存しなければ増殖も感染もできません。したがって、本来は病原性が高いものは、宿主をすぐに重症化させて殺してしまうために拡大することがないのです(感染が流行しない)。インフルエンザや新型コロナウイルスのようにパンデミックと叫ばれるためには、感染した大半に軽い感冒症状程度しか引き起こさないということ、つまり病原性が低いことが大前提になります。

感染が流行するのは、病原性が低いものですから、放置しておいて問題はありません。ところが、ここにワクチンという人工操作が入ることによって病原性の低いものが高いものに変わってしまうという現象を説明する仮説を「リークワクチン仮説(leak vaccine hypothesis)」といいます【220】。この現代医学の仮説では、ワクチン接種した者は、感染しても症状が出ないため、病原体が長く共存する可能性があるといいます。ワクチンが完全に感染伝播をブロックできない場合(「リークワクチン(leak vaccine)」という)、この共存の過程で、病原性の低いものが病原性の高いものに変異すると、今度はワクチンを接種していない者に病原性の高いものを感染させます。ニワトリのヘルペスウイルス感染症にマレック病（Marek's disease）があります。この病態は、元々は高齢のニワトリの神経系にダメージを与えて麻痺を生じさせる程度のものでした。しかし、1970年頃からワクチンが開発されて、新しいワクチンの接種に伴って、若年のニワトリにも発生するだけでなく、急性の皮膚炎やリンパ腫などの腫瘍も発生させるなどよりアグレッシブに変化しています【221・222】。現在では、ワクチン未接種のブロイラーのニワトリに感染すると100%近い致死率をもつものに変化したのです。

　ワクチン接種によって、死亡は免れたものの、体内で共生しているウイルスがより病原

ワクチン接種によってより病原性の高いウイルスが出現する

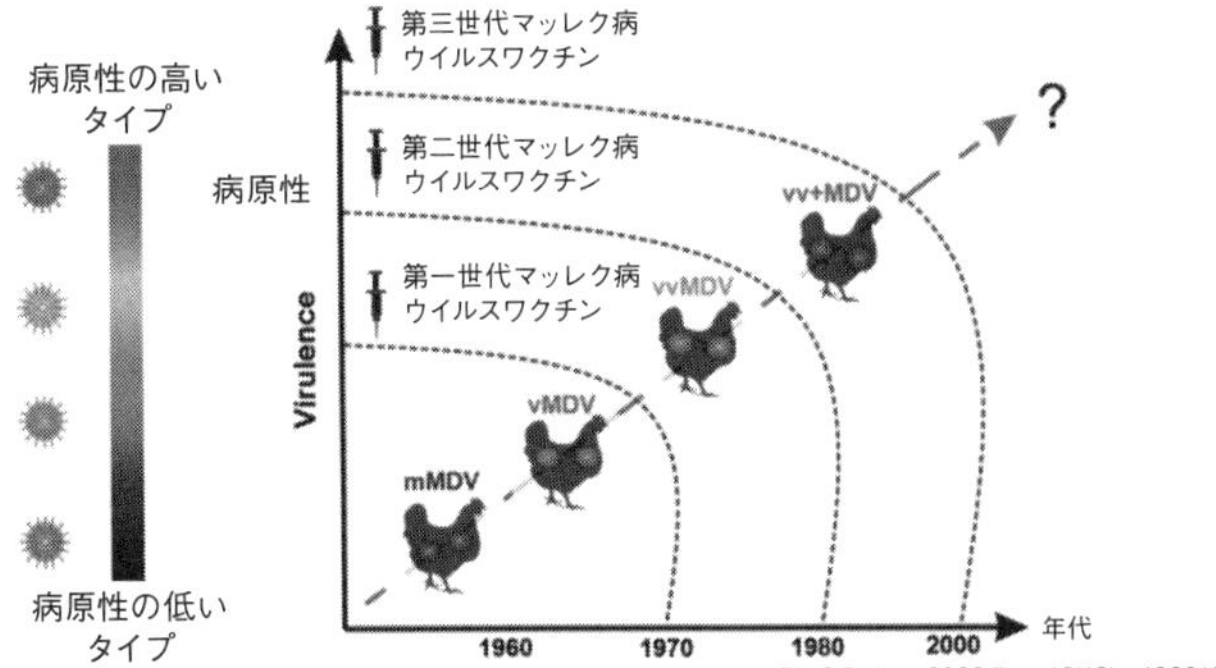

PLoS Pathog. 2020 Dec; 16(12): e1009104

ニワトリのヘルペスウイルス感染症のマレック病（Marek's disease）は、元々は高齢のニワトリの神経系にダメージを与えて麻痺を生じさせるものだった。しかし、1970年頃からワクチンが開発されて、新しいワクチンの接種に伴って、若年のニワトリにも発生するだけでなく、急性の皮膚炎やリンパ腫などの腫瘍も発生させるなどより病原性が高いウイルスに変化して行った。

性が高いものに変異して環境中に放出されたというメカニズムが提唱されています【223・224・225・226・227・228】。実際に、2020年にマレック病ヘルペスウイルスを調べた研究では、ウイルスに数カ所の遺伝子変異が見つかり、これが病原性を高めていることが確認されています【229】。このように、リークワクチン仮説にのっとれば、ワクチンが接種した者をすぐに死亡させずに感染を予防できないものであれば、ワクチン接種者の体内にはより病原性が高いものが増殖し、それが拡大する危険性があるということです。

しかし、この仮説にはやはり矛盾があります。それは、ワクチン接種者により高い病原性をもつ病原体が増殖すれば、それはワクチン接種者にも影響が出るはずです。体内で変異して病原性が高まるほど、ワクチン接種者が死亡するリスクは高くなるからです。この現象はリアルサイエンスで十分説明がつきます。まず、ワクチン接種では、必ず免疫抑制が起こります（これはワクチンの中に、ホルムアルデヒドや重金属など白血球の作用を低下させる物質がたくさん混入されているからです）。免疫抑制とは、体内のゴミ（異物）が処理できずに、体内でそれが持続的に炎症を引き起こす状態を言います（拙著『新・免疫革命』参照）。免疫抑制がかかると、通常は処理されるゴミ（この場合は変異した遺伝子の破片）がそのまま環境中に排出されます。今回のニワトリを例にとると、ブロイラーはストレスフルな環境に置かれて、ただでさえも免疫抑制状態になっています。ワクチン接種されたニワトリは、体内に処理できないゴミ（ウイルスと呼んでいる遺伝子の破片）が蓄積し、環境中にゴミを放出しますが、それを吸ったり、消化管から吸収したりした他のブロイラーも元々免疫抑制状態なので体内でゴミを処理することができません。

これが体内で炎症ゴミとなり、激しい炎症が起こる結果、自己免疫疾患やガンへと変化していくのです。ブロイラーのような免疫抑制を起こす環境では、ワクチンを導入しなくても、遺伝子の破片が変異を起こしたものが、ストレスフルなニワトリから放出され、それを吸収した他のニワトリも体内に炎症を引き起こします。毒性の強いワクチンは、この過程をさらに加速する役割をしているのです。これが、現代医学を悩ませている「リークワクチン仮説」のメカニズムなのです。

新型コロナウイルスに対する遺伝子ワクチンは、これまでの臨床試験の結果からは、感染を完全に防ぐことはないことが明らかになっています。したがって、「リークワクチン仮説」のメカニズムの観点からも、さらに病原性の高い変異遺伝子の感染を拡大する可能性があります。

■ワクチンとウイルス干渉(virus interference)

1個の細胞に複数のウイルスが感染したときに、一方あるいはその両方の増殖が抑制される現象があるとされています。現代医学では、これを「ウイルス干渉（virus interference）」と呼んでいます。ウイルス感染がワクチンにも影響を与えることが以前より報告されています【230】。

そして、その逆にワクチンによってもこのウイルス干渉（vaccine derived virus interference）が起こることが報告されています【231】。

インフルエンザウイルスワクチンによって、コロナウイルスやヒトメタ肺炎ウイルス（human metapneumovirus）は、むしろ感染率が高まるのです。子供のインフルエンザワクチンを投与したランダム化コントロール試験（RCT）では、ワクチン投与した場合、コロナウイルスを含むインフルエンザウイルス以外のウイルス感染による急性呼吸器症状が5倍に跳ね上がることが報告されています【232・233】。中国やイタリアで新型コロナウイルス感染症（COIVD-19）という病態が集中したのは、このインフルエンザワクチンの高い接種率も一つの要因になっています。

■ワクチン医学論文はなぜ真実を反映していないのか？

臨床研究においては、最も信頼性が高いのは、新型コロナウイルスのところで後述する〝前向き〟（将来に渡って）のもので、「ランダム化二重盲検比較試験（randamized double blind controlled clinical trial, RCT）」と呼ばれるものです。ランダム化比較試験とは、研究の対象となる人を、複数のグループにランダムに分ける研究の手法です。ランダム化比較試験では、「ワクチン接種群（治療群）」と「生理食塩水接種群（対照群）」に分けて、比較研究を行います。

また、結果に影響を与えるバイアス（偏り、偏見）を排除するために、医師（観察者）からも被験者（臨床実験参加者）からも「誰がワクチンを接種して、誰がワクチンを接種していないか」を不明にして行う方法が二重盲検（double blind）です。プラセボ効果（実験参加者の主観が与える影響）や観察者バイアスの影響を防ぐ意味があります。この２つを組み合わせたものが、臨床試験では最もエビデンスレベルが高いとされる「ランダム化二重盲検比較試験（RCT）」です。

しかし、現代医学のワクチンの効果あるいは副作用を調べる手法は、ほとんどが過去のデータ解析です。これを〝後ろ向き〟（過去に遡る）の疫学研究と言います。また、一部に前向きの観察研究（observational studies）がありますが、これもランダム化、二重盲検、コントロール比較などを行えません。したがって、従来のワクチン研究のエビデンスレベルは、残念ながら信頼性が高いとはいえないのです。臨床現場で働く医師たちの大半は、自分たちの専門領域以外には勉強する時間がなく、医学統計のことは理解していません。医師たちは、ただ一流の医学雑誌に掲載されているというだけで（もっとひどい場合は、権威とされる専門家が主張しているというだけで）簡単に洗脳されてしまいます。

それでは、このワクチン研究がいかにフェイクサイエンスであるかを具体的に述べていきましょう。

まず、ワクチンの後ろ向きあるいは観察研究の解析によって分かることは、「相関関係（association, correlation）」と呼ばれるものです。

たとえばA→B、そしてA→Cという因果関係がある事象を想定してみましょう。

今年は非常に日差しが強く、暑い夏（A）であったとします。日差しが強いと日焼け（B）しますね。また暑い夏には、冷たいアイスクリームがよく売れます（C）。このとき、日焼け（B）とアイスクリームの売り上げ（C）はいずれも同じ時期に上昇していますので、これを相関関係といいます。しかし、日焼けが原因でアイスクリームの売り上げが伸びることはありません（暑いことが原因）。また、アイスクリームの売り上げが伸びることで日焼けするのではありません。つまり、日焼けとアイスクリームの売り上げは因果関係にはなく、たまたま日差しが強くて暑い夏であったという共通の原因（A）から起きた別々の事象です。しかし、ワクチン研究（他の医薬品の研究も）では、B→C、あるいはC→Bと因果関係に結論しているのです。

ワクチン研究において、相関関係を因果関係と誤って解釈している例に、ワクチンによる副作用の発生の研究があります。たとえば水銀やアルミニウムを含むワクチンと自閉症の発生を調べた研究では、そこに相関関係がないという結果がいくつか報告されています【234・235】。これをもって、ワクチンでは自閉症は起きないという因果関係に結論づけています。これらの研究の対象とした母集団においては、たまたま相関関係がなかったということを示すだけで、因果関係がないということを証明した研究ではありません（後ろ向き研究や観察研究では、因果関係を証明することができない)。

ワクチンなどの臨床試験に参加する人たちは、健康に自信がある人や健康に気を配っている人が多い傾向があります。ワクチンを接種して副作用が出た人たちは、それ以降のワクチン接種を拒みます。そのため、ワクチン接種者のグループは、ワクチン接種しても副作用が出なかった健康度の高い(=糖のエネルギー代謝が高い)人たちが集まる傾向があるのです(これを「healthy user bias」といいます)。このような偏りのある集団とワクチン接種で過去に副作用が出ていたり、健康度が低いためにワクチン臨床試験に参加できなかった集団では、そもそもベースとなる健康度(糖のエネルギー代謝の高さ)が違うために、比較対象にならないのです【236】。このベースの違う母集団同士で、ワクチン接種によって自閉症の発症に差がない(相関がない)という相関関係が出たとしても、それはワクチンよって自閉症は発症しないということを証明するものではありません。

その次にワクチン研究で問題になるのが、結果に影響を与えるさまざまな要因(交絡因子、confounding factor)を過度に除外していることです。例えば、ワクチンと自閉症の関係を調べる研究では、自閉症の発症には、出生時体重、出産時月齢、母親の収入や母親の年齢といった因子は、ワクチンと相乗効果で影響を与えます。ワクチン論文に見られるように、ワクチンと相乗作用するリスク因子まで除外してしまうと、ワクチンの副作用事象がかなり矮小化されてしまいます。これは、「過調整バイアス(overadjustment bias)」と呼ばれている統計学のバイアスです。疫学的調査では、多数の独立した交絡因子を除外しなければなりませんが、相互関係のある因子まで独立したものとして除外する過ちが、妊婦へのワクチン投与と自閉症の関係を研究した論文でも起こっていることが指摘されています【237】。

最後に、過去のワクチン研究をまとめて解析（メタ解析、meta-analysis）したシステマティック・レヴュー（systematic review）という論文があります。このワクチン研究においては、故意に自分たちの都合のよい研究結果だけを取りまとめた解析を行うという工作がなされています。この偏り（バイアス）の原因になる行為を「サクランボ摘み（cherry-picking）」と呼びます。２００４年の米国医学研究所（Institute of Medicine, ＩＯＭ）の報告では、ワクチンで自閉症は起こらないという結論を出しています【238】。しかし、この報告書（システマティック・レヴュー）は、水銀やアルミニウムを含むワクチンが自閉症を引き起こすという重要な研究論文【239・240・241・242】はすべて除外しているのです。このように、ワクチンで副作用（有害事象）は増加しないという現代医学の主張は、統計のまやかしが基礎になっているのです。

■ワクチンの効果も数字のマジック

日本の子宮頸がんワクチン（以下ＨＰＶワクチンと表現）の有効性に関する疫学的調査が報告されています【243】。この論文を題材にして、ワクチンの真の効果を見ていきましょう。

全国の31自治体が２０１３～２０１７年度に行った子宮頸がん検診受診者（20～24歳）のデータを基に検討しています。日本人女性における子宮頸部細胞診異常および子宮頸部上皮内腫瘍（cervical intraepithelial neoplasia, ＣＩＮ）に対するＨＰＶワクチンの有効性の評価を後向き（過去のデータを解析しただけです）に検討した「ケース・コントロール研究（case-control study）」と呼ばれるもので、エビデンスレベルは低いものです。

この研究の結果は、前がん病変とされている炎症性変化（ＣＩＮ１～２）では、ワクチンの予防効果があったとしています。初期の限局がん（ＣＩＮ３）や子宮頸がんでは、予防効果がなかったとしています。ちなみに、前述したように〝前がん病変〟とされている炎症性変化（ＣＩＮ１～２）は、がんになる確率はほぼゼロです（現代医学の前がん病変ががんにステップバイステップで発展するというモデルは間違い（拙著『ガンは安心させてあげなさい』参照）。いったい何のためのワクチンなのでしょうか？

しかし、この論文では、「ＨＰＶワクチン接種希望がゼロに近づいているが、若い女性で子宮頸がんは増加しているので、ワクチンを接種すべき」という〝トンデモ〟の結論になっています。早速論文のデータを元に計算してみました。今回のデータからは、ワクチンを接種していない人で子宮頸がんの発症率は、０・０１６％です。１万人に１人ですから、ワクチンをしなくてもほとんど発症しません。

この論文では、何をもって前がん病変とされている炎症性変化（ＣＩＮ１～２）のＨＰＶワクチンに効果があるとしているのか？　やはり、ワクチン論文の定番である数字のマジックがこの論文でも使用されています。前がん病変とされている炎症性変化の最も軽度なもの（CIN1）では、本当のワクチンの効果である「絶対リスク減少率（ARR）」は、たった2・8％（8.8－6.0）しかありません。しかし、ワクチン論文でワクチンの効果と謳っている計算式（この論文の場合は、「1―オッズ比」）では、58・5％の効果となるのです。「ワクチンをしても2・8％しかリスクが低下しない」と言われるのと、「ワクチンをすれば、58・5％の効果」と言われるのとでは、受け手側の印象に大きな違いがあります。

初期の限局がん（CIN3）では、本当のワクチンの効果である「絶対リスク減少率（ARR）」は、たった0・39％（0.51－0.12）です。ワクチンを接種してもしなくても差はないに等しいです。しかし、ワクチン論文の定番のマジックでは、ワクチン効果は、なんと74・8％になるのです。ワクチンの効果というものは、実際にどれだけ感染症を防いだかという「絶対リスク減少率（ARR）」で測らないといけません。

これを分かりやすく説明すると、以下のようになります。Aさんが、地上から50㎝、Bさんは、100㎝ジャンプできたとします。ワクチン論文である数字のマジック（相対リスク比やオッズ比から計算）では、「AさんはBさんの半分ジャンプした」という表現になります。これを本当のワクチンの効果を表す「絶対リスク減少率（ARR）」で表現すると、「Aさんが、地上から50㎝ジャンプした。しかし、Bさんは、100㎝ジャンプしたので、その差は50㎝。」

になります。「絶対リスク減少率（ARR）」は、より正確な情報になっていることが何となく摑めたでしょうか。

数字のマジックでは、ワクチン接種群とコントロール群（生理食塩水）での発症の比しか見ていないので、実際のワクチン接種群あるいはコントロール群全体の発症率が分かりません。新型コロナウイルス遺伝子ワクチンの臨床試験のように、極めて発症率が低い場合は、特にこのワクチン接種群とコントロール群の比（相対リスク比やオッズ比）をもってワクチンの効果とするのは、まったく意味をなさないのです。これが、ファイザー、モデナ、アストラゼネカなどが90％以上の効果があると喧伝する数字のマジックの正体です。

実際にどれだけワクチンで予防できたのかを計算するには、「絶対リスク減少率（ARR）」を指標としなければならないこと。そして、コントロール群には生理食塩水以外のもの（アジュバントやナノ粒子）を混ぜないことが大前提です（今回の後ろ向きの調査では、コントロール群はワクチンも生理食塩水のいずれも接種していない人を選定）。

この観点から、ファイザーの新型コロナウイルス遺伝子ワクチンを再検討してみましょう。ファイザーの新型コロナ遺伝子ワクチン接種開始後すぐに、米国でもイギリスに引き続きまたアナフィラキシーショックの症例が出ました【244】。２０２０年12月10日に公開されたファイザーの遺伝子ワクチンのプロトコール【245】は非常に分かりにくいものですが、何度か目を通すうちに、興味深いことが分かりました。

この臨床試験（フェーズ2／3）で人体実験の参加者として除外している基準を設定しています。その中で、今回早速アレルギー反応が起こった人を解析レポートから除外しているのです。もちろん、現代人の大半を占める免疫抑制状態にある人や自己免疫疾患の人も除外しています。慢性疾患の既往のある人でも、状態の落ち着いた人のみを対象としていると書いてあります（要は副作用が起こりにくい健康人を慎重に選んだということ）。

つまり、アレルギーを引き起こしやすい状態にある一般の現代人に対しての臨床試験は行なっていない（行なっていても解析から除外している）ということです。まさに私たちで人体実験をするということですね。

さらに興味深いのは、避妊している女性を対象外にしていることでした。その項目を詳細に見ると、あらゆる避妊法をしている人を対象外としていました。避妊はエストロゲン投与がメインです（合成プロゲステロンというコルチゾール作用する化学薬品も投与している場合がある）。エストロゲン投与が、アナフィラキシーショックや自己免疫疾患など激しい炎症を引き起こすことを製薬会社は知っているのです。

この分かりにくいファイザーのレポートは、『ニューイングランド・ジャーナル・オブ・メディスン』誌にも発表されています【246】。この論文でもよく見ないと分かりづらいのですが、最も知りたい高齢者がどのくらい含まれているかというところが理解できました（故意に年齢構成を明確に書いていないことがすぐに分かります）。65～75歳の臨床試験参加者が全体の0・2

％。75歳以上の臨床試験参加者は、全体のたった０・０４％。高齢者も入れていると謳っていたファイザーの臨床試験の大半はやはり、若年健康人だったことが再確認できます。

副作用は、全身疲労や頭痛といった急性の全身症状は、半数以上が経験しています（特に２回目の接種後）。しかし、ここでも不思議なことに生理食塩水だけのコントロール群にも注射局所の痛み、腫れや発赤が出たものがあっただけでなく、全身疲労や頭痛といった副作用が20％程度出現していることです。これは生理食塩水に毒物を混ぜている証拠といえるでしょう。純粋な生理食塩水だけのコントロール群とは考えにくいということです。

そして肝心の95％のワクチンの効果（相対リスク比で算出）という数字のマジックについて見ていきましょう。前述したように、真のワクチンの効果の測定指標は、「絶対リスク減少率（ＡＲＲ）」を用います。今回のデータから「絶対リスク減少率（ＡＲＲ）」を割り出すと、０・795％（0.84 − 0.045）の感染予防効果しかありません。もちろん新型コロナ感染もＰＣＲを用いているので、この値でもまだ高いくらいです。つまり、いくら化粧しても感染のリスクをたった０・８％の割合しか減らすことができないというのが、この遺伝子ワクチンの実態なのです。

「０・８％の割合しか減らすことができない」と「95％の効果」では、まったく正反対の結果のように聞こえますが、いずれも同じデータから計算した値です。ワクチン論文は、すべてこの数字のマジックを用いていますから、「人類史において、ワクチンが感染予防に寄与してきた」というのは、虚言あるいは戯言《たわごと》に過ぎないということを今回のファイザーの遺伝子ワクチンの結果が雄弁に物語っています。

第3章

インフルエンザワクチンはほとんど効かない

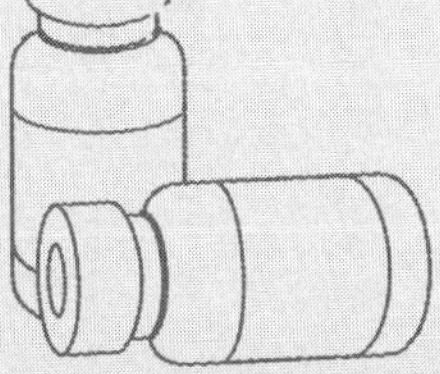

毎年恒例のように接種するインフルエンザワクチンで、家族中が高熱などのインフルエンザ様症状を経験している人はたくさん居られると思います。私自身も、病院で入院中の高齢者にインフルエンザワクチンを接種して、発熱や関節痛・頭痛が起こった例を多数経験しています。これは短期的な副作用ですが、長期的にもさまざまな問題を引き起こすことが報告されています。インフルエンザワクチンには、ワクチンの問題そのものが凝縮されています。そもそも、インフルエンザウイルス感染を予防する〝はず〟の、ワクチンがなぜこのような問題を引き起こすのでしょうか？　以下にすでに報告されているエビデンスからその理由を探っていきましょう。

■〝インフルエンザウイルス感染症〟というプロパガンダ

２００５年に『ブリティッシュ・メディカル・ジャーナル（ＢＭＪ）』誌にピータ・ドゥシ（Peter Doshi）医師（現在はＢＭＪ誌の副編集長）の優れたレビューが掲載されました。その題名も「米国のインフルエンザによる死亡数はサイエンスというよりも、ＰＲと言ったほうがよいのではないか？」（『Are US flu death figures more PR than science?』）という的確なものでした【247】。

この論評の中では、米国疾病予防センター（ＣＤＣ）は、毎年のようにインフルエンザウイ

インフルエンザ様症状の検体のインフルエンザウイルス陽性割合

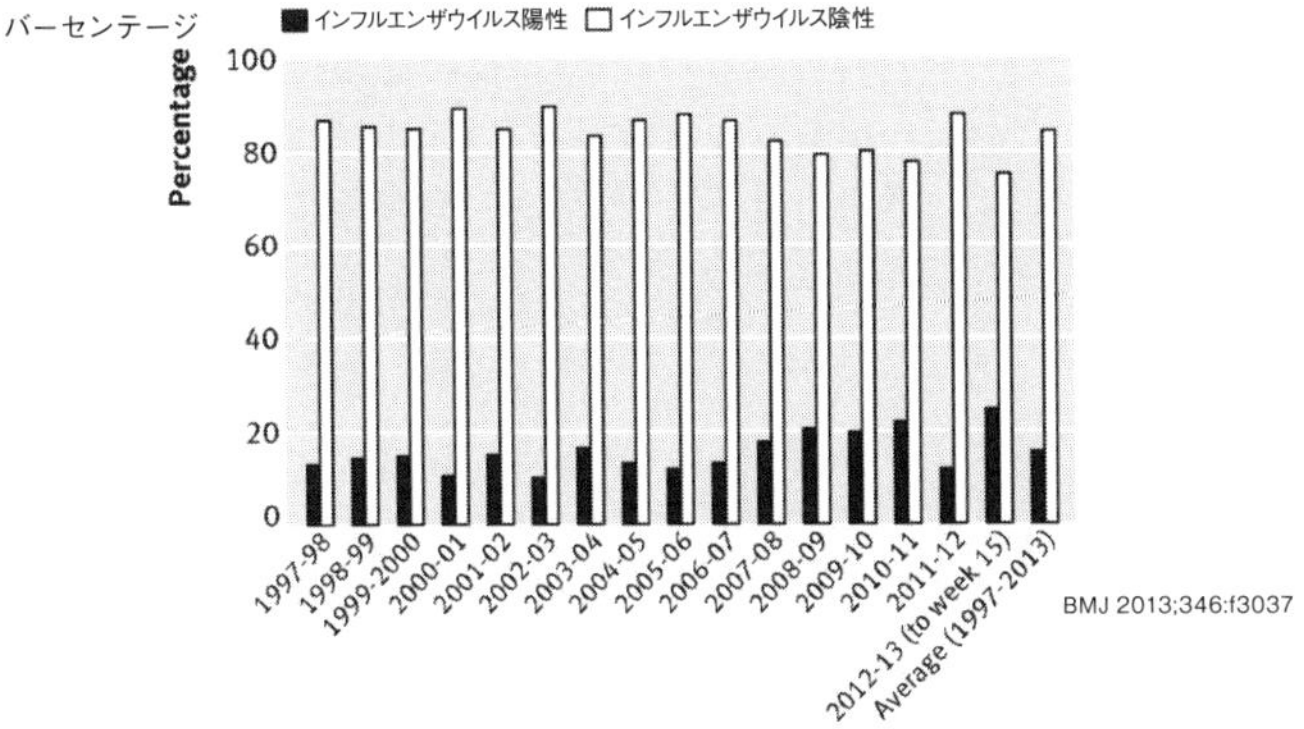

毎年インフルエンザ様症状のある何十万人もの検体を検査しているが、そのうち抗体陽性と出るのは平均して16%程度（1997-2013年までの平均）。つまり、インフルエンザを疑って検査したうち、84%はインフルエンザウイルス感染は認められていない。

インフルエンザウイルス感染症関連死亡推移（1930～2006）

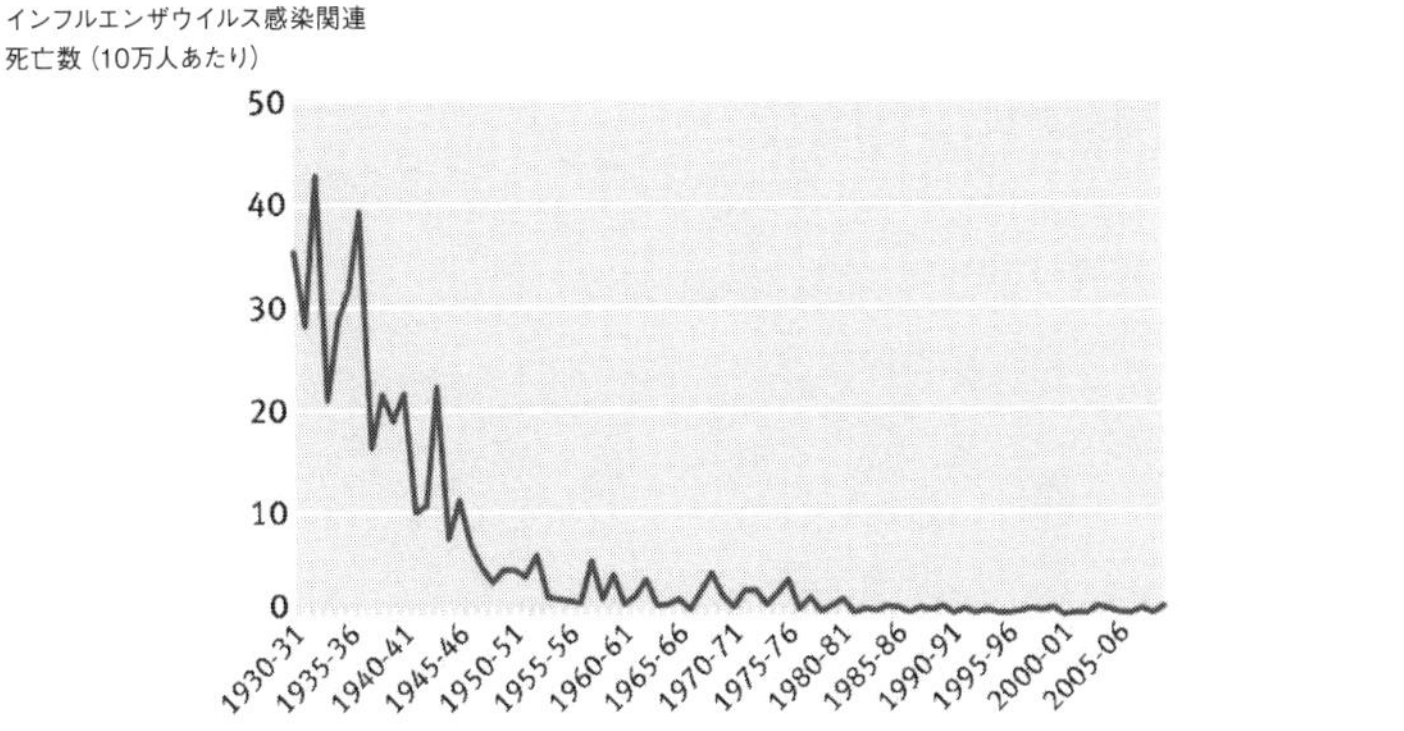

インフルエンザウイルスワクチンは、1960年に最初は65歳以上だけが接種対象者だったが、2000～2010年の間に、ほぼ全人口に接種拡大。しかし、すでにワクチン接種が全人口に行きわたる前に感染死亡率は著明に低下している

ルス感染死亡者が3万6000人出ている。そして、インフルエンザウイルスおよび肺炎での死亡者は、死因の7番目であるとしています（2019〜2020年のインフルエンザウイルス感染死亡者は、2021年1月25日の時点で、2万2000人【248】。このCDCのデータはあくまでもコンピューター上でのシミュレーションモデルに基づくもので、実際の感染者レポートのデータを積み上げたものではありません。2001年には、インフルエンザウイルスおよび肺炎での死亡者数は、6万2034人と報告されていますが、そのうち肺炎での死亡者が、6万1777人とされています。したがって、インフルエンザウイルス感染による死亡者は、257人になります。しかし、この年にインフルエンザウイルス陽性が確認されたのは、たったの18名という驚くべき事実が書かれています。

毎年インフルエンザ様症状のある何十万人もの検体を検査していますが、そのうち抗体陽性と出るのは平均して16％程度（1997〜2013年までの平均）です【249】。2010年のコクランのレポートでは、7〜15％程度と報告されています【250】。つまり、インフルエンザを疑って検査したうち、84％以上の過半数に実際のインフルエンザウイルス感染は認められていないということです。インフルエンザウイルス感染症と当局やマスコミが喧伝する中身を吟味すると、それはビジネス業界の「エモーショナル・マーケティング」というPRに該当するということです。「エモーショナル・マーケティング」とは、必要のないものを売りつけるために、自分に必要という認識を植え付ける心理操作のことです。

そして、ＣＤＣの提示しているモデルによる、毎年のインフルエンザウイルス感染死亡者が平均３万６０００人の中身を見ると、実際のインフルエンザウイルス感染あるいはインフルエンザウイルス感染関連肺炎による死亡者は、そのうちの４分の1以下であることが論文報告されています【251】。しかも、このインフルエンザウイルス感染関連死というのは、いわゆる相関関係であって因果関係（インフルエンザウイルス感染が原因での死亡）を示唆するものではありません。

さらに、インフルエンザウイルス感染症と呼ばれているものも、他の感染症と同じく、ワクチンが登場する前に感染関連死亡率は劇的に低下しています。インフエンザウイルスワクチンは、１９６０年に最初は65歳以上だけが接種対象者でしたが、２０００~２０１０年の間に、ほぼ全人口に接種拡大しています。

■インフルエンザウイルスワクチンに関する研究の3つの問題

営利目的や利益相反のある資金の提供を受けていない組織とされるコクラン（Cochrane）の疫学者のトム・ジェファソン氏によって、２００６年にインフルエンザウイルスワクチンに関するそれまでの医学研究について3つの大きな問題があることが指摘されています【252】。

まず一つ目は、インフルエンザワクチンの効果や副作用についての研究報告は、エビデンスレベルが低い観察研究に基づいているということが指摘されています。エビデンスレベルが高い、つまり信頼性が高い研究とは、ランダム化二重盲検比較試験（RCT）と呼ばれるもので、インフルエンザワクチン研究においては、信頼性の低い研究データに基づいて政策が決定されているのです。

たとえば、高齢者におけるインフルエンザウイルス不活性化ワクチンの効果を調べる研究の40のデータのうち、そのときに流行しているインフルエンザウイルスの型を報告しているものは26しかなく、ワクチンの成分（種類）を報告しているものは、21と半数しかないことが指摘されています。また後ろ向き観察研究（retrospective study）という過去のデータを解析する17の研究のうち、ワクチンの効果が判定できるデータが足りているものは11しかありませんでした。したがって、これらのデータを総合して解析するメタ解析では、高齢者におけるインフルエンザウイルスワクチンのインフルエンザウイルス感染およびインフルエンザ様症状を防ぐ効果はないという結果とインフルエンザウイルスワクチンが冬場の全死亡率を60％低下させるという結果が同時に出るという直観に反したデータが出ています【253・254】。後述するように、冬場の高齢者の死亡にインフルエンザウイルス感染が占める割合は平均して5％程度です。仮にインフルエンザウイルスワクチンが完全に感染を予防できたとしても、冬場の全死亡率は5％しか低下しません。したがって、インフルエンザウイルスワクチンが高齢者の冬場の全死亡率を60％低下させることはあり得ないことが誰にでもすぐに分かります。実際は、インフルエンザウイルス感染症や症状さえも防ぐ効果のないワクチンが、死亡につながるインフルエンザウイルスの合併症、入院率（全死亡率）や全死亡率（あらゆる原因で起こる死亡率）を低下させるはずなどある訳がありません。

この相反した結果が出る理由については、母集団（ワクチン接種群と非接種群）を比較する際に、その母集団の健康状態などの特徴が著しく異なるバイアス（偏り）がかかっている（選択バイアス、selection bias）ことも指摘されています【255】。この場合は、ワクチン接種を受けた集団のほうがより健康で元気であるという、ワクチン研究でよくある「健康志向バイアス（healthy-user bias）」があるため、ワクチン接種者のほうが全死亡率を低下させるという誤ったデータが出ていることが指摘されています【256・257】。比較研究においては、必ず比較対象とするグループの間に健康状態、社会経済状態、人種などの特徴に差がないところから出発しなければならないのですが、インフルエンザワクチン研究においては、その母集団の調整が行われていないものが多いのです。

2つ目の問題は、肝腎のワクチンの効果に関するエビデンスがほとんどないという事実です。2004年に前述したコクランがまとめた研究解析では、2歳以下の子供に対するインフルエンザウイルス不活性化ワクチンは、プラセボ（ワクチン非接種群）と変わらないことや65歳以下の健康人に対しては、インフルエンザウイルス関連での入院期間、死亡率に影響を与えないことが指摘されています【258】。

3つ目の問題は、インフルエンザウイルス不活性化ワクチンの安全性評価に対する研究は、極めて小さい規模でかつ不均一なデータしかないことです。コクランの調査によると、12～28歳までの安全性評価の研究は、参加者35名の古いデータしかありませんでした。高齢者に対するワクチンの効果評価のデータは数百万ありますが、そのうちワクチンの安全性を評価したランダム化比較試験は、たったの5つしかありませんでした【259・260】。

■インフルエンザウイルス感染症とインフルエンザの混同

さらに、インフルエンザウイルス感染症とインフルエンザ様症状（influenza-like illness）とは、本来区別しないといけないものを意図的に混同している点が大きな問題です。特にインフルエンザウイルス感染症がピークに達している時に、インフルエンザ様症状が本当にインフルエンザウイルスによる感染によって起こっているのかを確認することが必要となります【261】。

しかし、実際の臨床現場では、抗体検査によって陰性であっても、症状からインフルエンザウイルス感染と診断してカウントしています。これは私が病院勤務していたときにも経験しているので肌感で分かります。カルテの病名にインフルエンザウイルス感染症と書かないと、検査や治療に関する保険（国の7割負担）や診療報酬（病院の収入）がおりないからです。しかも、2009年のH1N1インフルエンザウイルス感染症などのピークのときは、検査さえせずに症状だけで診断していたことが問題となっていました（実際は、現行の検査はウイルス感染の確定診断に使えないので、症状で判断するしかないのが現状（拙著『ウイルスは存在しない』）参照）。

このように医療現場での混乱があるので、そのデータをもとにした実際の臨床現場を知らない官僚が行う監視制度（surveillance systems）が機能していないのは当然です。あがってくる数字しか見ない官僚のお手盛りの政策が提言されているということです。インフルエンザ様症状には、栄養不良、寒冷ストレス、毒性物質曝露（アレルギー反応も含む）、他の感染症（実際は私たちの体内の免疫抑制）、腸内のバクテリア増殖（小腸腸内細菌増殖症（SIBO）、リーキーガット）など多数の原因があります【262・263・264・265】。インフルエンザ様症状を引き起こす原因のうち、インフルエンザウイルスによる感染が原因と推定されるものは、多くても10％もないと2010年のコクランのレポートにも報告されています【266】。

各国の医療統計のインフルエンザウイルス感染症の死亡のデータでは、CDCの例にも見られる通り、「インフルエンザウイルス感染および肺炎の死亡」という項目になっています。インフルエンザウイルス感染は中等度の感冒症状を来すものであり、肺炎とは別の疾患です【267】。肺炎の原因も他に多数あるため、この項目の存在自体が、意図的なインフルエンザウイルス感染症とインフルエンザ様症状の混同と混乱を招いています。CDCでさえも、肺炎で死亡する場合にインフルエンザウイルスが関係しているのは8・5％程度と見積もっています。すべての呼吸疾患や循環器疾患の死亡に関して、インフルエンザウイルスが関係しているのは、

2・1％とさらに低いとしています【268】。

■インフルエンザワクチンの効果はほとんどない

2011年の『ランセット』誌に貴重なデータが公開されています【269】。8～64歳における3価インフルエンザワクチン（trivalent inactivated vaccine, TIV）では、合計ワクチン接種群1万8797名中インフルエンザ発症数は221名でした。1・2％の発症率です。一方、未接種群では、合計1万3095名中357名のインフルエンザ発症でした。2・7％の発症率です。したがって、この3価インフルエンザワクチンの効果は、1・5％（2.7－1.2）となります。

さらに6ヶ月～7歳への不活性化インフルエンザワクチン接種では、合計ワクチン接種群6926名中インフルエンザ発症数は235名でした。3・4％の発症率です。一方、未接種群では、合計4340名中の697名のインフルエンザ発症でした。16・1％の発症率です。したがって、この3価インフルエンザワクチンの効果は、12・7％（16.1－3.4）となります。

これはWHO推奨のワクチン効果率50％を大きく下回る数値であり、従来のインフルエンザウイルスワクチンは60％の効果という喧伝もワクチン接種拡大のためのプロパガンダに過ぎないことが分かります。

１９７０年代初頭は、インフルエンザウイルスワクチン接種率は、65歳以上の全高齢者人口の17％程度でした。１９８０年になると、これが65％まで拡大します。しかし、逆にインフルエンザウイルスおよび肺炎での死亡およびすべての原因による死亡数は増加しているのです【270】。全年齢で見ても、ワクチン接種率が高まるにつれて、あらゆる原因による超過死亡数（all cause deaths）は増加しています。超過死亡率（excess mortality rate）とは、特定の母集団の死亡率（死亡者の数）が一時的に増加し、本来想定される死亡率（期待値）の取りうる値（信頼区間）を超過した割合のことをいいます。インフルエンザが流行しなかった場合に想定される死亡者の数をベースライン（期待値）として、「予測死亡数の閾値（95％信頼区間の上限値）」と「実

インフルエンザワクチン接種と未接種群のインフルエンザ発症数

	インフルエンザワクチン接種群	未接種群
三価インフルエンザワクチン（18～64歳）		
Ohmit (2006)[24]	10/522	16/206
Ohmit (2008)[25]	13/867	6/338
Beran (2009)[26]	28/4137	18/2066
Beran (2009)[27]	63/5103	82/2549
Monto (2009)[28]	28/813	35/325
Jackson (2010)[21]	19/1706	38/1725
Jackson (2010)[21]	11/2011	22/2043
Frey (2010)[29]	49/3638	140/3843
合計	221/18797	357/13095
不活性化インフルエンザワクチン（6ヶ月~7歳）		
Belshe (1998)[32]	14/1070	94/532
Belshe (2000)[33]	15/917	56/441
Vesikari (2006)[34]	23/1059	97/725
Vesikari (2006)[34]	31/658	148/461
Tam (2007)[35]	98/1900	204/1274
Tam (2007)[35]	26/503	59/494
Lum (2010)[36]	28/819	39/413
合計	235/6926	697/4340

Lancet Infect Dis. 2012 Jan;12(1):36-44

8～64歳における三価インフルエンザワクチン（TVI）では、合計ワクチン接種群18797名中インフルエンザ発症数は221名。1.2%の発症率。一方未接種群では、合計13095名中の357名のインフルエンザ発症。2.7%の発症率。したがって、この三価インフルエンザワクチンの効果は、1.5%（2.7−1.2）。さらに6ヶ月～7歳への不活性化インフルエンザワクチン接種では、合計ワクチン接種群6926名中インフルエンザ発症数は235名。3.4%の発症率。一方、未接種群では、合計4340名中の697名のインフルエンザ発症。16.1%の発症率。したがって、この三価インフルエンザワクチンの効果は、12.7%（16.1−3.4）。いずれもWHO推奨のワクチン有効率50%を大きく下回るのが実態。

インフルエンザウイルスワクチン接種率と死亡率の関係（65歳以上の高齢者）

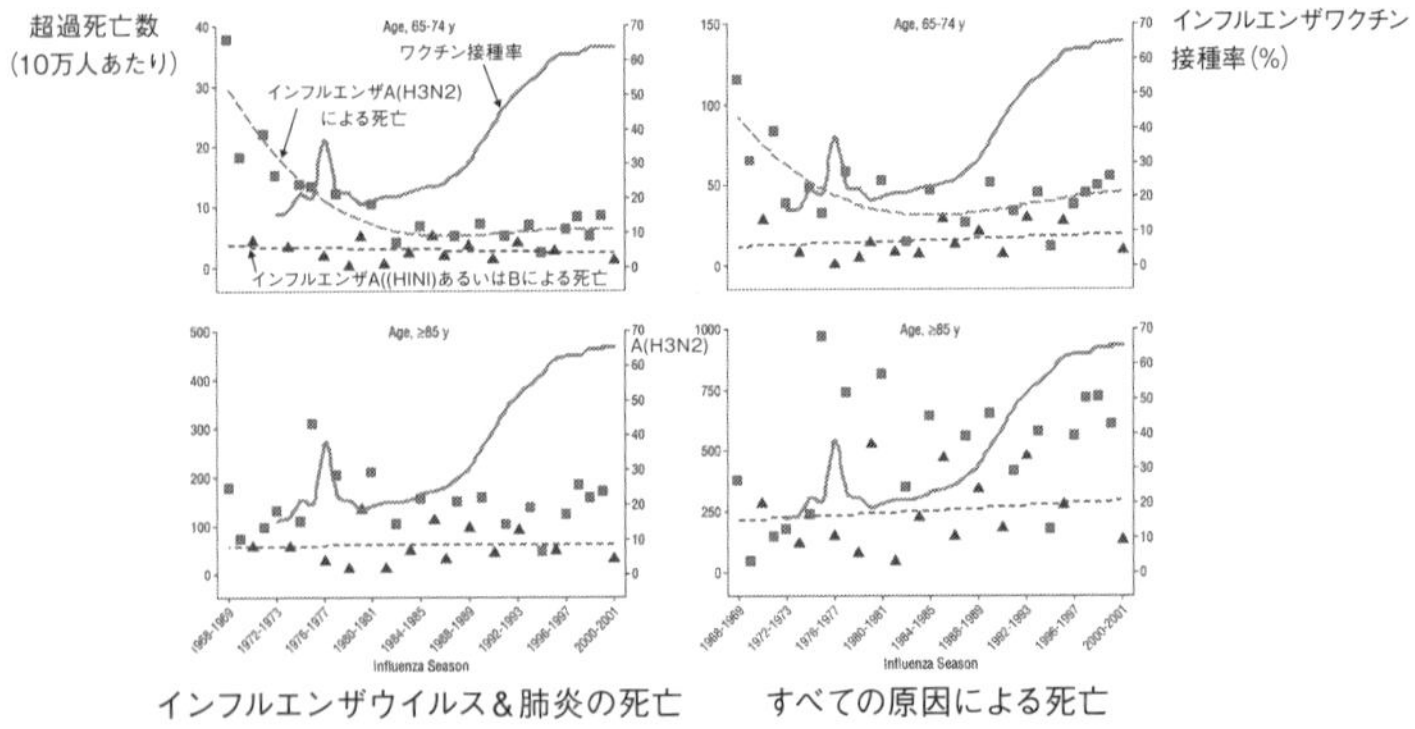

Arch Intern Med. 2005 Feb 14;165(3):265-72

1970年代初頭は、インフルエンザウイルスワクチン接種率は、65歳以上の全高齢者人口の17%程度だった。1980年になると、これが65%まで拡大している。しかし、逆にインフルエンザウイルスおよび肺炎での死亡およびすべての原因による死亡数は増加した。

インフルエンザウイルスワクチン接種率と超過死亡数の関係（全年齢層）

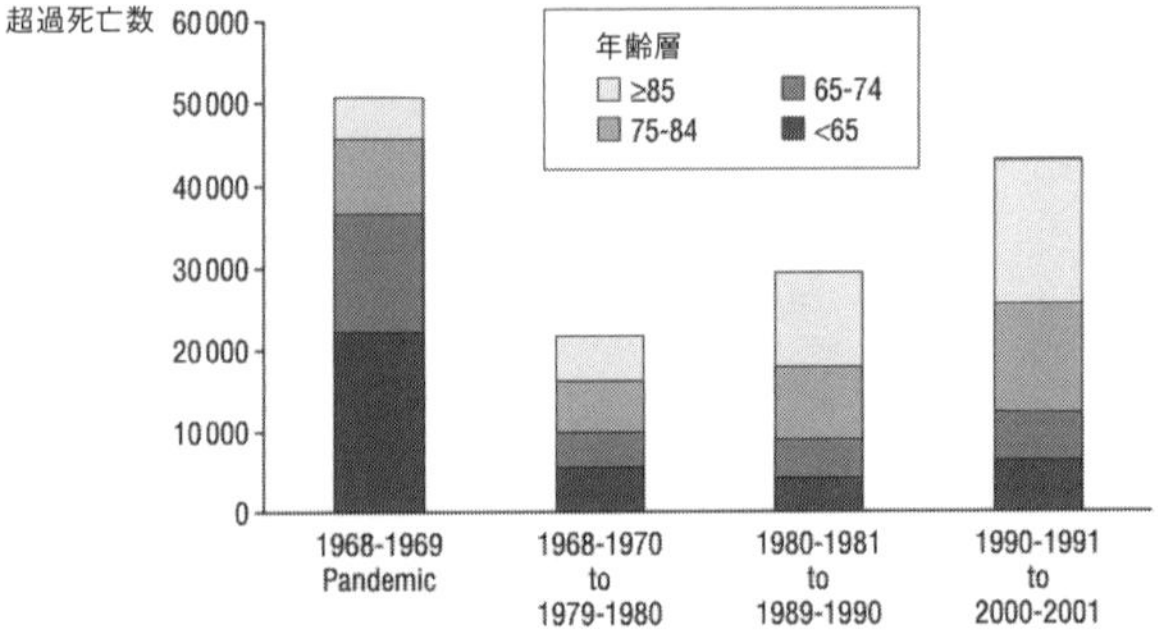

Arch Intern Med. 2005 Feb 14;165(3):265-72

全年齢で見ても、ワクチン接種率が高まるにつれて、あらゆる原因による超過死亡数（all cause deaths）は増加している。超過死亡率（excess mortality rate）とは、特定の母集団の死亡率（死亡者の数）が一時的に増加し、本来想定される死亡率（期待値）の取りうる値（信頼区間）を超過した割合のことをいう。

際に報告された死亡数」の差が「超過死亡」として算出されます。

２００６年および２００８年にも高齢者において１９８０〜１９９０年代にインフルエンザウイルスワクチン接種率が劇的に高まったにもかかわらず、インフルエンザウイルス感染による入院や死亡率は増加したことが報告されています【271・272】。２０１７年の『サイエンス・マガジン』誌に「なぜインフルエンザウイルスワクチンはよく失敗に終わるのか」と題して記事が掲載されました【273】。この記事では、１９４０〜１９６０年代に喧伝された〝インフルエンザウイルスワクチンの効果は70〜80％〟は、単にインフルエンザウイルス粒子の表面にある一部のタンパク質（hemagglutinin（ＨＡ））に対する抗体価（血液中の抗体濃度）をワクチンの効果測定の代用としていた過ちについて鋭く指摘しています。米国食品医薬品局（ＦＤＡ）は、ワクチンメーカーに感染予防の評価をその抗体価が高まることとし、実際に合併症や死亡率が低下することを証明しなくてよいとしているのです。抗体価と感染症との間には、相関関係がないばかりか、抗体の産生は「抗体依存性感染増強（ＡＤＥ）」という、感染をむしろ増強するケースも報告されていることから、抗体価でワクチンの効果を代用することはできません。実際に、２０１７〜２０１８年のシーズンに初めてニワトリの卵（egg embryo）ではなく、犬の腎臓細胞を使用したインフルエンザウイルスワクチン（Flucevax）が市場に出ましたが、このワクチンの注意書きには、「ワクチンによってできる抗体価は、インフルエンザウイルスによる感染症状の予防とは関係がない」と明記されています【274】。

前年度に流行型を予想して産生するインフルエンザウイルスワクチンが、次年度にマッチしない場合は、10％以下の効果しかないと公表されているくらいです（実際は、リアルサイエンスの観点からは、ワクチンそのものに効果などある訳はありません）。

　季節性のインフルエンザウイルスワクチン産生にはニワトリの卵が使用されています。この生産過程でインフルエンザウイルスの表面タンパク質（hemagglutinin（HA）protein）に変異が必ず起こることが指摘されています。この変異によるバラつきによって、インフルエンザウイルスワクチンの有効性が低いのではないかと推測されているくらいです【275】。

　健康人へのインフルエンザウイルスワクチン接種についての２０１０年のコクランのレビューでは、インフルエンザウイルスによる

インフルエンザウイルスワクチンの効果(%)

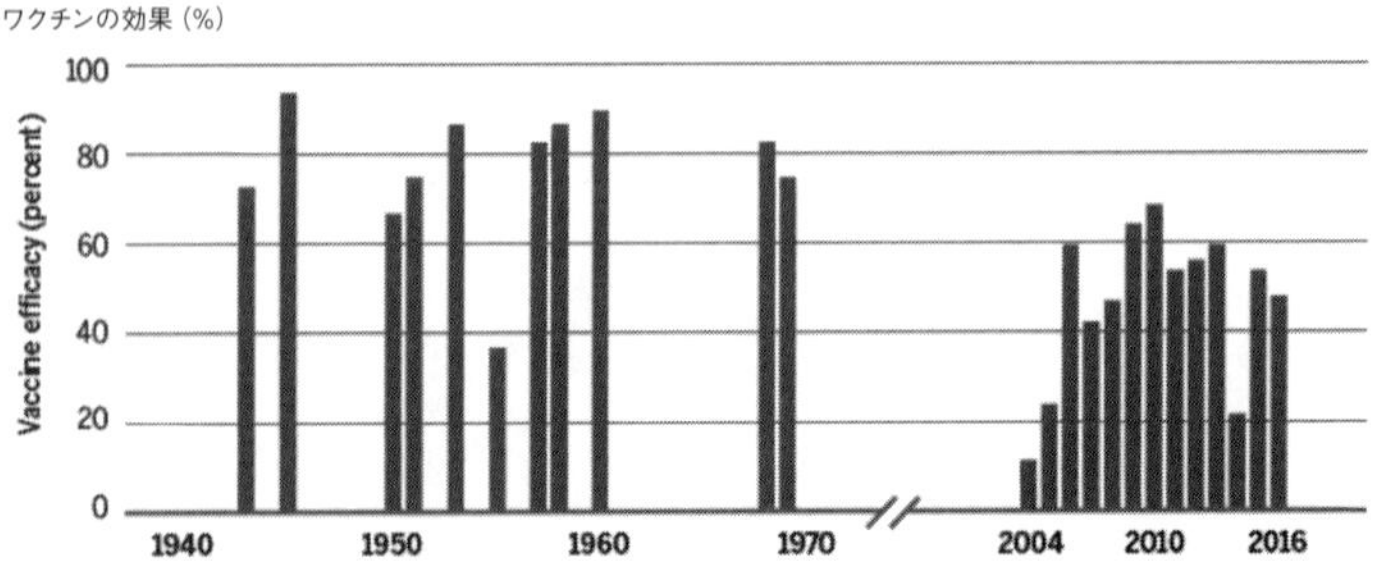

CREDITS: (GRAPHIC) G. GRULLÓN/*SCIENCE*; (DATA) F. M. DAVENPORT *ET AL. MED J AUST.* 1973; SUPPL 33-38; CENTERS FOR DISEASE CONTROL & PREVENTION

『Why flu vaccines so often fail』 Science Magazine　Sep. 20, 2017

1940-1960年代に喧伝された“インフルエンザウイルスワクチンの効果は70-80%”は、単にインフルエンザウイルス粒子の表面にある一部のタンパク質（hemagglutinin（HA））に対する抗体価（血液中の抗体濃度）をワクチンの効果測定の代用としていたことによる間違いである。抗体価と感染症との間には、相関関係がないばかりか、抗体の産生は「抗体依存性感染増強（ADE）」という、感染をむしろ増強するケースも報告されている。前年度に流行型を予想して産生するインフルエンザウイルスワクチンが、次年度にマッチしない場合は、公表の数字でも10%以下の効果しかない。

入院率や合併症を低下させることもなければ、ウイルス感染の伝播を防ぐ効果もないことが明らかにされています【276】。しかも、安全性を評価した適切な研究がないことも同時に報告されています。２０１２年のコクランのレビューでは、３歳以下の子供にはインフルエンザウイルスワクチンの効果はない（プラセボと同じ）ことが明らかにされています【277】。そして、２０１４年のコクランのレビューでは、健康成人において、やはりインフルエンザウイルスワクチン接種を毎年行う有益性は認められないことが再確認されています【278】。最後に、最も感染リスクの高いとされる65歳以上の高齢者における毎年のインフルエンザウイルスワクチン接種についても、２０１８年のコクランのレビューでは、ワクチンの有効性および安全性のいずれも明確なエビデンスが認められないと報告されています【279】。このコクランのレビューでは、インフルエンザワクチンの安全性および効果について、数シーズンの期間に渡る、十分に統計学的に意味があり、かつ公的な機関の資金による質の高いランダム化比較試験が必要であるとしています。

■毎年インフルエンザワクチン接種することで、インフルエンザウイルスにかかりやすくなる

カナダでの２０１４～２０１５年のインフルエンザウイルスワクチン接種は、その前年度にインフルエンザウイルスワクチン接種をしなかったグループのほうが、接種をしたグループよ

りも効果があったことが報告されています【280】。つまり、前年度にインフルエンザウイルスワクチン接種したほうが、よりインフルエンザウイルス感染症になりやすかったという結果だったということです。２０１０年にこの現象のメカニズムについては、最初に曝露したインフルエンザウイルスによって免疫応答の方向性が決まってしまうという仮説（'original antigenic sin' theory）や、ワクチンによって私たちの体内で産生される抗体が、新しいインフルエンザウイルスに対する抗体産生の邪魔をするという「抗体依存性感染増強（ＡＤＥ）」などが提唱されています【281】。その他、毎年のインフルエンザウイルスワクチン接種によって、感染予防に重要なＴリンパ球（細胞性免疫）の機能を低下させてしまうことも問題視されています【282】。自然感染で発達する免疫（細胞性免疫、virus specific CD8+ T cell immunity）は、流行しているインフルエンザウイルスに対する予防だけでなく、その変異型にも有効とされていますが、インフルエンザウイルスワクチンではこの免疫の発達をブロックしてしまうのです。

自然感染の経験のない場合、毎年のインフルエンザウイルスワクチンによってむしろ新種のインフルエンザウイルスに感染しやすくなるということです。この現象は、リアルサイエンスの観点からは当然の帰結です。ワクチンの毒性物質に晒される回数が多いほど、排出の困難な重金属や変性タンパク質（終末脂質過酸化産物、ＡＬＥｓや重金属タンパク質結合体）の蓄積量が高まるわけですから、より免疫抑制状態となり、炎症のコントロールが不可能になるからです。

しかも、インフルエンザウイルスワクチン接種している人は、立派な感染源になります。２

018年には、呼吸しているだけで呼気から排出されるインフルエンザウイルスのエアロゾルの量は、2017年および2018年のインフルエンザウイルスワクチン接種と相関しているという論文が報告されています【283】。具体的には、2017年および2018年のインフルエンザウイルスワクチンを接種しているグループのインフルエンザウイルスのエアロゾル排出量は、ワクチン非接種のグループよりも6倍多いという結果だったのです。

このように、毎年インフルエンザウイルスワクチンを接種することは、自らの身体の免疫抑制を高めて、さらにインフルエンザウイルス感染症などのリスクを高めるだけでなく、他の人へ感染させるリスクも高まるのです。

■インフルエンザワクチンによって、インフルエンザを含めた感染症にかかりやすくなる

カナダにおいて前年度の季節性インフルエンザウイルスワクチン接種によって、2009年のH1N1インフルエンザ（豚インフルエンザ）感染リスクを高めたことが報告されています【284】。米国において、2015〜2016年に経鼻のインフルエンザウイルスワクチン接種（nasal flu vaccine）によって、子供のH1N1インフルエンザの罹患率が高まります【285】。また、イギリスで2016〜2017年に65歳以上の高齢者へのインフルエンザウイルスワクチン接種によってH3N2インフルエンザの罹患率が高まったという結果も報告されています

【286】。オーストラリアでも同じく２０１６〜２０１７年に65歳以上の高齢者へのインフルエンザウイルスワクチン接種によってＨ３Ｎ２インフルエンザの罹患率が高まったことが確認されています【287】。

インフルエンザウイルスワクチンによって、インフルエンザのほかの感染症にも罹りやすくなります。２０１２年に発表された１１５名の子供を対象としたランダム化比較試験で、インフルエンザワクチン（trivalent inactivated influenza vaccine, ＴＩＶ）接種によって、コロナウイルスを含めた他の急性感染症のリスクが４・４倍に跳ね上がることが報告されています【288】。２０２０年のペンタゴン（米国国防省）の研究で、インフルエンザウイルスワクチン（２０１７〜２０１８年のインフルエンザウイルスワクチン）の接種によって、

インフルエンザウイルスワクチン接種率（2019年）と新型コロナウイルス感染関連死亡率の相関関係（2020年7月25日時点、ヨーロッパ）

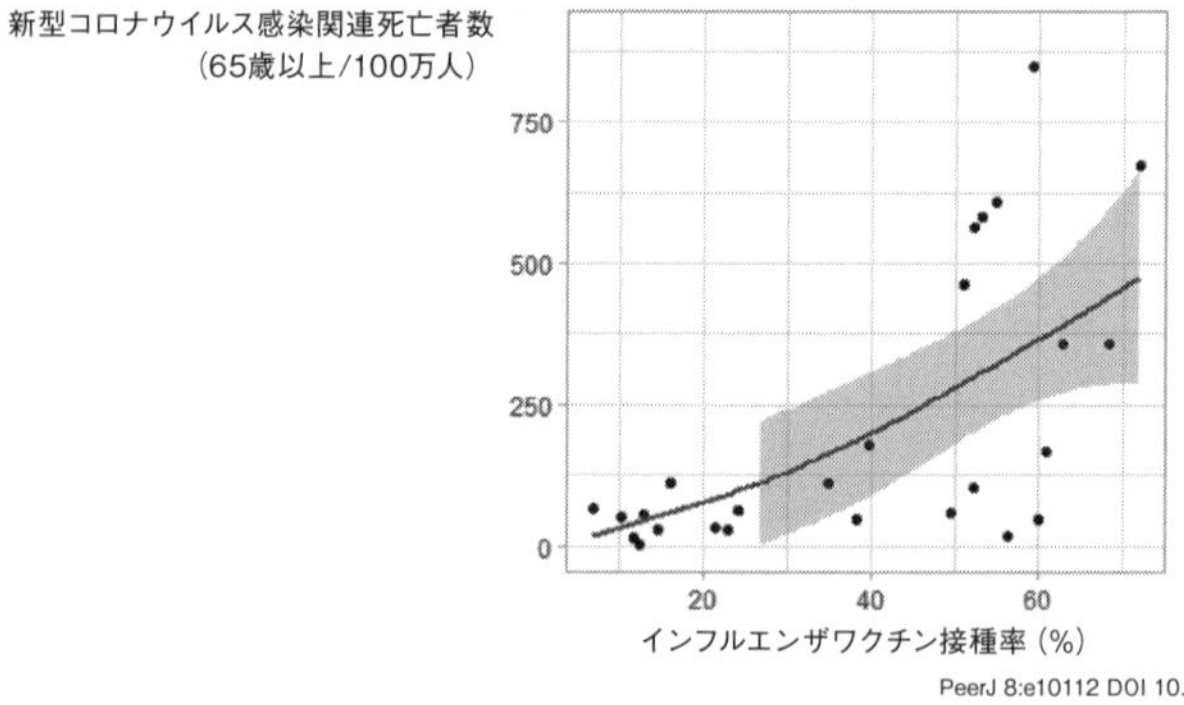

PeerJ 8:e10112 DOI 10.7717/peerj.10112

65歳以上において、前年度のインフルエンザウイルスワクチン接種率が高い国ほど、新型コロナウイルス感染症による死亡率が高い。
つまり、インフルエンザウイルスワクチンは、新型コロナウイルス感染症による死亡と相関関係にあることが分かる。

コロナウイルス感染症のリスクが36％高まることが報告されました【289】。そして、新型コロナウイルス感染症と似ているヒトメタ肺炎ウイルス感染のリスクを51％上昇させることも併せて報告されています。これを慌てて打ち消すかのように、インフルエンザウイルスワクチンと新型コロナウイルス感染症に関連はないとする報告が出されています【290】。

しかし、世界の39ヶ国における150万人以上におよぶ大規模調査では、65歳以上において、インフルエンザウイルスワクチンは、新型コロナウイルス感染症による死亡と相関関係にあることが明らかにされています【291】。前年度のインフルエンザウイルスワクチン接種率が高い国ほど、新型コロナウイルス感染症による死亡率が高いのです。

このようにインフルエンザワクチンは、インフルエンザだけでなく他の感染症リスクも高めるという事実が蓄積しています。

■インフルエンザウイルスワクチンによって自己免疫疾患などの慢性病が発生する

2009年10月に米国国立衛生研究所（NIH）がアンソニー・ファウチ氏主演のH1N1インフルエンザ（豚インフルエンザ）ワクチンプロモーションビデオを動画（YouTube）で拡散しました。この中で、ファウチ氏は、「このワクチンによる深刻な副作用は極めて、極めて稀である」と発言しました。しかし、その数ヶ月後に、オーストラリアでは、このワクチンを接種した5歳以下の子供に熱性けいれんが続出したため、ワクチン接種を延期させる決定をしました【292】。

またヨーロッパでは、H1N1インフルエンザ（豚インフルエンザ）ワクチン接種後に、発作性睡眠（narcolepsy）が発生することが問題になりました。発作性睡眠は、急に脱力して虚脱してしまうため、車の運転や運動中に起こると命とりになります。これは、H1N1インフルエンザワクチンに含まれる抗原が、脳のオレキシン受容体（orexin（hypocretin）receptor 2）と呼ばれるタンパク質と構造が似ていたために、自己の脳組織も炎症ゴミと判断して処理する過程で炎症（脳炎）を引き起こしたことが原因です【293】。つまり、インフルエンザワクチンに含まれるウイルス抗原のタンパク質組成が、ヒトの体内の組織の組成と似ていると、インフルエンザワクチン接種によって起こる炎症が体内の組織にまで及ぶ（＝自己免疫疾患）ということです。

ポリオワクチン開発後は、それまではポリオに含まれていた「ギラン・バレー症候群（Guillain-Barré syndrome）」という独立した病名がインフルエンザウイルスワクチン（H1N1ワクチン）接種後に発症することが報告されています【294・295】。2019年のメタ解析でも、このインフルエンザウイルスワクチン接種とギラン・バレー症候群（GBS）の関連が確認されています【296】。ギラン・バレー症候群（GBS）は、末梢神経に炎症が起こることで筋力低下、麻痺から時には死に至る自己免疫疾患として位置づけられています【297・298】。1921年に当時のフランクリン・ルーズベルト米国大統領は、ポリオによる下半身麻痺とされていましたが、現在ではこのギラン・バレー症候群（ＧＢＳ）であった可能性が高いとされています【299・300】。

元々、ウイルスはヒトの細胞の遺伝子の破片であるので、ワクチンに入れるウイルス抗原というのは必然的にヒトの組織にも炎症を引き起こすことになります（拙著『ウイルスは存在しない』参照）。

■妊婦と胎児に致命的なインフルエンザウイルスワクチン

ＣＤＣのホームページには、「母体と胎児の両方をインフルエンザウイルス感染からも守る」として妊婦へのインフルエンザウイルスワクチンの強い推奨が記載されています。また、インフルエンザウイルスワクチンに含まれるサイメロサール（thimerosal, 体内で代謝されてエチル水銀になる）と流産のリスクに関する言及もありません【301】。

１９６０年にアメリカ合衆国公衆衛生局（US Public Health Service）は、妊婦は毎年インフルエンザウイルスワクチンを接種すべきであるという声明を発表しています【302】。米国政府は、50年以上前から妊婦にインフルエンザウイルスワクチンを推奨しているのです。ＣＤＣの予防接種の実施に関する諮問委員会（Advisory Committee on Immunization Practices, ＡＣＩ

P）は、2000年に「妊婦は妊娠第2期および3期にはインフルエンザウイルスワクチンを接種すべき」としていましたが、2004年には、「妊娠のいかなる時期にでもインフルエンザウイルスワクチンを接種すべき」とさらに強い推奨（プロモーション）を行っています【303・304】。

しかし、FDAは、不活性化インフルエンザウイルスワクチンは、「妊婦に対して十分かつエビデンスに足る研究が存在しない」あるいは「ヒトに対して、十分かつエビデンスに足る研究が存在しない」部類のカテゴリーに入れています。インフルエンザワクチンが市場に出る前のデータには、エビデンスレベルの低い観察研究があるものの、信頼に足る妊婦への効果や安全性を確かめたものは皆無であると認めているのです【305】。CDCは、後述するように妊婦へのインフルエンザウイルスワクチンは、流産をもたらすという危険性を知りながら、そして臨床試験で信頼に足るデータも皆無であるのに、妊娠全期に渡って接種を推奨しているのです。これはすでに立派な犯罪のレベルです【306】。

2009〜2010年のH1N1ワクチン（パンデミックワクチン）および季節性インフルエンザワクチン（3価ワクチン）を接種した妊婦には、両方とも有意に未熟児出産、先天奇形、死産と関係していたことが報告されています【307・308】。パンデミックインフルエンザおよび季節性インフルエンザの抗原の両方が入ったワクチンを前年に接種した妊婦では、パンデミックインフルエンザ抗原が入っていないワクチンを接種した者より、8倍近い流産が認められました【309】。残念ながら、いずれのワクチンも接種していない妊婦との比較検討がなされていません。このように、ワクチンの副作用報告研究は、悪いもの同士（ワクチン接種群）を比較して、悪影響に差がないというデザインの報告がほとんどですが、それでもこのように差が出ることが明らかになることがあります。

ちなみに、この両方のワクチンにアジュバントとして水酸化アルミニウムが入っています。妊娠中のアルミニウムの曝露が出生児異常や出産異常を引き起こす【310・311・312】ことから、血管内にダイレクトにアルミニウムが入るインフルエンザウイルスワクチンの妊婦への接種は、大変危険なのです。

また、インフルエンザウイルスワクチンに含まれているメチル水銀の妊婦への曝露も、流産、死産、出生異常や自閉症などの発達障害と関係していることが報告されています【313・314・315・316・317・318・319・320・321】。妊婦において、水銀を含む重金属に安全な上限値など実際にはありません【322】。１９９７年の時点で、議会からの要求にＦＤＡが回答したところでは、市場に出ている30以上のワクチンにサイメロサールが含まれているという驚くべき事実が明らかになっています【323・324】。２００1年にＦＤＡは、ワクチンに含まれるサイメロサールの蓄積量は米国環境保護庁（Environmental Protection Agency，ＥＰＡ）が定めている上限を超えていること、およびその蓄積と子供の脳神経発達異常との関係性は否定できないとしぶしぶ認めています【325・326】。

しかし、ＣＤＣは、ホームページ上で「ワクチンに含まれるサイメロサールの量では、注射部位の炎症以外の明らかな有害事象は認められない」「サイメロサールのエチル水銀は速やかに排出されて蓄積しない」としているのです【327】。

２００３年に米国のワクチンスケジュールに含まれている水銀量を計算した研究が発表されています【328】。それによると、ＦＤＡが定めている日常の食事からの水銀（メチル水銀）摂取量の上限の３・２～32倍の量が〝注射〟で入っていることが判明しています。食事からの水銀は、すべてが小腸から吸収されることもありませんし、吸収されて血液内にはいっても肝臓である程度デトックスします。しかし、ワクチンに含まれる水銀は、そうしたバリアがなくそのままの高濃度が血液

ワクチン接種による水銀量と規制当局の水銀上限値の比較（生後２年間）

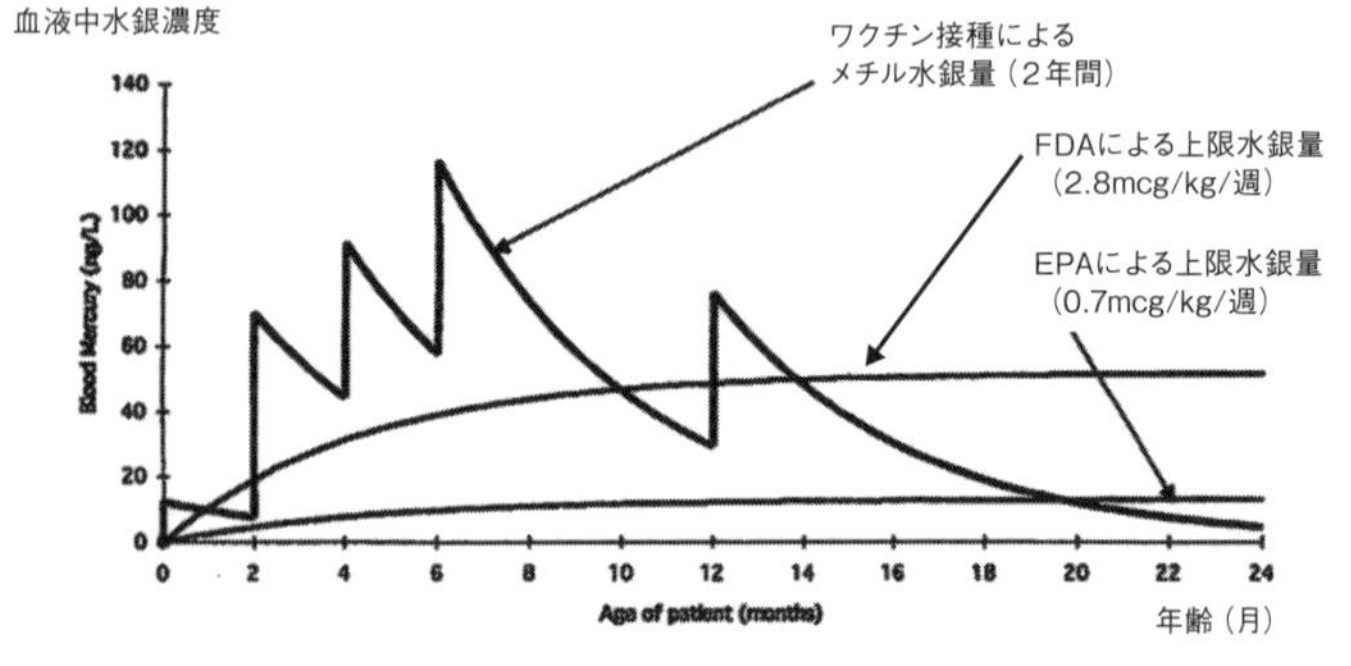

"Ethyl mercury body burden after Thiomersal injections vs. Methyl mercury oral suggested limits", World Mercury Project

ワクチンに含まれるサイメロサールの水銀量は、米国食品医薬品局（FDA）、米国環境保護庁（EPA）が定めている上限を超えている

内を循環することになるのです。２００５年にまさにサルの乳児にメチル水銀を摂取させた場合と米国のワクチンスケジュールで接種されるサイメロサール（エチル水銀）を注射した場合の違いを調べた研究が報告されています【329】。その結果、メチル水銀よりもワクチンのサイメロサールに含まれるエチル水銀は、早く尿中へ排出されましたが、脳に入ったエチル水銀は、メチル水銀よりも脳組織に蓄積することが分かりました。これは脳に入ったエチル水銀が、脳内で排出の困難な無機水銀に変わってしまうからです。そしてこのことによって、脳組織にマイクログリア（microglia）という血液中のマクロファージと同じ細胞が増えていることも確認されています。この脳組織でのマイクログリアという細胞の活性化は自閉症の特徴的所見です【330・331・332】。さらに、マウスの実験でもエチル水銀は、脳と腎臓の組織に蓄積することが明らかにされています【333】。ちなみに、サイメロサールは胎盤も通過して胎児へと移行します【334】。

さらに、２０１２年の細胞実験では、ワクチン接種で蓄積するサイメロサール（エチル水銀）は、メチル水銀よりもヒト細胞に対して50倍もの毒性があり、細胞死をもたらすため、サイメロサールを含むワクチン接種に警鐘を鳴らしています【335】。サイメロサールは低濃度でも神経細胞のダメージを与えることは明確になっています【336】。しかし、この事実をやっきになって打ち消そうと、５大医学雑誌の一つの『ニューイングランド・ジャーナル・オブ・メディスン』誌に２００８年に掲載された論文は後に物議を醸し出すことになる内容でした

【337】。この論文では、ワクチンのサイメロサールと自閉症との関係はないとしています。しかし、この論文の中身を吟味すると、出生児低体重や脳炎があった子供は、解析から除外しています。これらは最もサイメロサールの影響を受けている可能性が高いにもかかわらず、不可解な解析を行っているのです。そして、この論文の主著者（William W. Thompson）が、データ解析の際にワクチンのサイメロサールと自閉症とに関連が認められている研究を除外していたことを後日告白していました【338】。しかも、この論文に名を連ねている研究者たちの5人にワクチン製造メーカーとの金銭的関係があり、1人は完全に利益相反が認められたという、論文の存在そのものの信頼性が損なわれる事実が暴露されています。２０１１年の時点では、ワクチンによる脳障害によって、83例が裁判で補償を勝ち取っています【339】。

それではなぜ妊婦へのインフルエンザウイルスの接種が、子供の自閉症などの発達障害にもつながるのでしょうか？

妊婦の炎症反応が高まることを免疫活性化（maternal immune activation）と現代医学は呼んでいます。日本後で訳すところの免疫強化という意味ではなく、その正反対の〝免疫抑制状態〟を指し、病的反応なのです。免疫（正確には「形態形成維持システム」）が抑制されて働かないために、炎症がコントロールできない状態のことです。さまざまな環境中の毒性物質に妊婦が曝露することで炎症が起こる（immune activation）と、胎児の脳にも炎症が起こることで、後の自閉症などの発達障害につながることは近年ようやく現代医学でも注目されるところとなりました【340・341・342・343】。

これは基礎医学講座などでもお伝えしているリアルサイエンスの内容ですが、本来妊娠中というのは、形態形成維持システムが普段よりも高く維持されているため、感染や毒性物質によってても炎症が過剰に起こりにくい、つまり炎症を引きおこさなくても毒物が処理できる状態にあります。これは、妊娠中はプロゲステロンという保護ホルモンが母体と胎児をあらゆる毒性物質から守っているからです。その証拠に慢性病を抱えている女性が妊娠すると症状は劇的に改善します。インフルエンザウイルスワクチン、そしてアジュバントとして含まれるサイメロサールやアルミニウムは、この母体の病的な免疫活性（maternal immune activation）を高める環境毒に他ならないのです【344】。この母体の免疫活性の結果、インターロイキン6（IL-6）などの炎症性物質が胎児の脳に移行して炎症を引き起こすメカニズムが想定されています【345・346・347・348】。もう一つのメカニズムは、母体に接種されたエチル水銀が直接、胎盤から胎児の脳に移行して炎症を引き起こすことです【349】。

毎年のインフルエンザウイルス感染者数は、平均して全人口の8％程度です【350】。2017年に妊婦のインフルエンザウイルスの感染率を調べた研究では、0・7％程度でした【351】。これも、研究者が指摘している通り、実際の検体をラボで確かめた訳ではないという数値なので、妊婦のインフルエンザウイルス感染率はさらに低い感染率であることは間違いありません。このように妊婦はプロゲステロンが高いために、妊娠していないときよりも感染症に罹りにくいのです。したがって、流産、出生時異常や子供の発達障害などのリスクがあるインフルエンザウイルスワクチンを妊婦に接種するメリットはどこにあるのでしょうか？

以上から、ピーター・ドゥシ氏が喝破したように、「インフルエンザウイルスワクチンに関しても、ＦＤＡやＣＤＣなどの公的健康機関の役人は、ワクチンセールスパーソンに過ぎない」【352】というのが正確な表現であることが納得できると思います。

第4章

ワクチンによる薬害の歴史

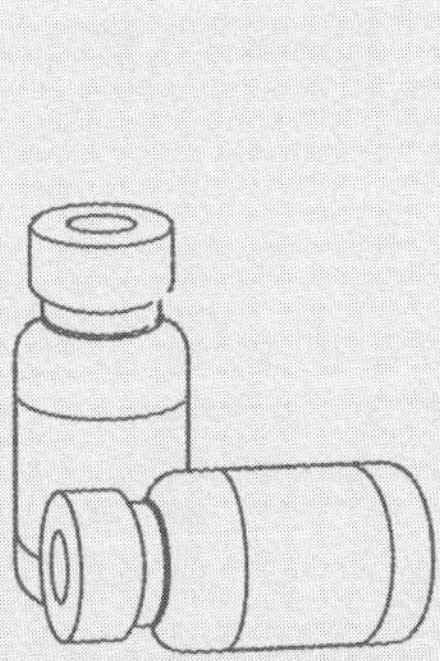

■ワクチンの安全性は担保されていない

２０２０年3月の新型コロナフェイクパンデミックの渦中に、国立アレルギー感染病研究所（ＮＩＡＩＤ）の所長のアンソニー・ファウチ氏（Anthony S. Fauci）は、全米ネットの公共放送網（Public Broadcasting Service, ＰＢＳ）の取材で「ワクチンの副作用、リスクはとるに足らないもの（non-measurable）である」と平然と言い放ちました【353】。しかし、彼は、それは事実ではないことを一番よく知っている人物です。なぜなら、米国において１９８９〜２０２０年（8月）までのワクチンの副作用を裁判所で裁定（補償の対象として認定）した数は７４７７件であり、２０２０年の半年間だけでも４９４件にものぼるからです。合計44億ドルの補償金が支払われているのです【354】。

それも氷山の一角にすぎません。なぜなら、２０１０年のアメリカ合衆国保健福祉省（United States Department of Health and Human Services, ＨＨＳ）の医療研究・品質調査機構（Agency for Healthcare Research and Quality, ＡＨＲＱ）のレポートでは、ワクチンの副作用の自己申告は、実際ワクチンによって発生した有害事象の1％以下程度と見積もられているからです【355】。その1％以下の有害事象でも、ワクチンを製造しているビッグファーマは、過少申告しているのは間違いありません。なぜなら、自閉症や自己免疫疾患などワクチンで引き起こされる病態をいまだに否定しているからです。またビッグファーマのさらに下の階層に位置づけられている現代医療では、医師そのものがワクチンの副作用をまったく知らないために（医学教育で学ばない、医師になっても専門分野以外は学ばない）、ワクチンによる病態を見過ごしてしまっています。ワクチンの注意書き（vaccine inserts）には、発がん性（遺伝子変異）を確かめるテストは行っていない（つまり長期的には発がんする可能性は否定していない）ことが明記されていますが、この事実を知っている医師はほとんどいないでしょう。この2010年のレポートでは、ワクチン接種者の2・6％に何らかの有害事象が発生しているとしています。少なく見積っても、実に39人に1人は副作用を被っているということです。

ワクチンは市場に出てからの副作用のレポート（Postmarketing Experience（Section 6.2））のリストを説明書に記載しています。そこには少なくとも米国その他の国で、31種類のワクチンにアレルギーやアナフィラキシーショックが起こったと記載されていることは、アレルギーの専門家とされるファウチ氏が知らないはずがありません。そしてワクチン接種後の死亡も含めた副作用（有害事象）は、少なくともレポートされただけ（全体の1％以下）でも、400種類近くあります。米国では、医薬品の副作用で救急受診する5歳以下の子供のうち、20％はワクチンによるものであることが報告されています【356】。これが、安全が謳われているワクチンの実態に近いのです。

ワクチンの臨床試験のデザインというのは、短期的な効果、それも抗体価の上昇効果があるかを調べるものになっています。つまり、中長期的な作用（副作用）については、まったく“知らぬ存《ぞん》ぜぬ”が基本であることを、医師を含めた専門家でさえ意識にありません。ワクチンの安全性を調査する研究では、ワクチン接種群と非接種群でワクチン接種前後の十分な期間の観察および血液学的・神経学的・免疫学的調査をしなければ意味がないと提唱されていますが、そのような研究は現代に至るまで行われたこともなければ、論文発表されたこともありません【357】。

ワクチンによる副作用については、前述したように１９８６年の法律（Waxman's bill, the National Childhood Vaccine Injury Act, ＮＣＶＩＡ）によって製薬会社などのワクチンメーカーは免責されています。副作用による傷害に対する補償は、すべて私たちの税金から支払われます。したがって、繰り返しますが、ワクチンメーカーはもとより、それを規制する当局にも長期的な副作用を調査するインセンティブがないのです。

■天然痘ワクチンによる天然痘感染および感染死亡者の増加

ジェンナーの天然痘ワクチンの実験（１７９６年）の80年前にすでにヨーロッパで、天然痘のワクチンの人体実験が始まっていました。その結果は逆に天然痘の感染および死亡者が増えたという事実が、当時の１７６４年の医学雑誌に掲載されています【358】。ロンドンでは、１

721年にワクチンの接種が開始されています。当時のワクチンは、天然痘に罹患した人の皮膚の膿を、他の人の前腕などにナイフで傷をつけて擦り込むといった乱雑なものでした（この方法は、ジェンナーの実験にも受け継がれています）。このワクチン接種が開始される前の38年間では、出生数1000人に対して90名の天然痘関連死亡数でした。しかし、ワクチン接種が開始された後の38年間では、出生数1000人に対して127名の天然痘関連死亡数と41%も天然痘による死亡が増加したのです。

1798年にジェンナーは自身の開発したワクチンで、天然痘に対して終生免疫（lifelong immunity）を獲得することができたと発表していますが、それに対してすぐに反論が出されています。1829年には、ジェンナー自身が接種した牛痘（cow-pox）によって、何百人もが天然痘に感染して命を落としたり、寿命を縮める障害を負ったりしたことが報告されています【359】。1844年の天然痘の流行時には、674名が入院することになりましたが、そのうち天然痘ワクチンの接種者は、半数近い312名でした。そのワクチン接種者のうち、10名は軽い症状で済んだようですが、残りの3分の2は重症化しています。ワクチン接種者のうち、死者は24名にものぼりました【360】。1871年のロンドンでは、9396名の天然痘感染入院患者数でした。そのうち天然痘ワクチンを接種したものは、6854名と実に73%を占めています。天然痘感染死亡率が、当時17・5%とされており、イギリスの全天然痘感染死亡者が1万人でしたので、逆算すると天然痘ワクチン接種者4万2875人が天然痘に罹っていたということになります【361】。1907年に天然痘強制接種が終了（任意接種）して接種率が低下するまでに、ジェンナー式の膿の移植（inoculation, variolation）で明らかに天然痘の死亡者が増加しています。さらに近年のワクチン接種法による天然痘ワクチンが厳格に強制化された1867年の後、沈静化していた天然痘感染死亡者がやはりスパイクしています【362・363】。

米国のボストンでは、1800年に天然痘ワクチンが導入されて、それが強制となったのは1855年でした。この強制ワクチン接種の前後の20年を比べても、天然痘感染死亡者は強制ワクチン以降の20年（特に1872～1873年は急激に死者が増加）のほうが多いのです【364】。日本では、1872年に天然痘ワクチンの強制接種を法制化し、188

天然痘ワクチン接種によって天然痘感染死亡者が増加している

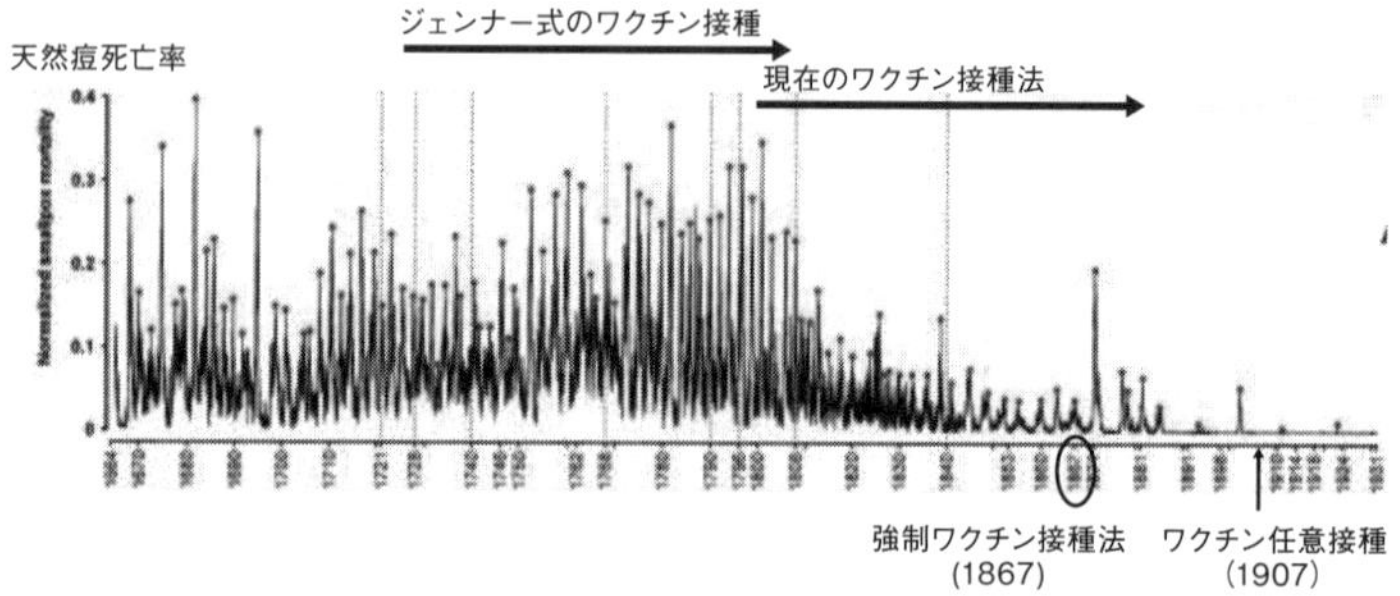

PLoS Biol. 2020 Dec; 18(12): e3000506

1907年に天然痘強制接種が終了（任意接種）して接種率が低下するまでに、ジェンナー式の膿の移植（inoculation, variolation）で明らかに天然痘の死亡者が増加している。さらに近年のワクチン接種法による天然痘ワクチンが厳格に強制化された1867年の後、沈静化していた天然痘感染死亡者がやはりスパイクしてる。

5年に5〜7年ごとに強制再接種する法律を制定しました。それにもかかわらず、1885〜1892年の7年間で、15万6175名の感染者と3万9979名の死者を出しました。新生児は生まれて1年以内に天然痘ワクチンを接種しなければならず、それをしなかった場合は、その次の歳に3回の追加接種義務が課せられました。しかし、1892〜1897年の5年間で、14万2032名の感染者と3万9536名の死者を出しました。前の7年間と同じ死亡者数を5年で達成したことになります。さらに日本政府は、1896年にいかなる状態であろうと、5年ごとに天然痘ワクチンを強制接種する法を制定しましたが、その翌年の1897年だけで、4万1946名の感染者と1万2276名の死者を出しました【365】。天然痘感染死亡率は、実に32％まで上昇し、ワクチン接種がなかった頃の2倍の死亡率を記録したのです。

このように世界中で、ジェンナーが喧伝した天然痘ワクチンは感染および死亡を逆に増やすという結果に終わっているのです。また、当時から前述したように天然痘ウイルスが存在すると仮定されていた膿疱を移植する方法（inoculation, variolation）では丹毒（erysipelas）、梅毒やライ病などの細菌感染を引き起こしていますが、近年のワクチン接種法によっても、高熱、アナフィラキシーショック、多形性紅斑などの全身症状や致死性の脳脊髄炎、種痘性湿疹（eczema vaccinatum）や進行性種痘疹（progressive vaccinia）を引き起こしています【366】。特にアトピー性皮膚炎や免疫抑制状態の人には、これらの深刻な副作用が引き起こされるため、現在では天然痘ワクチンの接種の対象から外されています【367・368】。

近年の天然痘ワクチン接種による重篤な副作用
（発症数/100万人,1968年米国）

	米国全体（連邦政府）の調査		米国10州の調査	
	初回接種者	1歳以上の接種者	初回接種者	1歳以上の接種者
重篤な副作用				
接触感染（inadvertent inoculation）	25.4	27.1	529.2	532.0
汎発性痘疹（generalized vaccinia）	23.4	17.7	241.5	222.8
多形性紅斑（erythema multiforme）	該当者なし	該当者なし	164.6	131.3
合計数	**48.8**		**935.3**	
致死性の副作用				
ワクチン誘発脳脊髄炎	2.9	2.4	12.3	8.6
進行性種痘疹(progressive vaccinia)	0.9	1.0	1.5	1.7
種痘性湿疹（eczema vaccinatum）	10.4	10.6	38.5	41.5
合計数	**14.2**		**52.3**	
死亡	**1.1**	**0.6**	**1.5**	報告なし

MMWR Recomm Rep. 2003 Feb 21;52(RR-4):1-28

当時から天然痘ウイルスが存在すると仮定されていた膿疱を移植する方法（inoculation, variolation）では丹毒（erysipelas）、梅毒やライ病などの細菌感染を引き起こしていたが、近年のワクチン接種法によっても、高熱、アナフィラキシーショック、多形性紅斑などの全身症状や致死性の脳脊髄炎、種痘性湿疹（eczema vaccinatum）や進行性種痘疹（progressive vaccinia）を引き起こしている

天然痘ワクチン接種による重篤な副作用

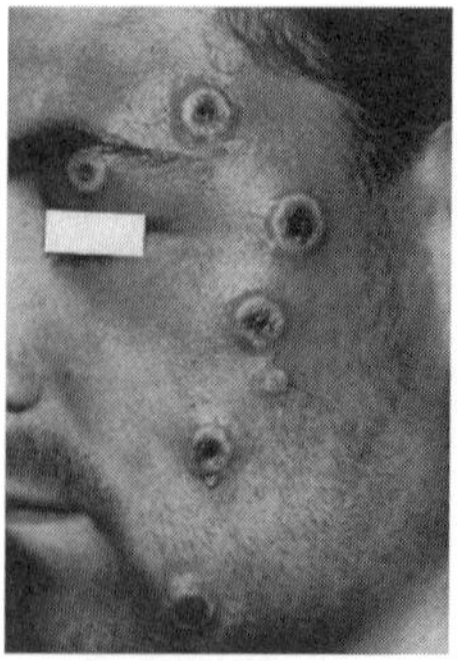

接種部位以外の
顔面にも膿疱形成

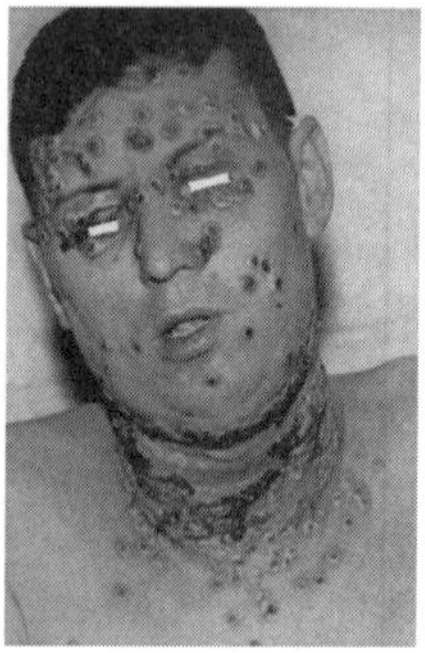

種痘性湿疹
(eczema vaccinatum)

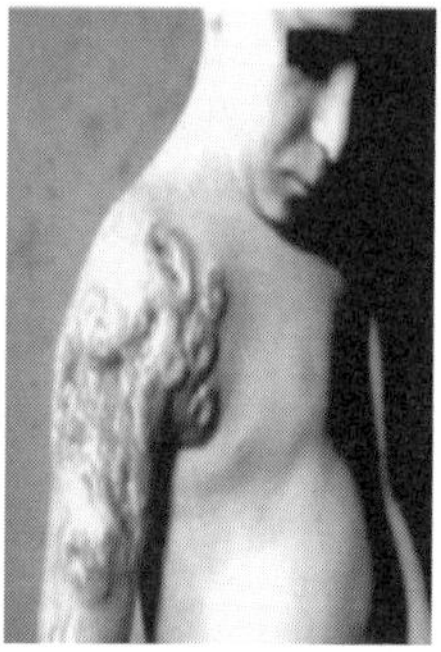

進行性種痘疹
(progressive vaccinia)

Dtsch Med Wochenschr. 1963 Sep 27;88:1878-86
MMWR Recomm Rep. 2003 Feb 21;52(RR-4):1-28

当時から、これらの天然痘ワクチンによる副作用は深刻であり、その報告も氷山の一角であり、過少申告されていることがすでに問題視されています【369】。

■1918スペイン風邪の真実

通称スペイン風邪（Spanish flu）と呼ばれているインフルエンザの過去最大のパンデミックは、1918年2月～1920年4月までに世界中の5億人が感染し、5000万～1億人の死亡者を出したとされています【370】。その原因が、H1N1インフルエンザウイルスにあったとされていますが、本当でしょうか？　まだ100年前には、現在のような検査機器や統一した診断法やウイルス検出法もなかったため、なぜこのパンデミックがインフルエンザウイルスによるものと断定しているのか理解に苦しむところでした。

まず、このパンデミックが最初に起こったのは、スペインではなく、米国カンザス州の米軍キャンプのあったフォート・ライリー（Fort Riley）でした。これがなぜスペインと冠しているのかというと、当時の第1次世界大戦では、各国とも現在のように検閲が厳しく、謎の感染症の実態がベールに包まれていたからです（正確には、意図的に実態を隠していた）。この大戦に参加していなかったスペインでは、検閲なく流行している感染症のことが報道されていたことが、1918年のパンデミックの名前の由来となっただけです。

そして米国の国立衛生研究所（NIH）の2008年のレポートでは、当時のスペイン風邪で亡くなった人の剖検《ぼうけん》の調査の結果、インフルエンザウイルスが死因ではなく、バクテリアの感染が主たる死因であったことが報告されています【371】。このときの共同研究者として名を連ねているアンソニー・ファウチ氏も、スペイン風邪の死因はインフルザウイルスではなく、細菌性肺炎だったと述べています【372】。

この細菌性の感染がパンデミックになった大きな理由が、スペイン風邪が流行する少し前の1917年10～11月に、当時のロックフェラー医学研究所の主導で、米国カンザス州フォート・ライリーで軍の志願兵4792名を対象に、髄膜炎菌ワクチンの臨床実験を行っていました【373】。1人に8～10日間空けて、3回接種するという人体実験でした。このワクチンは、髄膜炎に罹った人の体液から採取したバクテリアを加熱して不活性化したものです。1回目の接種者数は4257名、そして3回目の接種者数は3702名でした。1回目の接種者数から は、3回目の接種時には、1090名が脱落しています。この臨床試験の論文報告では、その詳細は書かれていませんでしたが、1918年3月までに1日100名が体調悪化のため、医務室に運ばれたといいます【374】。実際に、論文では、このワクチン接種後に、咳、下痢などのインフルエンザ様症状や発熱、頭痛などの髄膜炎症状が出ていることが記されています。これらワクチン接種後に体調が悪化した兵隊の総数が1090名だったのです。

そして、これらの体調を崩した兵隊たちが、大西洋を渡ってヨーロッパ大陸の戦場へと駆り出された結果、ヨーロッパ大陸でも感染が拡大したのです。実は、ロックフェラー医学研究所がワクチンの人体実験を行ったのは、カンザスのフォート・ライリーだけではありません。後の第2次世界大戦で米国籍の日本人の収容所ともなった、ニューヨーク・ロングアイランドにあったキャンプアプトン（Camp Upton、フランスへの兵士の輸送場）でも、1918年2月4日〜4月15日の10週間に、ロックフェラー医学研究所が志願兵1万2519名に肺炎球菌ワクチンの最初の大規模人体実験を行っています【375】。このワクチン接種も5〜7日おきに3〜4回の接種を施行しました。その後9月13日には、高熱、咳、喉の痛みなどのインフルエンザ様症状を呈した兵士たち38名が入院しました、その翌日には86名、そしてその次の日には193名が入院しなければなりませんでした。10月4日には、483名の入院者を出す結果に終わりました。実に40日間で6131名が入院しています【376】。医務室の医師たちは、聴診器で音を聞かなくても、肺炎になっていることが分かったといいます。

これもワクチンによって細菌性肺炎が大発生したのですが、ロックフェラー医学研究所は、この事実を隠蔽するためにインフルエンザの流行をマスメディアに流したのです。さらに、ロックフェラー医学研究所では、馬にこれらのワクチンを注射したのちに、その血清（当時から抗体が感染予防となるという思想を持っていた）を精製したものを米国内だけでなく、ヨーロッパなど世界各地に輸出していました【377・378】。これも今から考えれば、大変危険な代物です。馬の血液中に含まれている他のバクテリアや毒性物質も輸血することになるからです（ジェンナーのワクチンと同じレベル）。現在では、マウスの遺伝子操作によって抗体を作っています。
したがって、1918年のスペイン風邪の中身を詳細に調べると、ロックフェラー医学研究所が作ったワクチンやウマ血清によって、細菌性肺炎や髄膜炎となった兵士たちが、大量にヨーロッパに派兵された結果、劣悪な戦場という場で、細菌性の感染が拡大したことがその真相だったことが分かります。すでに100年前にロックフェラーたちは、ワクチンの恐ろしさとその利用法を熟知していたのです。

■ポリオワクチンによるポリオ（急性弛緩性麻痺）

ポリオウイルスによって、引き起こされるとされるポリオ（急性灰白髄炎《きゅうせいかいはくずいえん》、poliomyelitis）は、胃腸炎のような消化器症状の後、左右非対称性の弛緩性麻痺（下肢に多い）、筋肉痛、筋肉萎縮などを呈する病態です。インドにおいて、この最後のポリオ（急性弛緩性麻痺）の症例は2011年でしたが、その年のポリオ発症率は10万人中13・35人でした。これは、自然発生のポリオ発症率の6倍も高い発症率になっています。

2000年～2011年のインドでの急性弛緩性麻痺の発症率は、ポリオワクチン（経口ポリオワクチン（oral polio vaccine, OPV））の接種量と相関していることが報告されていました【379】。相関関係は因果関係ではないため、因果関係を証明するには、これを補強するエビデンスが必要です。

そこで、２０００年～２０１７年までのインドでの急性弛緩性麻痺の発症率を調べると、今度はポリオワクチンの接種量が減ると、発症率が低下することが分かりました【380】。また、２００５年にインドでの急性弛緩性麻痺の発症率が急に増加しましたが、このときにはポリオワクチンの抗原（ポリオウイルス）を５倍の濃度にしたものが使用されていたのです【381】。

ワクチンの量が増えると上昇し、減ると減少する。そして、ワクチンの摂取量に依存して急性弛緩性麻痺の発症率が高まるというのは、単なる相関関係ではなく、限りなく因果関係に近いことが分かります。つまり、ポリオワクチンがポリオと同じ急性弛緩性麻痺を引き起こしているということです。

急性灰白髄炎（poliomyelitis）

ポリオウイルスによって、引き起こされるとされるポリオ（急性灰白髄炎（きゅうせいかいはくずいえん、poliomyelitis））は、胃腸炎のような消化器症状の後、左右非対称性の弛緩性麻痺（下肢に多い）、筋肉痛、筋肉萎縮などを呈する病態。

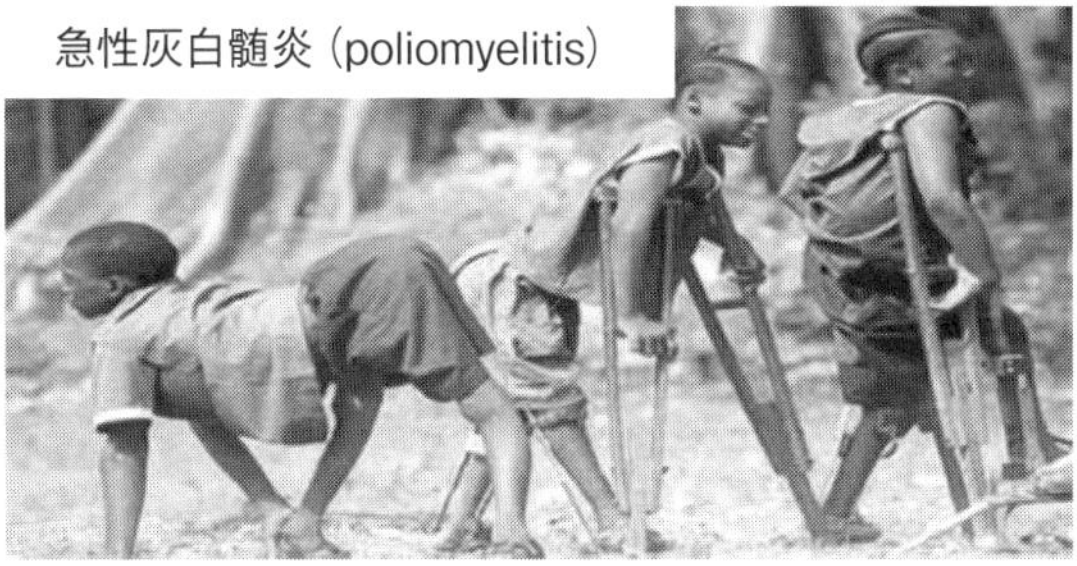

インドにおいて、この最後のポリオ（急性弛緩性麻痺）の症例は、2011年だったが、その年のポリオ発症率は13.35/100,000人。これは、自然発生のポリオ発症率の6倍も高い発症率である。

ポリオワクチン接種と急性弛緩麻痺(AFP)の相関関係

- 2000年～2011年のインドでの急性弛緩性麻痺の発症率は、ポリオワクチン（経口ポリオワクチン（oral polio vaccine, OPV））の接種量と相関している

Indian J Med Ethics. 2012 Apr-Jun; 9(2):114-7

- 2000年～2017年までのインドでの急性弛緩性麻痺の発症率を調べると、今度はポリオワクチンの接種量が減ると、発症率が低下

Int J Environ Res Public Health. 2018 Aug; 15(8): 1755

- 2005年にインドでの急性弛緩性麻痺の発症率が急に増加したが、このときにはポリオワクチンの抗原（ポリオウイルス）を5倍の濃度にしたものが使用されていた

Lancet. 2007 Jul 14; 370(9582):129

ポリオワクチン接種と急性弛緩麻痺(AFP)

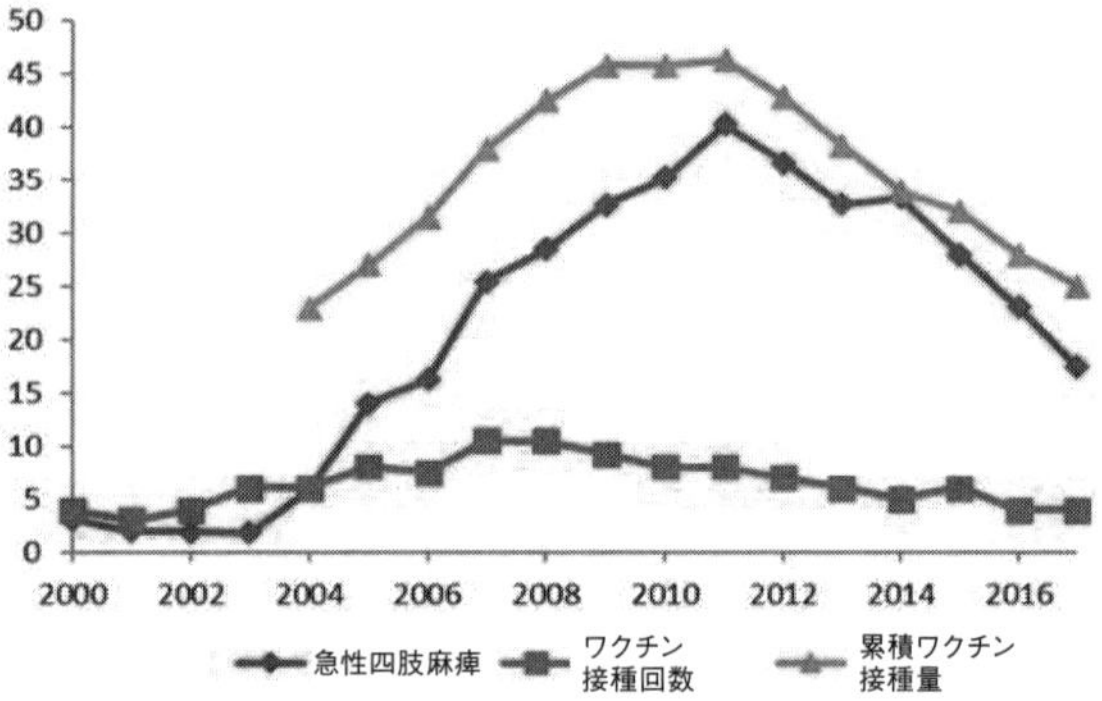

Int J Environ Res Public Health. 2018 Aug; 15(8): 1755

ポリオワクチン接種と急性弛緩麻痺発症は相関している。しかも、ポリオワクチン累積摂取量が高いほど、急性弛緩麻痺の発症率は高くなる。ポリオワクチン接種と急性弛緩麻痺発症は限りなく因果関係に近い。

２０２０年にはスーダンを中心としたアフリカの数十ヶ国でポリオのアウトブレイクが起こっています。ＷＨＯは、アフリカでもポリオウイルスの野生株は撲滅されたと宣言していました。これもＷＨＯ自身が認めているように、ワクチンのポリオウイルスがポリオのアウトブレイクを引き起こしたのです【382】。

■数々のワクチンの安全性への疑念

まず、ワクチン注射誘発麻痺（vaccine provocation syndrome）です。

１９１８年に数人の外科医が、ポリオがアウトブレイクしている時に、扁桃を切除した子供が、術後7～14日後にポリオに罹患するリスクが高くなることに気づいていました【383】。その後、さまざまなワクチン接種などの注射によっても、ポリオの発症率が高まることが相次いで報告されるようになりました【384・385・386・387】。

ワクチン接種後の平均23～30日後に、特に注射した側の腕や足に麻痺が認められました（当時は、ジフテリア－百日咳－破傷風（ＤＰＴ）ワクチン接種が最も麻痺をもたらした）。マウスの動物実験でも注射した脚に麻痺が出現することが確認されています【388】。この相次ぐワクチン注射による麻痺の報告を受けて、１９５１年にニューヨーク州の保健局は、ポリオ発生時期には、子供へのワクチン接種を含めた注射を止めるように勧告していたくらいです。しかし、このワクチン注射そのものによる麻痺という「ワクチン注射誘発症候群（vaccine provocation syndrome or provocation poliomyelitis, PPM）」は、1955年のポリオワクチン導入によって、すっかり忘れ去られました。

しかし、ポリオワクチン導入後30年後でも、多数の症例で、ワクチン注射後の麻痺の症例が認められていました【389・390】。この現象は2000年代に入っても、報告されています【391】。

それでは、何故ワクチン注射によって麻痺が起こるのでしょうか？

ワクチンはとくに注射した部位に炎症を引き起こすものがよく効果を発揮する、つまり、全身で炎症を引き起こして抗体を産生するとされてきました。この注射局所部位である筋肉に起こる炎症は、ワクチンに含まれる遺伝

ワクチン注射によるポリオの発生（ワクチン注射誘発麻痺）

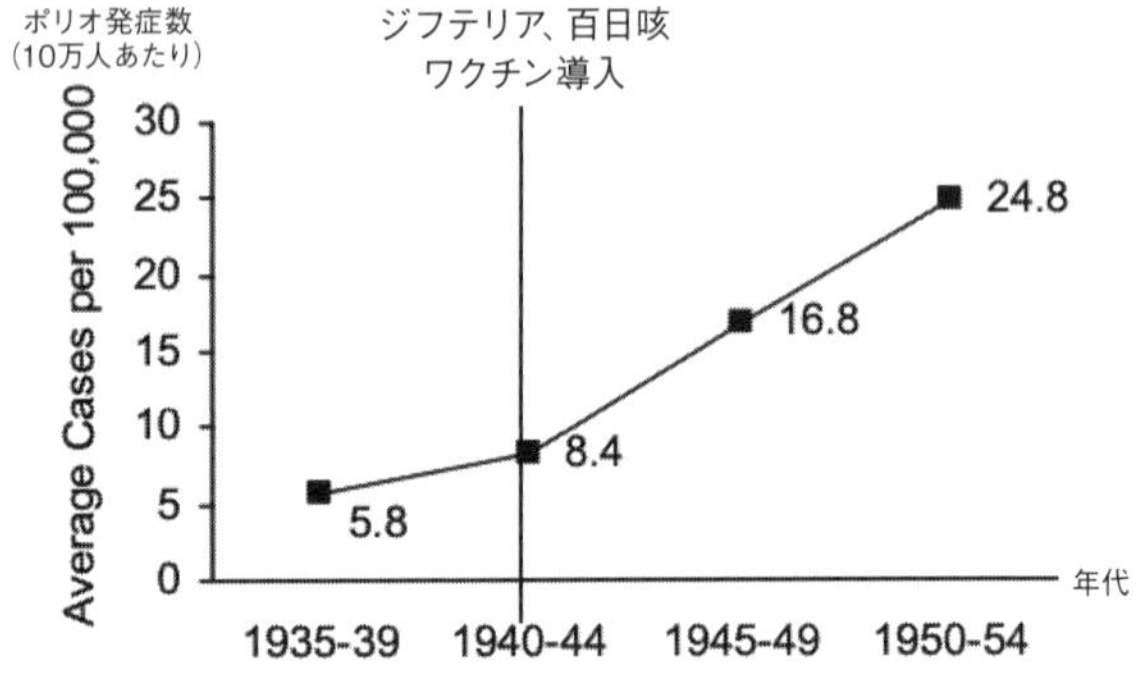

Medical Veritas 1 (2004) 239-251

ワクチン接種後の平均23～30日後に、特に注射した側の腕や足に麻痺（ポリオと診断）が認められた。1940-44年のジフテリアー百日咳ワクチン接種導入後にポリオ発症数が増加している。

ワクチン注射誘発症候群(vaccine provocation syndrome or provocation poliomyelitis(PPM))

●さまざまなワクチン接種などの注射によっても、ポリオの発症率が高まることが相次いで報告される。

Front Immunol. 2012 Mar 22;3:49
Lancet 659-663 (Apr.8), 1950
M. Officer 83:137-140(Apr.8), 1950

●ワクチン接種後の平均23〜30日後に、特に注射した側の腕や足に麻痺が認められました（当時は、ジフテリア－百日咳－破傷風（DPT）ワクチン接種が最も麻痺をもたらした）。マウスの動物実験でも注射した脚に麻痺が出現することが確認されている。

Proc Soc Exp Biol Med. 1951 Aug;77(4):834-6

●ポリオワクチン導入後30年後でも、多数の症例でワクチン注射後の麻痺の症例が認められた。

Social History of Medicine 2013, 26(4):759-778
Transactions of the Royal Society of Tropical Medicine and Hygiene, 79, 3 (1985): 355-8

ワクチン注射誘発症候群のメカニズム

逆行性軸索輸送 (retrograde axonal transport)

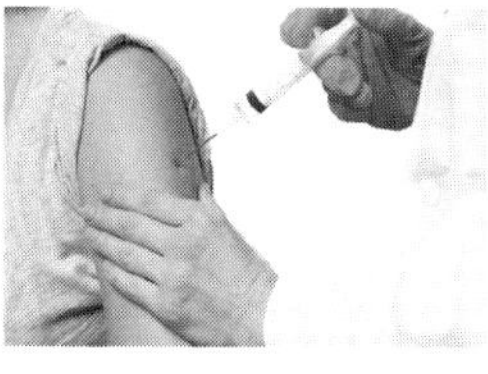

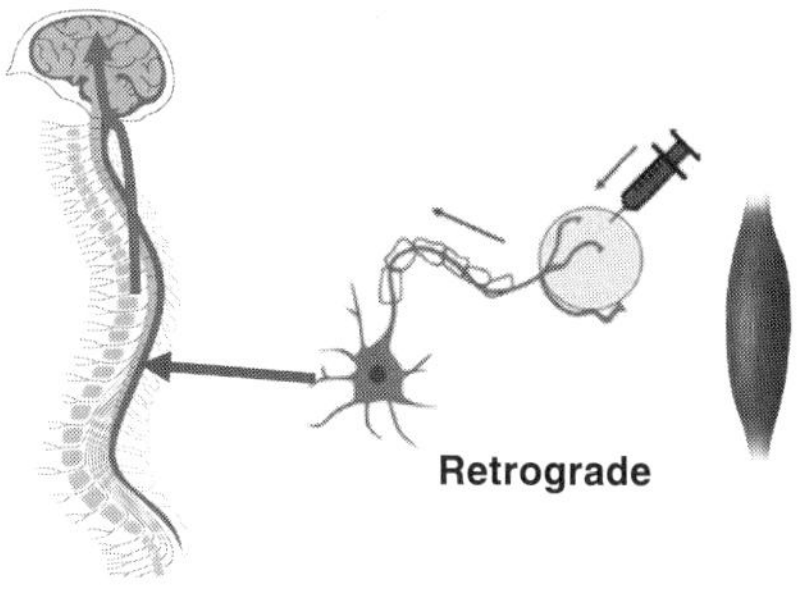

筋肉に炎症を引き起こした場合、そこに分布する神経を伝って脊髄から脳へと毒性物質が入り込むことができる。

J Virol. 1998 Jun;72(6):5056-60

子（ウイルスと想定されるもの）やアジュバントを脊髄や脳に容易に侵入させる働きをします【392】。

通常、脳脊髄には毒性物質をシャットアウトする関門（blood brain barrier）があるために、毒物は侵入することができません。しかし、筋肉に炎症を引き起こした場合、そこに分布する神経を伝って脊髄から脳へと毒性物質が入り込むことができるのです。これを「逆行性軸索輸送（retrograde axonal transport）」といいます。脳や脊髄から筋肉などの末梢組織には、神経が分布していますが、その神経は、脳・脊髄からの物質・情報（電気信号）の輸送（順行性軸索輸送、antegrade axonal transport）と末梢組織から脳・脊髄への輸送（逆行性軸索輸送、retrograde axonal transport）の双方向があります。ワクチン

ポリオ生ワクチンによる死亡を含めた副作用の発生（1990年代半ば、米国）

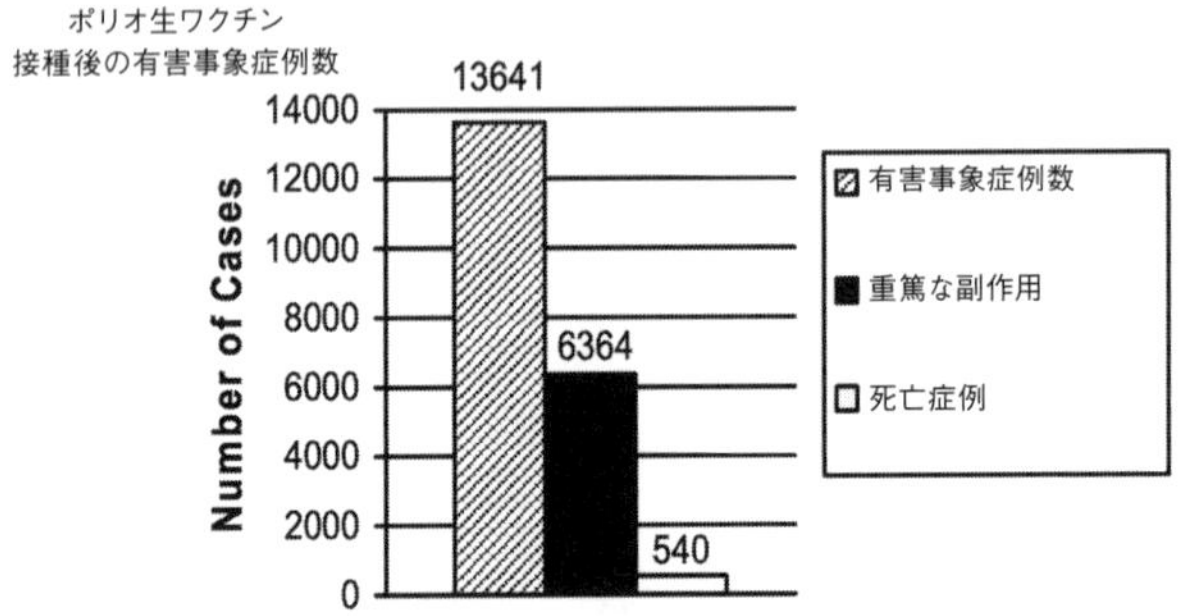

Vaccine Adverse Event Reporting System(VAERS); OPV Vaccine Report: Doc. #14

1990年代半ばのワクチン有害事象報告制度（VAERS）の報告では、5年間未満でポリオの生ワクチン（OPV）による副作用は、13,641名、そのうち重篤な副作用は6,364名、死亡者は540名にのぼる。過少申告が問題になっているワクチン有害事象報告制度（VAERS）ですらこの数字なので、実際の副作用や死亡数は計り知れない。

の筋肉注射などで筋肉に引き起こされる炎症によって、ワクチンの毒物が逆行性に筋肉から神経を伝って、脳・脊髄に侵入して脳と脊髄に炎症を引き起こします。実際のポリオの発症は、このように医療行為によっても引き起こされていたのです。

ポリオに関しては、この不活性ワクチンの注射だけでなく、その後に開発された経口の生ワクチンもポリオを発生させています。１９９２年には、米国疾病予防センター（ＣＤＣ）自らが、１９７９年以降のポリオのアウトブレイクは、ポリオの生ワクチン（ＯＰＶ）によるものが主因と認めたくらいです【393】。１９９０年代半ばのワクチン有害事象報告制度（ＶＡＥＲＳ）の報告では、５年間未満でポリオの生ワクチン（ＯＰＶ）による副作用は、１万３６４１名、そのうち重篤な副作用は６３６４名、死亡者は５４０名にのぼることが報告されています。過少申告が問題になっているワクチン有害事象報告制度（ＶＡＥＲＳ）ですら、この数字ですから、実際の副作用や死亡数は計り知れません。

■アジュバントが引き起こす慢性炎症疾患

拙著『ウイルスは存在しない』に詳述しましたが、ウイルスは実際には単離されていないことから、ワクチン製造には培養細胞抽出液が入っていることになります。その精製した抽出液（ウイルスが入っていると想定している）そのものでは炎症を引き起こしにくいことが過去の実験でわかっています。そこで、さまざまなアジュバント（adjuvant）とよばれる炎症性物質を添加しているのがワクチンの設計なのです【394】。

ワクチンの設計そのものが、ウイルスとよばれる微生物（実際は培養細胞の精製抽出液）では接種（注射）という危険な投与方法によっても、ポリオと診断されるワクチン誘発麻痺を誘発する以外、他者に感染しないことを雄弁に物語っています（パスツールの「病原体仮説」の誤り）。近年になって問題となっているワクチンによって起こる自己免疫疾患の原因は、このような病原性微生物を入れた抗原にあるのではなく、ワクチンに添加されているアジュバントが主因となっているのです。これは「アジュバント誘発性自己免疫症候群（Autoimmune（Auto-inflammatory）Syndrome Induced by Adjuvants, ＡＳＩＡ）」と呼ばれ、現代医学でさえ認識しているところです【395・396】。

子供に対するワクチンの定期摂取は、横断性脊髄炎、糖尿病、多発性硬化症、ＮＭＤＡ脳炎などの自己免疫疾患のリスクを高めることはすでに報告されています【397】。現在の子供に対する20種類のワクチンや季節性のインフルエンザウイルスワクチンなどに使用されているアジュバントにアルミニウム（alum adjuvant）があります。ワクチンの主成分は、このアジュバントが占めています。ワクチンには、抗原（バクテリアの構成成分など）の１０００倍以上の量のアルミニウム（alum adjuvant）が入っています。ワクチン溶液が濁っているのは、このアルミが高濃度で入っているからです【398】。

しかし、ワクチンの主体といってもアルミニウムが健康被害を引き起こすにしては微量ではないかという議論があります。さて、それは本当でしょうか？　欧米では生後8週間で接種するジフテリア、破傷風、百日咳、B型肝炎、ポリオ、インフルエンザ桿菌を混合したワクチン（INFANRIX hexa®）を例にとってみていきましょう。

このワクチンにはアルミニウム塩（aluminium salt）がアジュバントとして主成分となっていますが、純粋のアルミニウム量として0・5㎖中0・82㎎（60 mmol/L）入っています。このアルミニウム量は、ワクチンを筋肉内接種すると、ほぼ全量が血液に吸収されます。経口摂取の場合は、小腸の吸収効率および肝臓で解毒されるために、全量が入ることはありません。

アルミニウムは母乳で0・005㎎／日の概算の摂取量とされています【399】。生後8週間では、母乳であればトータル0・28㎎となります（0・005×56）。1回のワクチン接種によるアルミニウム量「0・5㎖中0・82㎎」はその3倍にものぼります。免疫（形態形成維持）の要であるマクロファージは、アルミニウムの濃度が10 mmol/Lで半数が死滅してしまいます【400】。この濃度は、前述のワクチン接種で入る量の6分の1程度の量です。

リンパ球は、アルミニウムの濃度が0・020mmol/Lで遺伝子にダメージが起こります【401】。これは、ワクチン接種で入る量の3000分の1でしかありません。またアルミニウムの濃度が0・6mmol/Lで、リンパ球が著明に機能障害を起こすことも分かっています【402】。この場合でも、ワクチン接種で入る量の100分の1です。脳の海馬という部位の神経細胞では、アルミニウムの濃度が0・05mmol/Lで50%の機能停止を起こします【403】。この量も、ワクチン接種で入る量の1200分の1程度の量です。

1回のワクチン接種でも、全身のさまざまな細胞にダメージを与えるのに十分な量なのです。そして生後150日以内にあと2回アルミニウム入りのワクチンを接種しなければなりません。2016年の米国のデータでは、ワクチンによるアルミニウムの蓄積量は年々増加し、たった生後18ヶ月で4925μg(マイクログラム)のアルミニウム量がワクチンから入ることが報告されています【404】。

このアルミニウムもリンパ節や脳組織に長期に渡って蓄積することが確認されています【405・406】。このアルミニウムの蓄積によって、慢性疲労症候群様症状(関節・筋肉痛、慢性

米国の乳児が受けるワクチンに含まれるアルミニウム量

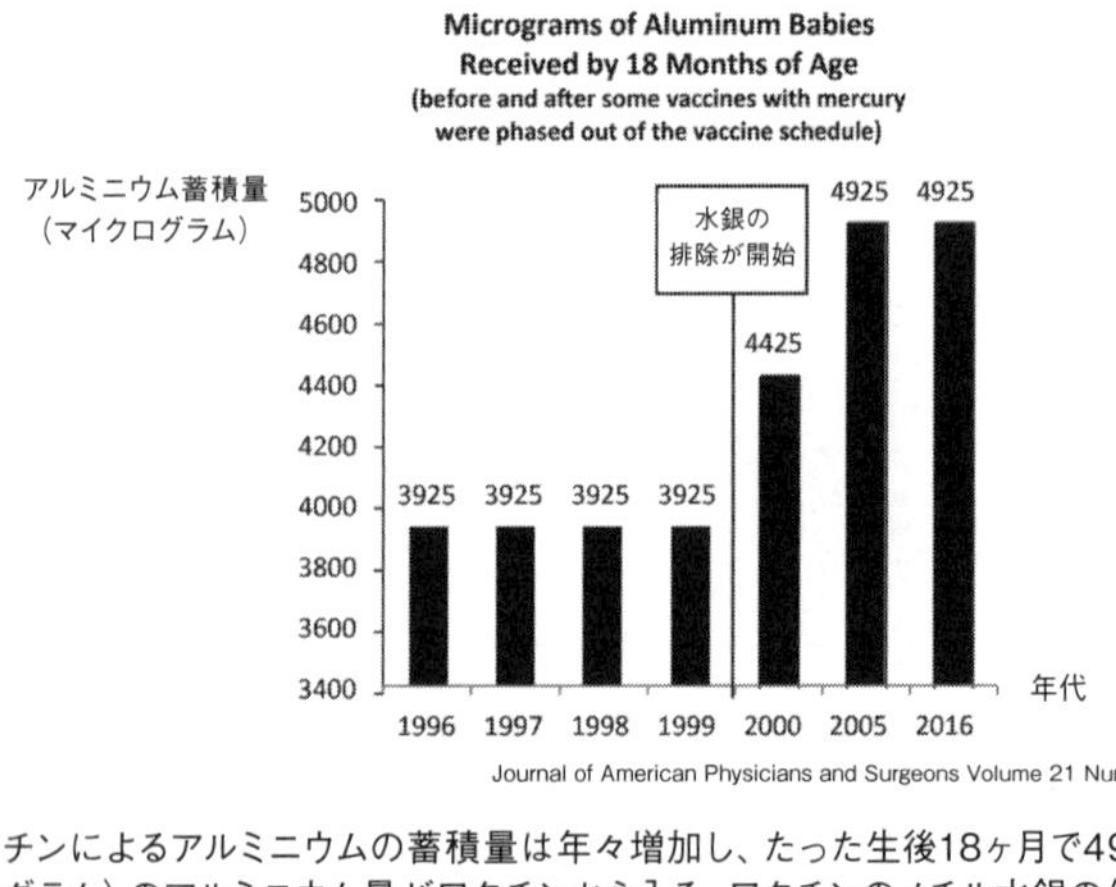

Journal of American Physicians and Surgeons Volume 21 Number 4 Winter 2016

ワクチンによるアルミニウムの蓄積量は年々増加し、たった生後18ヶ月で4925μg(マイクログラム)のアルミニウム量がワクチンから入る。ワクチンのメチル水銀の使用が制限された2000年以降は、ワクチンに含まれるアルミニウムの量は25%増加している。

疲労）、認知機能障害、筋ジストロフィー、視覚・感覚障害、脳の血流障害、貧血などが引き起こされます【407・408・409・410・411・412・413】。

ＭＭＲワクチンについては、アジュバントであるメチル水銀によって自閉症が引き起こされることを拙著『新・免疫革命』で詳述しました【414・415】。これはアジュバントがアルミニウムであるワクチン接種でも起こりえます。アルミニウムが原因で起こる「マクロファージ性筋膜炎（macrophagic myofasciitis）」というアジュバント誘発性自己免疫症候群（ＡＳＩＡ）では、認知・遂行・注意・言語に関する記憶障害といった自閉症スペクトラムと重複する脳機能障害が認められます【416・417・418・419】。２０１８年には、５名の自閉症の脳組織において、アルミニウムの高い蓄積量を確認した研究が報告されています【420】。現在ワクチンに使用されているアルミニウム化合物（水酸化アルミニウム、リン酸アルミニウム）は、ナノ化されています。これらのナノ粒子は、マクロファージなどの白血球が掃除して飲み込みますが、ここで糖のエネルギー代謝が低下していると、そのマクロファージは脳の血液関門をくぐり抜けて脳に到達します【421・422・423】。このアルミをかかえたマクロファージは、脳で炎症を引き起こすことで自閉症などの脳機能障害を誘発します。

アルツハイマー型認知症の特徴的所見は、アミロイドベータ（β）タンパク質の脳内蓄積です。このアミロイドタンパク質は、鉄と結合して沈着します。ちょうどリポファッシン（老人斑）と同じく、「変性タンパク質（プーファによる）＋鉄」の構造をしています。ここにアルミニウムが介在すると、「アミロイドタンパク質＋鉄」の中でフェントン反応（酸化還元反応）が起こり、大量に活性酸素が放出されます【424】。これが現代人の脳細胞に蓄積しているプーファと反応して、過酸化脂質（アルデヒド）が発生し、さらに変性アミロイドタンパク質が蓄積していきます。この悪循環によって、脳神経細胞が死滅していくのです。

またアルミニウムのナノ粒子にタンパク質が付加した変性タンパク質（プロテインコロナ）は、強力な炎症ゴミとなります。アルツハイマー病に特徴的な変性タンパク質（タウタンパク、tau protein）は、アルミニウムによってタンパク質が凝集したプロテインコロナの一種です【425】。

このようなアルミニウムとタンパク質の結合した変性タンパク質は、アレルギー疾患の

白血球に飲み込まれたアルミニウムのナノ粒子

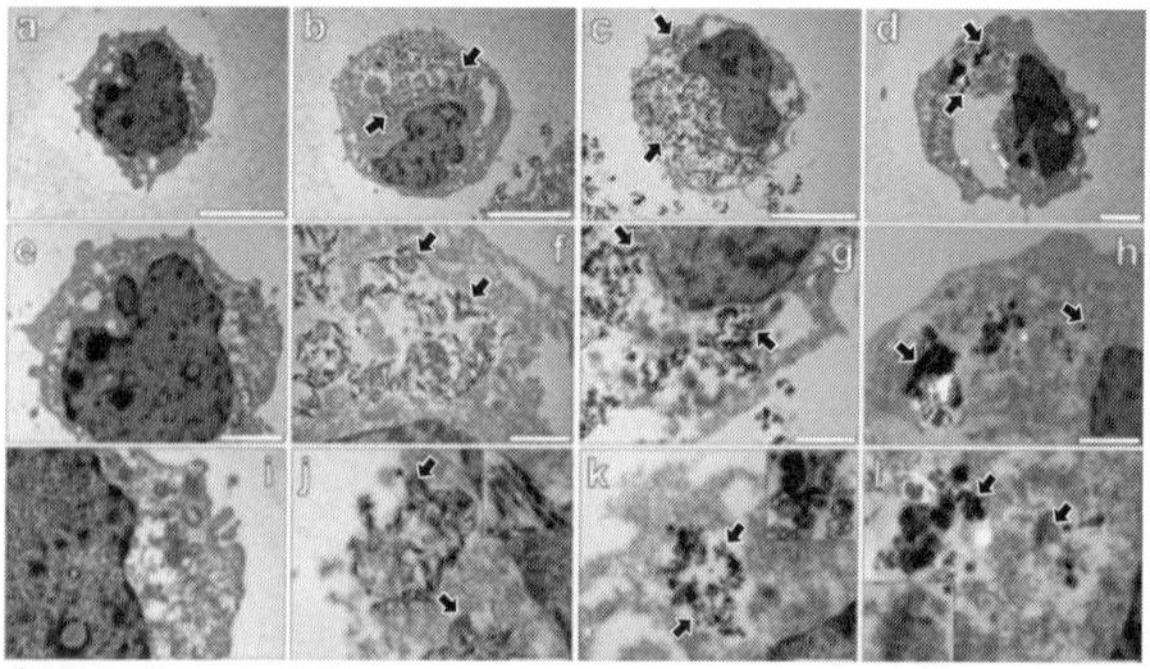

➡ アルミニウムのナノ粒子　　Sci Rep. 2016; 6: 31578

現在ワクチンに使用されているアルミニウム化合物（水酸化アルミニウム、リン酸アルミニウム）は、ナノ化されている。これらのナノ粒子は、マクロファージなどの白血球が掃除して飲み込むが、ここで糖のエネルギー代謝が低下していると、そのマクロファージは脳の血液関門をくぐり抜けて脳に到達する。このアルミをかかえたマクロファージが脳で炎症を引き起こすことで自閉症などの脳機能障害が発生する。

原因にもなります【426】。ラットの食品アレルギーモデルを作成するには、アルミニウムの入ったワクチンをラットに注射するだけで可能です。例えば、卵タンパク質と同時にアルミニウムを投与すると、そのラットは、卵アレルギーになるのです。

ワクチンのエチル水銀アジュバント（サイメロサール、thimerosal）は、前述した川崎病と深い関係にあります。「肢端［先端］疼痛症（acrodynia）」という水銀によって引き起こされる病態があります。これは、昔、ベビーパウダーに水銀を添加していたことから、乳幼児に多発しました【427】。このエチル水銀によって引き起こされる肢端疼痛《したんとうつう》症の症状は、発熱や発疹も含めてなんと川崎病の症状そのものなのです【428】。実際に水銀添加のワクチンの後にも肢端疼痛症と診断されてい

ワクチンに含まれるアルミニウムによる変性タンパク質（プロテインコロナ）

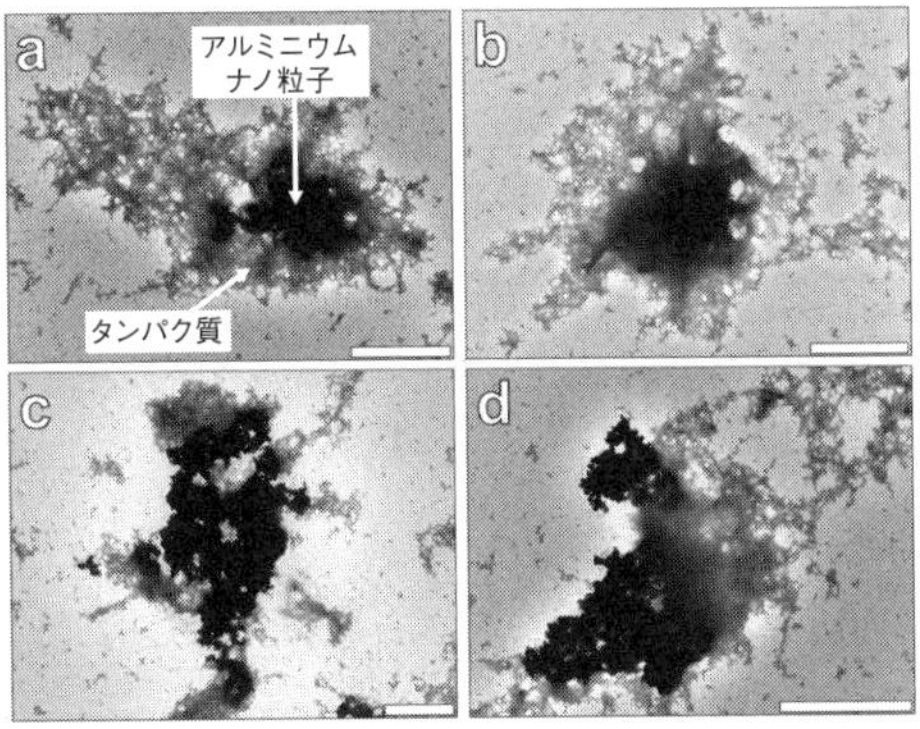

Sci Rep. 2016; 6: 31578

アルミニウムのナノ粒子のコアにタンパク質が付加した変性タンパク質（プロテインコロナ）は、強力な炎症ゴミとなって、自閉症、認知症、ガン、自己免疫疾患などを誘発する。

る症例が報告されています【429】。さらに言うと、同じ有機水銀のメチル水銀で引き起こされる水俣病も、肢端疼痛症を呈します。つまり、ポリオをギランバレー症候群や無菌性髄膜炎という別名で呼んでいるのと同じく、有機水銀で引き起こされる病態を肢端疼痛症、川崎病や水俣病と別名で呼んでいるだけなのです。

私たちは、鉄を含めて重金属の排出が苦手なため、アジュバントで使用される重金属は体内に分解されずに蓄積していきます（long-lasting biopersistence）。これらワクチンのアジュバントを体内になるべく入れないことが、重金属関連の組織障害から身を守る最善策になります。その意味でも、重金属のアジュバントが主成分のワクチン接種は百害あって一利なしなのです。

■湾岸戦争後遺症とワクチン

1990~1991年の湾岸戦争に参加して帰還した健康だった若い兵士たちに、原因不明の病態が起こることが報告されるようになりました。その謎の病態とは、全身疲労、頑固な頭痛、筋肉痛、手足のしびれや異常感覚、記憶障害・集中力低下などの認知障害、不眠・抑うつなどの精神症状、皮膚の皮疹や脱毛、便秘・下痢などの消化器症状、咳・喘息などの呼吸器症状、心筋梗塞・高血圧などの心臓血管症状、化学物質過敏症など複数の臓器に多岐に渡る病態です【430・431】。これらを総称して、湾岸戦争後遺症（Gulf War Illness, GWI）と呼んでいます。米国だけでも、１９９９年までに11万人を超える症例が報告されています。これは派遣された兵士の４分の１の人数にのぼります。

これらの症状は、まさに甲状腺機能低下症の部分症状ですが、湾岸戦争後30年を経過した現在でも、帰還兵を苦しめています。なぜ湾岸戦争帰還兵にこのように多岐にわたる症状が多発したのでしょうか？

私はこの湾岸戦争後遺症（Gulf War Illness, ＧＷＩ）の存在を知ったとき、当時、砲弾に使用された劣化ウラン（depleted uranium）に被曝したのが原因だと睨んでいました。しかし、湾岸戦争に駆り出された兵士たちには、急ぎで大量のワクチン接種が行われていたのです。兵士たちは、短期間に炭疽菌、ポリオ、黄熱病、ジフテリア、百日咳、破傷風、ボツリヌス菌、コレラ、髄膜炎菌など複数のワクチンを接種させられました【432】。兵士たちは、トレーニング期間の最初の２週間に17種類の抗原を接種させられました。70％の兵士は５つ以上のワクチンを、そして残りの30％は10以上のワクチンを強制接種させられたのです【433】。まさに兵士たちは、ワクチンの実験台となったのでした。

そして、ワクチン摂取回数と発症には強い相関関係が認められています【434】。イギリスの疫学的調査では、農薬・殺虫剤の曝露とワクチンの摂取回数が湾岸戦争後遺症（ＧＷＩ）と関連していました。さらに、症状の重症度とワクチンの回数に強い相関関係が認められました【435】。

そして、オーストラリアの湾岸戦争帰還兵の調査では、実際に戦場に行かなかった兵士たちのほうが、湾岸戦争後遺症（ＧＷＩ）に悩まされていたのです。戦場に行かなかった兵士たちのほうが、ワクチン摂取回数（最大で10回以上）が多かったのです【436】。

戦場に行かなかった兵士にも、湾岸戦争後遺症（ＧＷＩ）が発症したという事実は、戦場での劣化ウランや化学物質の曝露、戦場でのストレスという要因は除外されます。戦場に赴いた兵士とそうでない兵士に唯一共通しているのが、短期間の複数回のワクチン接種です。

さらに、中東以外の他の地域で任務にあたった兵士たちも、ワクチン接種者と非ワクチン接種者の間で、前者が有意に高い湾岸戦争後遺症（ＧＷＩ）の発症率を示しています【437】。これらの複数のワクチンの中でも、とりわけ炭疽菌ワクチン接種群では、強い関節痛、慢性疲労、不眠、逆流性食道炎などの症状が有意に高く、健康状態が低下していることが報告されています【438・439】。実際に、湾岸戦争に駆り出された兵士たちが受けたワクチンのアルミニウムの量をマウスに投与すると、脳神経細胞が死滅し、湾岸戦争後遺症（ＧＷＩ）に相当する認知障害や運動障害が起こることが確認されています【440】。

湾岸戦争後遺症（ＧＷＩ）の症状は、ワクチンによって誘発される慢性疲労症候群、マクロファージ性筋膜炎、子宮頸癌ワクチン接種後遺症（Post-HPV Vaccination Syndrome）と症状がほとんど同じです【441・442】。マクロファージ性筋膜炎は、前述した通り、アルミニウムによって引き起こされる慢性疲労、全身痛、認知障害などの慢性炎症疾患です。アルミニウムが添加されたＢ型肝炎ウイルスワクチン接種後に多発した病態です【443】。子宮頸癌ワクチン接種後遺症は、日本、デンマーク、米国、メキシコ、イタリアの世界各国で認められている子宮頸癌ワクチン接種後の慢性疲労、頭痛、めまい、線維筋痛症、体位性頻脈症候群（postural orthostatic tachycardia syndrome）、甲状腺炎などの病態を総称しています【444・445・446・447・448・449・450・451】。子宮頸癌ワクチン接種後遺症の体位性頻脈症候群などの自律神経異常は、湾岸戦争後遺症（ＧＷＩ）でも認められます【452・453】。

これは要素還元主義の現代医学によくあることですが、原因が同じものが違う病名で呼ばれて、それぞれ別々の治療が提供されているということです。その原因とは、ずばりワクチンのアルミニウムに代表されるアジュバントです。したがって、これらの原因不明の病態と呼ばれるものは、すべて前述したアジュバント誘発性自己免疫症候群（ＡＳＩＡ）なのです。

■子宮頸がんワクチン（ＨＰＶワクチン）の副作用

子宮頸がんワクチンは、２００６年から欧米で認証をとって接種開始されています。しかし、接種が開始されて数年以内に体位性起立性頻脈［頻拍］症候群（postural orthostatic tachycardia syndrome, ＰＯＴＳ）や複合性局所疼痛症候群（complex regional pain syndrome, ＣＲＰＳ）といった重篤な副作用が発生することがレポートされていました【454】。体位性起立性頻脈

［頻拍］症候群（ＰＯＴＳ）や複合性局所疼痛症候群（ＣＲＰＳ）のいずれもが入院を要する病態で、なんらかの後遺症あるいは日常生活に支障を来すものです【455】。デンマークでは、このような子宮頸がんワクチン接種後の重篤な副作用が３６３症例にのぼり、かつ日本などからも同様の報告があったため、２０１５年からは接種率が大幅に減少しています。この子宮頸がんワクチンの副作用および調査を依頼された欧州医薬品庁（European Medicines Agency, ＥＭＡ）は、それまでの子宮頸がんワクチンの安全性を調べた研究をまとめて、「子宮頸がんワクチンは安全である」という結論を出しました。

その欧州医薬品庁（ＥＭＡ）が副作用調査で行ったことは、単にワクチンメーカーにデータの提出を求めただけでした。つまり、ワクチンメーカーではない独立機関の研究内容を除外したのです【456】。スウェーデンのウプサラにあるＷＨＯ医薬品副作用情報収集センター（Uppsala Monitoring Centre, ＵＭＣ）では、子宮頸がんワクチンは他のワクチンよりも、体位性起立性頻脈［頻拍］症候群（ＰＯＴＳ）発生率が82倍高いというデータが集積されていましたが、このようなデータは解析から除外されています。体位性起立性頻脈［頻拍］症候群（ＰＯＴＳ）は、「めまい、動悸、頻脈、振戦、全身疲労、立ちくらみ、意識消失」などが特徴的な症状で、ワクチン接種後にこれらの症状を呈した症例のデータが求められています。しかし、「ガーダジル（Gardasil）」という子宮頸がんワクチンを製造しているサノフィ（Sanofi Pasteur MSD）の調査を詳細に見ると、このような症状に合致した症例をピックアップせずに、「立ちくらみ」

あるいは「動悸とめまい」という検索にひっかかるデータしか解析していない不十分なものであることが判明しています【457】。体位性起立性頻脈［頻拍］症候群（POTS）に関するレポートの過少申告の問題は、すでに2012年から指摘されていることです【458】。

また子宮頸がんワクチンの安全性を確かめる研究をまとめて解析するメタ解析のレビューが2020年に報告されていますが、この解析に含まれる研究のうち、真のプラセボ（生理食塩水）を用いたランダム化二重盲検比較試験（RCT）を行ったものは皆無です。プラセボ（コントロール群）といっても、アルミニウムなどのアジュバントが入った溶液を注射したグループと比較しているのです【459】。これは、もちろん子宮頸がんワクチンの副作用を矮小化させるための姑息な手段です。2010年から開始されている9価のガーダジル（Gardasil）ワクチンの臨床試験では、プラセボ群として306人の生理食塩水を注射したグループを設置しています。しかし、このプラセボグループの人たちは、すでに4価のガーダジル（Gardasil）ワクチンを接種した後の人たちであり、実際は、9価と4価のガーダジル（Gardasil）ワクチンの比較をしているに過ぎません【460】。そのほか、プラセボとして比較しているのは、子宮頸がんワクチンと同じアジュバントを使用しているAおよびB型肝炎ワクチンの接種者などであって本来のプラセボ比較試験は皆無なのです【461】。2018年のコクランのレビューでさえ、これらの偏ったデータの解析から、子宮頸がんワクチンには害がないとしていますが、実際の副作用発症を過小評価していることが指摘されています【462】。

この欧州医薬品庁（ＥＭＡ）は、米国における食品医薬品局（ＦＤＡ）と同等の機能をもつ役所です。つまり、欧州医薬品庁（ＥＭＡ）も漏れなくビッグファーマやワクチンメーカーとは回転ドアの関係にあるということです。欧州医薬品庁（ＥＭＡ）の諮問委員会のトップであったアンドリュー・ポラード（Andrew Pollard）氏もワクチンメーカーと金銭的つながりがあることが報告されています【463】。

■子宮頸がんワクチン（ＨＰＶワクチン）も百害あって一利なし

子宮頸がんもウイルス（ヒトパピローマウイルス、ＨＰＶ）によって引き起こされるとする現代医学の主張は一度も証明されたことがありません。性交渉を行っている人（sexually active people）の80％は、ヒトパピローマウイルス（human papillomavirus, ＨＰＶ）を持っています。しかし、子宮頸がんになるのはそのほんの一部です。

ヒトパピローマウイルス（ＨＰＶ）陽性の子宮頸がん（high-grade CIN3）と診断されている女性の70％は無治療で自然退縮していきます【464】。このことからも、子宮頸がん発症は、ヒトパピローマウイルス（ＨＰＶ）感染だけでは成立しないことが明白です。

それでは何が子宮頸がん発症の原因になっているのでしょうか？

その鍵を解くには、過去に大きな問題を引き起こした薬害事件が非常に参考になります。それは、エストロゲン製剤「ジエチルスチルベストロール（Diethylstilbestrol, ＤＥＳ）」です。あの赤ワインのファイトケミカルである「レスベラトロール」と同じグループです。

この合成エストロゲンは、１９４０年代以降、更年期障害・老人性膣炎・不妊症・切迫流産防止などの目的で広く使用されました。あるいは家畜の飼料にも添加されました（肉を嵩増しするため）。ジエチルスチルベストロール（ＤＥＳ）の投与を受けた妊婦から生まれた女児やその孫に子宮頸がんの発生率が高くなったのです【465】。母体そのものも乳がんの発生率が高まり、社会的大問題に発展したのです。

さて、子宮頸がんは、エストロゲンを産生する酵素をブロックすることでも予防できることが報告されています【466】。このことから、ウイルスではなく、エストロゲンが子宮頸がんの発生に深く関与していることが分かります。そして２０１９年の研究で、さらにこのことが証明されました【467】。

マウスの子宮頸がんモデルの実験で、プロゲステロン投与によって、病変を縮退することが判明したのです。プロゲステロンは最強の抗エストロゲン作用を持つホルモンです。２０２０年の研究でも、やはりエストロゲンが子宮頸がんの原因であることを証明しています。あらゆる癌にプーファ（多価不飽和脂肪酸）、ヒスタミン、エストロゲン、セロトニンなどのストレス物質が関与していることをここ数年繰り返しお伝えしています（拙著『ガンは安心させなさい』参照）。ヒスタミンは、アレルギーなどの炎症を引き起こす物質としてみなさんもご存じだと思います。

このヒスタミンは、エストロゲン作用（エストロゲン受容体αを発現させる）をすることで、発がんを促します。皮膚の癌である悪性黒色腫（malignant melanoma）も、エストロゲンがその主原因ですが、ヒスタミンをブロックすることで抑制し、生存率を高めることが報告されています【468】。マウスの子宮頸がんモデルおよびガン細胞実験（in vivo & vitro）において、ヒスタミンおよびエストロゲンをブロックする物質の投与でガンが抑制されたのです【469】。この物質はオレンジや玉ねぎなどに含まれるアピゲニン（apigenin）と呼ばれるフラボノイドです。

アピゲニンは、植物性エストロゲン（エストロゲンと構造が類似）ですが、大豆と違ってエストロゲンをブロックする作用を持ちます。このようにエストロゲン-ヒスタミンが主原因として同定されている癌は、子宮頸がんの他に、子宮体がん、肺がん、前立腺がん、乳がんなどがあります。

真の原因と無関係に施行されている子宮頸がんワクチンは、逆に多くの副作用が報告されています。その副作用があるために、製薬会社が資金を提供している研究では、あらゆるワクチンにおいて、ワクチン接種群とプラセボ（生理食塩水）群とのランダム化比較試験（RCT）はほとんどありません【470】。子宮頸がんワクチン接種群と比較されている大半の研究は、そのワクチンに入っているアジュバントのアルミニウムを注射しているグループです。子宮頸がんワクチン（HPV vaccine, GARDASIL）の臨床試験の結果を製造会社のメルク（Merck）が公表しています【471】。

この資料によると6つの臨床試験のうち、5つはアルミニウムのアジュバントが入っているグループとの比較で、生理食塩水を使用しているグループとの比較をした臨床試験は1つだけでした。しかも、ワクチン接種グループとのさまざまな副作用の比較において、生理食塩水だけのグループとの比較はなく（注射部位の炎症の比較だけ）、なんとアルミニウムのアジュバントだけと生理食塩水のグループを一まとめにして、ワクチン接種グループと比較しているのです。これは、明らかな統計の不正行為です。これもワクチン接種グループと生理食塩水接種グループの単純比較で、有意にさまざまな副作用が出ることを隠蔽するための姑息な統計操作の一つです。

2017年にビッグファーマのメルクの子宮頸がんワクチン（GARDASIL®）の安全性を調べた研究が報告されています【472】。この研究では、9つの変異ウイルスを入れた子宮頸がんワクチン接種は、4つの変異ウイルスを入れたものの接種よりもより重篤な全身の副作用が出現したことが明らかにされています。この論文では、2017年の時点でプラセボに生理食塩水を使っているランダム化試験が2つだけ報告されていることが記されていますが、いずれもワクチン接種群により深刻な副作用が出現しています。コクランの2018年のレビューでは、25～45歳の女性ワクチン接種群において有意に死亡率が高いことが報告されています【473】。

２０２０年10月に「〈詳報〉ＨＰＶワクチンの決定的エビデンス：『ＨＰＶワクチンで子宮頸がんリスク大幅低下、初めて集団レベルで確認』」とトップを飾るニュースが医師向けの雑誌に流されました【474】。スウェーデンで２００６～２０１７年に10～30歳であった女性１６７万２９８３例を対象とし、対象が子宮頸がん発症、死亡、他国への移住、31歳到達などの条件を満たすまで子宮頸がん発症の有無を追跡しています【475】。

年齢、居住地域に加え、教育、世帯年収、母親の出身国、疾患歴といった親の背景因子などを調整して、子宮頸がんワクチン（ＨＰＶワクチン）を少なくとも1回は摂取したＨＰＶ接種群（52万７８７１例、19例が発症）では、1度も接種しなかった非接種群（１１４万５１１２例、５３６例が発症）と比べてリスクが63％低下していたといいます。さらに、17歳未満で接種した対象に絞ると、非接種群と比較してリスクは88％低下、17～30歳で接種した対象でも53％低下していたようです。

このことから、「接種が早期であるほどリスクが低下することが示された」としていますが、これは大きな間違いです。まず、疫学的研究は、相関関係しか論じることができません。それにもかかわらず、因果関係を示唆する結論になっています。今回の研究デザインである疫学的調査では、「子宮頸がんワクチン → 子宮頸がんの発症率の低下」という因果関係を証明したものではありません。あくまでも、子宮頸がんワクチンを接種した集団としていない集団の間での、限定された条件下で、子宮頸がん発症率を比較しただけの統計です。この論文の結果をよく読むと、ワクチン接種していないグループのほうが、教育レベルや収入レベルが低い傾向が読み取れます（この論文でも考察で言及している）。教育および収入レベルが、ガンなどの慢性病の発症に影響を及ぼすことは、疫学的調査の常識です（教育・収入レベルが低いと喫煙率が高まる）。

さらに、今回の調査では、子宮頸がん発症のリスク因子として認められている喫煙、性交渉、ピルの内服の有無、肥満といった要因を除外できていません。これらの発症に及ぼすさまざまな要因を「交絡因子（comfounding factor）」といいます。簡単に例を挙げると、ワクチンを受けたグループのほうに肥満が少ない場合は、ワクチンではなく肥満そのものが子宮頸がん発症のリスクを高めている可能性があるということです。

疫学的調査では、これらの結果に大きな影響を及ぼす交絡因子をなるべく除外（調整）しないと意味のない統計データとなります（ただし、過剰に調整しすぎることも誤った結果をもたらす）。その意味でも、重要な交絡因子を除外していない今回の疫学的調査はエビデンスレベルの低いものに該当します（もともと疫学的調査はエビデンスレベルが低い）。

この研究では30歳までの発症しか見ていませんが、世界的に見ても子宮頸がん発症のピーク年齢は、40～60歳です【476】。したがって、この研究では、実際の発がんの好発年齢まで追跡していないデータですので、ワクチンによって最終的に子宮頸がんが低下したかどうかはまだ判定できないはずです。以上から、この疫学的調査の論文は、子宮頸がんワクチンが浸潤性子宮頸がんの発症リスクを低下させたという〝印象〟だけを与えるもので、その因果関係（ワクチンで癌のリスクが低下する）など何一つ証明していないのです。

仮にヒトパピローマウイルス（ＨＰＶ）なるものが存在するとしましょう。それでも、エストロゲンによる発がんの随伴現象（たまたま発がん患者から見つかる、passenger virus）にすぎません。つまり、子宮頸がんの因果関係はエストロゲンにあり、ウイルスはたかだか相関関係（本当はこれさえも怪しい）くらいしかないのです。思春期の女の子にこのようなフェイクサイエンスに基づいた危険なワクチン（後遺症および死亡率を有意に高める）を注射するとは、狂人の末路としか言いようがありません。

■ワクチンによる感染症の悪化のメカニズム

私たちの免疫は、ワクチンによる感染（ワクチン抗原の注射）が起爆剤となって、その後の自然感染時により激しい炎症が引き起こされる可能性を示唆しています。これをワクチン抗原によるプライミング（priming）といいます。すでにサーズ（ＳＡＲＳ）の動物実験でこの現象は確かめられています。サーズウイルスのスパイクタンパク質を抗原としたワクチンをマウスに接種したのち、サーズウイルスを感染させると感染率および死亡率が高まったのです。つまりワクチンによって、感染が予防できないだけでなく、逆に肺の炎症を起こして死亡率を高めたのです【477】。フェレットを使った同様の実験では、サーズワクチン接種後のサーズウイルス感染によって肝炎も引き起こされました【478】。

太平洋アジアとラテンアメリカの発展途上国10ヶ国のデング熱ウイルスワクチン（サノフィ製、Sanofi Pasteur の Dengvaxia）を接種した3万5０００人のランダム化臨床試験で、5歳以下の子供のデング熱感染による入院の相対リスクが5倍に増加したことが報告されています【479・480】。ＷＨＯでさえも２０１6年7月に、このサノフィ製のデング熱ウイルスワクチンは、デング熱にまだ罹ったことのないヒトへの接種に警告を発しています【481】。臨床試験の実験場になったフィリピン政府もこのサノフィ製のデング熱ウイルスワクチンの接種を中止しました。

ワクチンによってなぜ予防するはずの感染症が悪化するのでしょうか？

これはワクチンによって産生される抗体そのものが、感染症を悪化させる要因になるからです。これを「抗体依存感染増強（antibody-dependent enhancement, ＡＤＥ）」といいます【482】。これは、私たちの細胞で作られる抗体が、ウイルスを細胞内に入れるのをむしろ促進する働きがあるとされているものです。またこの現象によって、ワクチンの予防目的以外の感染症を高めるエビデンスも報告されています。西アフリカにおいて子供に施行されたＤＴＰ（ジフテリア、破傷風、百日咳）ワクチンは、非接種の子供たちより、5倍の高い死亡率と相関していたという結果でした【483】。DTPワクチンを接種した子供は、ジフテリア、破傷風、百日咳以外の感染症で命を落とす確率が高くなったのです。

■ワクチンによる自己免疫疾患

2009年のH1N1インフルエンザワクチンによって、発作性睡眠（narcolepsy）が引き起こされたのは、自己の脳の特定の部位に存在するタンパク質を炎症ゴミとして認識してしまうために、その処理過程で炎症が引き起こされることが原因でした。新型コロナウイルスのタンパク質の多くは、私たちヒトの体内に存在するタンパク質と同じであることが報告されています【484】。

特に注目したいのは、新型コロナの遺伝子ワクチンに用いられているスパイクタンパク質です。遺伝子ワクチンに含まれているDNAやmRNA（メッセンジャーRNA）もスパイクタンパク質を細胞内で産生する設計になっています。このスパイクタンパク質は、胎盤、精巣、脳、皮膚のタンパク質の構成成分でもあります（表参照）。遺伝子ワクチンによって、スパイクタンパク質が自己産生されて、それに対する炎症が引き起こされる過程で、糖のエネルギー代謝が低下している場合は胎盤、精巣、脳、皮膚の構成成分のタンパク質まで炎症ゴミ（immunogen）として処理し始めます。

特に従来の水銀やアルミなどの重金属あるいはホルムアルデヒドなどの毒性物質が入っている場合は、それらの毒性物質によって変性した私たちの組織や細胞に炎症が引き起こされます。そして、ウイルスと現代医学が呼んでいるものは、実際は私たちの細胞の破片であり、変異する前のウイルスの遺伝子配列は私たちの細胞と同じものです（拙著『ウイルスは存在しない』参照）。つまり、ウイルスと同じ遺伝子配列をもつ胎盤や精巣に炎症が起これば、不妊になり、脳に炎症が起これば脳炎、自閉症、痙攣などが起こり、皮膚に

新型コロナウイルスのタンパク質は、ヒトの体内の組織でも認められる

タンパク質	新型コロナウイルスタンパク質	ヒトタンパク質	ヒトの体内での発現
1	ORF1ab polyprotein	alternative protein TJP1	全組織
2	ORF1ab protein	la-related protein 4 (LARP4)	Bリンパ球、形質細胞
3	ORF1ab polyprotein	IGJHCVR	全組織
4	ORF3a protein	PH domain and leucine rich repeat protein phosphatase	脳、肺、腎臓
5	ORF7a protein	sortilin related VPS10 domain containing receptor 1	脳、消化管、腎臓
6	ORF8 protein	ankyrin repeat and sterile alpha motif domain containing 1A	眼球、肺、消化管、腎臓
7	endoRNAse	DNA methyltransferase 1	脳、肺、消化管
8	helicase	IHCJ	Bリンパ球、形質細胞
9	leader protein	glutamate ionotropic receptor kainate type subunit 2	脳、腎臓
10	matrix protein	IHCJ	Bリンパ球、形質細胞
11	membrane glycoprotein	IHCJ	Bリンパ球、形質細胞
12	M protein	IHCJ	Bリンパ球、形質細胞
13	nonstructural protein NS2	pentatricopeptide repeat domain 1	全組織
14	nonstructural protein NS3	supervillin (SVIL)	目と血液以外の全組織
		Rap guanine nucleotide exchange factor 2	脳、骨髄
		T-cell receptor beta chain variable region	肺、骨髄、血液
		N-acetyltransferase 9 isoform	膵臓
		protein-tyrosine-phosphatase	全組織
15	nonstructural protein NS4	IGJHCVR	Bリンパ球、形質細胞
		General vesicular transport factor P115	筋肉
16	nonstructural protein NS7	Proteasome 26S subunit, ATPase 4	全組織
17	nonstructural protein NS8	Bromodomain and WD repeat domain containing 3	全組織
18	nonstructural protein NS9	S100 calcium binding protein A10	肺、血液
19	nonstructural protein NS10	Cartilage oligomeric matrix protein	脂肪組織、筋肉
20	RNA-dependent RNA polymerase	Elongator acetyltransferase complex subunit 3	全組織
		Hedgehog acyltransferase	全組織
		Semaphorin 3F	全組織
21	S protein	hCG23535	胎盤ホルモン
		Attractin-like protein 1	脳
		tetratricopeptide repeat protein 28	全組織
		follistatin-related protein	胎盤
		Metallothionein 1E	肝臓
22	Spike protein	Coiled-coil domain-containing protein 175 isoform X8	脳、精巣
		Follistatin-related protein 1 isoform X1	胎盤
		Keratin associated protein 4-7	皮膚
23	3C-like proteinase	Titin	心臓、筋肉
24	nonstructural protein NS7a	VPS10 domain-containing receptor SorCS1	甲状腺

J Transl Autoimmun. 2020; 3: 100051

新型コロナウイルスの構成タンパク質の大半は、ヒトの組織に認められるものである。ワクチンで使用されるスパイクタンパク質も、脳、胎盤、精巣、皮膚の構成タンパク質である。したがって、ワクチンによって炎症が起これば、これらの自己組織にも炎症が及ぶ。

炎症が起こればアトピーや乾癬に発展します。これがいわゆるワクチンの長期作用である自己免疫疾患の仕組みなのです。

なぜ自閉症とワクチンの関係は否定され続けているのか?

1962年の時点では、米国の子供は5歳になるまでに接種するワクチンは、最大でも3回でした。これが、1983年には3倍の10回になります。現在(2021)年では、5歳になるまでに接種するワクチンは、38回です。現在では、1962年の12倍以上のワクチンを5歳までに接種していることになります。ワクチン大国米国では、以下のワクチン接種がスケジュールに定められています。

- B型肝炎ウイルスワクチン
- ロタウイルスワクチン
- ジフテリア、破傷風、百日咳ワクチン(DTaP)
- インフルエンザ桿菌《かんきん》ワクチン(Hib)
- 肺炎球菌ワクチン(PCV13, PPSV23)
- 不活性ポリオワクチン(IPV)
- インフルエンザウイルスワクチン

・麻疹、おたふく風邪、風疹ワクチン（MMR）
・水痘ウイルスワクチン
・A型肝炎ウイルスワクチン
・ヒトパピローマウイルスワクチン（HPV）
・髄膜炎菌ワクチン

米国では、2ヶ月の乳児に、たったの15分間でB型肝炎ウイルスワクチン、ロタウイルスワクチン、ジフテリア、破傷風、百日咳ワクチン（DTaP）、インフルエンザ桿菌ワクチン（Hib）、肺炎球菌ワクチン（PCV13）、不活性ポリオワクチン（IPV）の6種類のワクチンを接種しないといけません。その2ヶ月後には、同じ6種類のワクチンを同時接種させられ、さらにその2ヶ月後（6ヶ月の乳児）には、これにインフルエンザウイルス

生後15ヶ月までのワクチンスケジュール（2020年、米国）

Vaccine	Birth	1 mo	2 mos	4 mos	6 mos	9 mos	12 mos	15 mos
B型肝炎ウイルスワクチン	1st dose	2nd dose			←3rd dose→			
ロタウイルスワクチン			1st dose	2nd dose	See notes			
ジフテリア、破傷風、百日咳ワクチン			1st dose	2nd dose	3rd dose			←4th dose→
インフルエンザ桿菌ワクチン			1st dose	2nd dose	See notes		←3rd or 4th dose, See notes→	
肺炎球菌ワクチン(PCV13)			1st dose	2nd dose	3rd dose		←4th dose→	
不活性ポリオワクチン			1st dose	2nd dose	←3rd dose→			
インフルエンザウイルスワクチン					Annual vaccination 1 or 2 doses			
麻疹、おたふく風邪、風疹ワクチン					See notes		←1st dose→	
水痘ウイルスワクチン							←1st dose→	
A型肝炎ウイルスワクチン					See notes		←2-dose series, See notes→	
破傷風、ジフテリア、百日咳ワクチン								
ヒトパピローマウイルスワクチン								
髄膜炎菌ワクチン			See notes					
肺炎球菌ワクチン（PPSV23）								

CDC, Recommended Child and Adolescent Immunization Schedule for ages 18 years or younger, United States, 2020

ワクチンを加えて7種類のワクチンを同時接種させられるのです。ちなみに、米国では18歳までに19種類のワクチンを72回接種します【485】。恐ろしい現実ですが、この乳幼児に対する無数のワクチン接種スケジュールの安全性を確かめた研究は存在していないのです【486・487】。

さて、自閉症とワクチンの関係を調べた研究では、13ヶ月の時点で最初に接種する麻疹、おたふく風邪、風疹ワクチン（MMR）を調べたものに限定されています。その他の乳児の間に接種するワクチンと自閉症の関係は調べられていないのです。さらにワクチンの成分と自閉症の関連では、エチル水銀との関係に限定された研究内容がほとんどです。米国疾病予防センター（CDC）が公表しているワクチンに含まれる37種類（本当は解析していない物質が無数にある）の成分のうち1つだけを取り上げて、自閉症との関係を調べているに過ぎないのです。

例えると、飛行機事故の原因を後ろの尾翼だけを調査して、尾翼の損傷と事故との因果関係だけを調べているのと同じことです。飛行機事故調査であれば、その他の胴体、両翼、計器類あるいは人為的な問題など、複数の要因を調べるはずです。

自閉症サイエンス財団（The Autism Science Foundation, ASF）というワクチンと自閉症の関係を否定するために設立された団体があります【488】。この団体は、ロタワクチンの開発者で、ワクチン推進者のポール・オッフィト氏（Paul A. Offit）がディレクターを務めています。このサイトに多数の自閉症とワクチンの関連を否定している27の医学論文が掲載されています。このうち、13はサイメロサール（エチル水銀）と自閉症との関係だけを調べたもので、10はM

ＭＲ（麻疹、おたふく風邪、風疹ウィルス）ワクチンと自閉症の関係を調べただけのものです。残りは、これらの論文をまとめて解析した医学論文です。したがって、このサイトに掲載されているように、自閉症とワクチンの関係を否定する医学論文は、多数のワクチンやワクチン成分のうち、「１種類のワクチン、１種類の成分」と自閉症との関係を調べているに過ぎないのです。

　乳幼児にワクチン接種回数が多いほど、入院率が高まることや、より幼い乳幼児ほどワクチン接種後に入院もしくは死亡する確率が高くなることが報告されています【489】。２０２０年の研究では、複数のワクチン接種を同時に行う（それだけ多くの炎症ゴミ（抗原）にさらされる）ことで、ビタミンＡの代謝がブロックされてビタミンＡ中毒となることで、

生後 18ヶ月までのワクチンに含まれる物質（米国）

2-フェノキシエタノール	界面活性剤	ラクトアルブミン加水分解物	塩化カリウム	サイメロサール（エチル水銀）
水酸化アルミニウム	抗生物質	メディアム199（細胞培養液）	リン酸カリウム	サルの腎臓細胞（Vero cell）
硫酸アルミニウムカリウム	デキストロース	無機塩類	ホウ酸ナトリウム	
アミノ酸	酵素	グルタミン酸ナトリウム	塩化ナトリウム	
硫化アンモニウム	エタノール	フェノール	リン酸ナトリウム	
ウシ血清	ホルムアルデヒド	リン酸	ソルビトール	
ヒヨコ胚細胞培養液	ゼラチン	硫化ポリミキシンB	大豆ペプトン	
ヒト胎児培養液	グルタルアルデヒド	ポルソルベート80	ショ糖	

『Vaccine Excipient Summary Excipients Included in U.S. Vaccines, by Vaccine』CDC, February 2020
https://jbhandleyblog.com/home/2020/7/29/sciencesettled

さまざまなワクチンによる自閉症などの慢性疾患の発症が引き起こされることが示唆されています【490】。

特に現代医学において、自閉症とワクチンの関連性を否定する根拠とされる2つの有名な医学論文は、何度見直してもエビデンスレベルが低いだけでなく、意図的に結果の解釈がねじ曲げられてマスコミに報道されています。まず1つ目の論文は、「ベルストライテン研究（Verstraeten study）」と呼ばれるものです【491】。この研究では、ワクチン接種によるサイメロサール（エチル水銀）曝露量が多いものは、少ないものよりも自閉症などの発達障害スペクトラム障害を引き起こしやすいかを調べたもので、毒の多少によって副作用の差を見るという目眩《めくらま》しのものです。なぜ目眩しなのかというと、本来はサイメロサ

複数のワクチン同時接種による病態のメカニズム

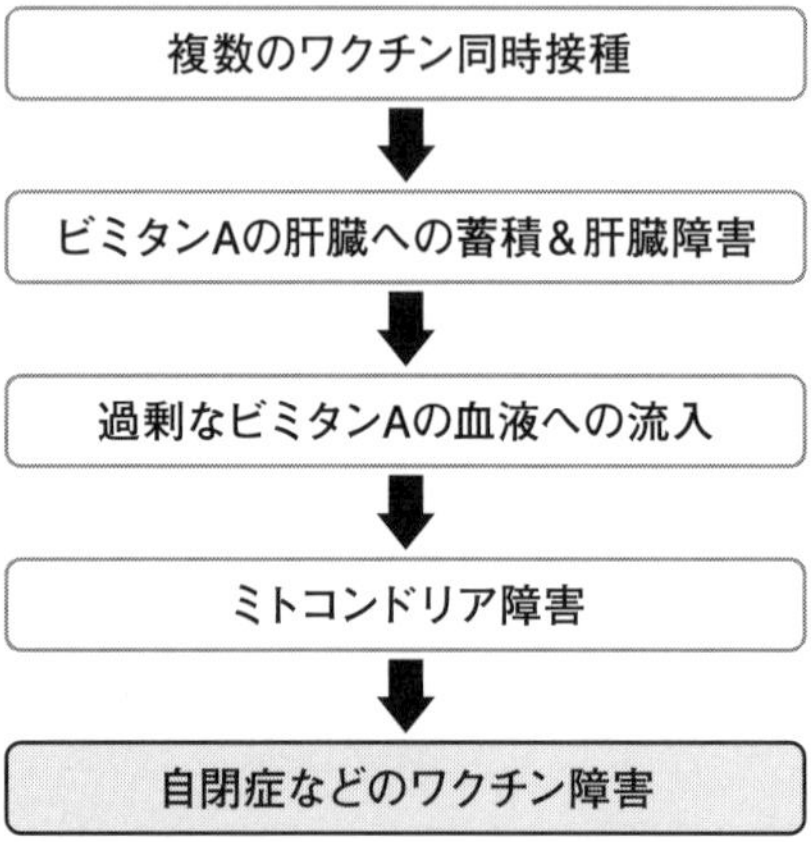

Vaccines (Basel). 2020 Dec; 8(4): 676

ール（エチル水銀）曝露量と非曝露群での比較をしなければ、サイメロサール（エチル水銀）と自閉症の関係は明確にならないからです。

この研究では、生後3ヶ月の時点でのサイメロサール（エチル水銀）曝露とチック症（tics）の発症が有意に相関していました。チック症とは、本人の意思に関係なく、急に、瞬《まばた》きや肩をすくめる、顔をしかめる、咳払いや奇声を上げるなどの突発的で、不規則な、体の一部の速い動きや発声を繰り返す状態をいいます。さらに、生後3ヶ月の時点でサイメロサール（エチル水銀）曝露と言語発達の遅れも有意に相関していました。しかし、この研究で選択した母集団によっては、サイメロサール（エチル水銀）曝露と自閉症との有意な相関関係は認められなかったため、今後の研究結果が必要だとする結論になっています。しかし、この研究に資金を提供している米国疾病予防センター（CDC）やメインストリームのマスコミ（MSM）は、「自閉症とワクチンとの関連は否定された」と喧伝《けんでん》しているのです。

もう一つは、これも米国疾病予防センター（CDC）が資金を提供した「トッツィ研究（Tozzi study）」と呼ばれるものです【492】。62・5mcgと137・5mcgの濃度のサイメロサール（エチル水銀）の曝露によって自閉症の発症に差が出るかを調べた研究で、これもサイメロサール（エチル水銀）曝露量と非曝露群での比較研究ではありません。この研究では、両親に電話をして自閉症の有無を確かめていますが、低容量（62・5mcg）のグループで856名中1名が自閉症となり、高容量（137・5mcg）では、848名中ゼロでした。つまり、1

704（858＋848）人中1人しか自閉症を発生しないという母集団だったということになります。現在（2021年）の最新のCDCのデータでは、一般人口の自閉症発症率は、54人に1人です【493】。つまり、この研究での母集団は、現在の発症率と比較しても35倍少ない母集団だったことになり、これでは研究のデザイン（母集団の選定など）そのものがナンセンスです。

このように自閉症とワクチンの関係を否定しているのは、エビデンスレベルの低い疫学的調査であり、その中でも研究デザインそのものがリアルサイエンスに基づいていないものばかりなのです。

■ワクチン接種とワクチン非接種の自閉症リスク比較研究の結果は？

ワクチン研究では、ワクチン接種と非接種グループとの比較研究は極めて少ないですが、存在しています。最初にこの比較研究が行われたのは、破傷風あるいはDTP（ジフテリア、破傷風、百日咳）ワクチンです。その研究では、子供と思春期において、ワクチン接種群は、非接種群と比較してアレルギーとそれに関連した喘息などの呼吸器症状の出現が有意（2倍）に高かったという結果でした【494】。ちなみに、2017年の研究では、アフリカの子供において、DTP（ジフテリア、破傷風、百日咳）ワクチン接種群は、非接種群と比較して5倍も死亡率が高いことが報告されています【495】。これは、ワクチンによって他の感染症率が高くなる（ウイルス干渉）ことを反映しているとしています。

その後、Ｂ型肝炎ウイルスワクチンにおいても、米国の１〜９歳の子供で、ワクチン接種群は、非接種群と比較して有意（９倍）に学習障害（receiving special education）の発生が高いという結果が報告されました【496】。また、生後１ヶ月にＢ型肝炎ウイルスワクチンを接種した新生児では、非接種者と比較して有意（３倍）に自閉症と診断されるという結果も報告されています【497】。このＢ型肝炎ウイルスワクチンには、高濃度のアルミニウムが含まれています。

以上のワクチン接種群と非接種群との比較は、あくまでも１つのワクチンに関してのものでした。しかし、２０１７年にメインストリームのメディアでは取り上げられることのなかった優れた研究が報告されています【498】。この研究では、ワクチン接種群と完全にどのワクチンも接種していない群（completely unvaccinated）との比較検討がなされたのです。６〜12歳の米国の子供において、ワクチン接種群は、完全非接種群と比較して、水疱瘡と百日咳は罹りにくい傾向があったものの、肺炎、中耳炎、アレルギー、脳神経発達障害（neurodevelopmental disorders, ＮＤＤ）になる傾向が確かめられたのです。とくにワクチン接種群は、完全非接種群と比較して、自閉症には４倍診断されやすいという結果でした。１９８０年以降、ワクチンの接種回数が４倍になるのと同時に自閉症の子供が３倍近く増加した事実もうなずけます【499】。

さらに、6～12歳の疫学的調査では、未熟児でワクチン接種している場合は、完全なワクチン非接種者と比較して、脳神経発達障害（NDD）を来す傾向は14倍に跳ね上がります【500】。つまり、未熟児にとっては、ワクチン接種の与える悪影響がより高く反映されるということです。生後1ヶ月以内にワクチン接種しない場合、喘息、発達遅滞、中耳炎などがワクチン接種した場合と比較して有意に少ないことも、報告されています【501】。生後6ヶ月以内の不活性化ワクチン接種と1歳時点でのアレルギー（喘息、湿疹）の発症との相関関係も報告されています【502】。

これらの研究は、ワクチン接種と完全なワクチン非接種のケースを比較したものであり、ワクチン研究の中では極めて稀なものです。ワクチンと自閉症やその他の急性・慢性疾患

米国における自閉症の発症数推移（2000～2016）

調査年	生まれた年	Number of ADDM Sites Reporting	自閉症の発症数（/1,000）	自閉症の発症数
2000	1992	6	6.7 (4.5-9.9)	1 in 150
2002	1994	14	6.6 (3.3-10.6)	1 in 150
2004	1996	8	8.0 (4.6-9.8)	1 in 125
2006	1998	11	9.0 (4.2-12.1)	1 in 110
2008	2000	14	11.3 (4.8-21.2)	1 in 88
2010	2002	11	14.7 (5.7-21.9)	1 in 68
2012	2004	11	14.5 (8.2-24.6)	1 in 69
2014	2006	11	16.8 (13.1-29.3)	1 in 59
2016	2008	11	18.5 (18.0-19.1)	1 in 54

『Data & Statistics on Autism Spectrum Disorder』CDC, ADDM Network 2000-2016 Combining Data from All Sites

の発症の関係を調べる疫学的調査は、このようにワクチン接種群と完全非接種群との比較を行わなければなりません。そして、これらの疫学的調査はエビデンスレベルが低いため（相関関係しか示唆できない）、生物学的な研究結果（投与実験や細胞実験など）でそのメカニズムまで調べた結果も併せたデータを俯瞰すると、ワクチンと自閉症（もちろん他の慢性疾患も）の関係は、強固なエビデンスとなるはずです。

動物実験では、生後まもなくのマウスを用いたワクチン接種と完全なワクチン非接種のケースを比較した研究の結果が、２０２０年に報告されています【503】。ワクチン接種群では、身体の発達の遅れ、社会性の低下、不安神経症様行動、学習障害が認められています。ただし、最終の評価時点（生後67週）では、これらの一部しか残存しなかったという結果が出たことは、吉報です。生後すぐにワクチンを接種しても、それ以降にワクチン接種せずにいると脳のダメージが回復する可能性があることを示しているからです。

■ワクチンに存在する動物の内因性レトロウイルス

米国のメリーランド州にあるフォート・デトリック（Fort Detrick）。アメリカ陸軍の医学研究施設で生物兵器のメッカと言われる場所です。ここで研究に従事していた1人の生物学者が、２００９年に『サイエンス』誌にのちに物議を醸し出す事実を発表しました【504】。

慢性疲労症候群（myalgic encephalomyelitis/chronic fatigue syndrome, ME／CFS））の血液には、健康人と比較して有意にマウスのレトロウイルス（xenotropic murine leukemiavirus-related virus, XMRV）が含まれていることを発見したのです。元々、このマウスのレトロウイルス（XMRV）は、前立腺がんの人に検出されることで問題になっていました【505】。その生物学者の名前は、ジュディー・ミコヴィッツ（Judy A Mikovits）博士。彼女は、後日この論文を撤回するようにという権威筋からの圧力に反抗したため、刑務所に服役させられることになります。それでは、このマウスのレトロウイルス（XMRV）は、一体どこからヒトに感染したのでしょうか？

動物の細胞を使って製造したワクチンには、レトロウイルスを宿主のDNAに組み込む逆転写酵素（reverse transcriptase, RT）が混入していることが確かめられています【506・507】。そして、実際にマウスのレトロウイルス（XMRV）は、ヒトの細胞に感染することが確認されています【508・509】。マウスの細胞にエンドトキシンなどのストレス物質を投与すると、マウス白血病ウイルスと同じ内因性レトロウイルスが放出されます【510】。ウイルスの培養実験では、動物細胞が使用されますが、その細胞にストレスが加わると、内因性レトロウイルス（エキソソーム）が放出されるのです。これはナノサイズで、フィルターを通過するため、ウイルスとされているもの（ワクチンに入れる抗原）に混入しています。

すでにニワトリの胎児細胞を使って培養するMMRワクチンや黄熱病ワクチンでは、ニワトリの内因性レトロウイルスが混入していることが問題となっていました【511・512・513】。マウスの内因性レトロウイルス（ＸＭＲＶ）についても、マウスの細胞を使ってウイルスを培養するワクチンに混入した可能性が示唆されています【514】。マウスの細胞を使ったワクチン産生では、マウスの内因性レトロウイルスの混入が度々起こっています【515・516・517】。

これらの動物の細胞を使ったワクチン製造では、必ず動物の内因性レトロウイルスや遺伝子が混入するのは当然です。ポリオワクチンでは、野生のサルの腎臓細胞を使ってワクチン製造をしていました。このワクチン（Salk polio vaccine）には、ＳＶ40（simian virus 40）という赤毛ザル（rhesus monkey）に感染しているＤＮＡウイルスが混入していることが大問題となりました【518・519・520・521】。米国で１９５５～１９６３年に接種されたポリオワクチンの３分の１にＳＶ40の混入があったことが確認されています【522・523】。

このＳＶ40というウイルスは、宿主であるサルに感染しても発がんを引き起こしませんが、ヒトも含めた他の種に感染すると発がんさせる可能性があることが報告されています【524】。これはガン細胞においてウイルスが発見されるという相関関係ではなく、実際にＳＶ40をハムスターに注射した実験では、脳腫瘍、白血病、リンパ腫、肺中皮腫、骨肉腫などのガンを引き起こすという因果関係が示されています【525・526・527・528・529・530】。

ヒトの細胞実験においても、ＳＶ40はガン化させることが示されています【531・532】。そして、ヒトを対象にした臨床実験でもＳＶ40の発癌性が確かめられています【533】。この臨床実験では、終末期を迎えた人たちの細胞（線維芽細胞）を取り出して、それにＳＶ40を感染させたものを再びその人たち（donor）に注射しています。その細胞は実際に腫瘍化しました（最終的には退縮したようです）。

この発がん性が確かめられているＳＶ40を混入したポリオワクチンは、米国では１９５４～１９６３年まで、旧ソビエトでは１９７８年まで、イタリアでは１９９１年まで、そして中国では２０００年代初頭まで使用されていました【534】。ちなみに、この後、ポリオワクチン産生では、ＳＶ40フリーのアフリカ緑ザルの腎臓細胞を用いましたが、今度はサル免疫不全ウイルス（simian immunodeficiency virus, ＳＩＶ）の混入が発覚しました。このサル免疫不全ウイルス（ＳＩＶ）は、ホスト（宿主）のサルにヒトのエイズと同じ症状を引き起こしますが、ヒトには感染しないとされています【535・536】。近年では、ロタウイルスワクチン（Rotarix）にブタのサイクロウイルス（circovirus）の混入が確認されています【537】。

ミコヴィッツ博士が報告したマウスのレトロウイルス（ＸＭＲＶ）はヒトに感染することはなく、単なる実験系でのコンタミネーションで人の血液や組織中に発見されただけだと批判する研究論文が相次ぎましたが【538・539・540】、これもワクチンや生物製剤（血液製剤など）の異種の遺伝子の混入という事実を隠したいからでしょう。

ポリオワクチンもサルの腎臓細胞（Vero cell）で培養したものを使用していました。このポリオワクチンに、サルの細胞に含まれる鼻風邪ウイルス（chimpanzee coryza virus, ＣＣＡ）

やアメーバがワクチンに含まれている（コンタミネーション）ことが明らかになりました【541】。

１９５６年には、このサルの鼻風邪ウイルスはヒトにも感染して感冒症状を引き起こすことが報告されていました【542・543】。その後、このサルの鼻風邪ウイルスは、１９６０年代から特に4歳以下の乳幼児に好発するようになった気管支炎や肺炎に検出される呼吸器合胞体ウイルス（respiratory syncytial virus, RSV、RSウイルス）と同じものであることが同定されました【544・545・546】。

１９６０年までは、インフルエンザウイルスやパラインフルエンザウイルスによる感染症が圧倒的とされてきました。しかし、１９６０年以降はポリオワクチンの普及によって、RSウイルスによる感染症が主体となりました。また、ポリオワクチンを培養するサルの腎臓細胞の培養にコンタミネーションしたアメーバという原生動物によって、脳脊髄・髄膜炎が起こることが報告されました【547・548・549】。

MMR（麻疹、おたふく風邪、風疹混合）ワクチンや黄熱病ワクチン（yellow fever vaccine）は、ニワトリの胎児細胞で培養した抽出物を主成分として使用しています。これらのワクチンには、ニワトリの内因性レトロウイルス（endogenous avian leukosis viruses（ALVs）and endogenous avian retroviruses（EAVs））および逆転写酵素（RT）が混入していることが大問題となりました【550・551・552・553】。なぜなら、逆転写酵素があれば、これらのニワトリの内因性ウイルスは、私たちの細胞の遺伝子に組み込まれるからです。しかし、現実には、これらの汚染されたワクチンを接種して、ニワトリの内因性ウイルスに感染したという事実はないとされています。

さらに、動物のワクチンは、ネコの細胞で培養して産生していますが、このワクチンにもネコの内因性レトロウイルスが混入していることが問題となっています【554・555・556・557・558】。このネコの内因性レトロウイルスは、RD－114ウイルスと呼ばれ、感染性が確認されています【559・560・561】。

RD－114ウイルスを接種した犬では、犬の血液、腸管リンパ節、脾臓および精巣などの細胞の中にRD－114ウイルスのDNA（proviral DNA）が組み込まれることが分かっています。このRD－114ウイルスは、免疫抑制作用を持つ遺伝子配列があるため、ガンを引き起こす可能性があることが指摘されています【562・563・564】。

パスツールの時代には、病原体が存在するとした検体を動物に注射してワクチンを産生していました。現代では、ワクチン生産をバクテリアなどのコンタミのある動物から動物（ヒトも含む）の培養細胞へ移行しました。しかし、培養細胞で産生されたワクチンには、未知の内因性レトロウイルスも含まれています。そして、ワクチン接種に伴う動物の内因性レトロウイルスなど異種の遺伝子の感染（正確には宿主のDNAへの移行）は、実際に起こっているのです。後述するように、ワクチンが生体内に与える悪影響の原因は、複数に渡ります。この動物の遺伝子の感染もワクチンの悪影響の相乗効果を生み出しているという可能性は否定できません。

■ワクチンの倫理問題──中絶胎児細胞の使用と副作用

ウイルスはバクテリアと違い、実験室で培養することは容易ではありませんでした。また、動物細胞にウイルスを感染させて培養に成功したとしても、それがヒトの細胞に応用できないということもよく起こりました。1930年代に、ポリオウイルスをヒヨコ、マウス、サルやヒトの胎児細胞に感染させた実験が報告されています【565】。この中で唯一、ポリオウイルスを感染させて、培養に成功したのは、ヒトの胎児細胞の脳組織だけでした。この胎児細胞は、中絶胎児組織由来のものです。

1954年にポリオウイルスの細胞培養に成功したエンダース（John Enders）にノーベル生理・医学賞が授与されました。このエンダースは、この1930年代の研究を引き継いで、ポリオウイルスを胎児脳組織以外のあらゆる胎児組織での感染・培養に成功したとしています【566】。その後、中絶胎児細胞は、ポリオ、麻疹、風疹（MMR）、水痘、帯状疱疹、狂犬病、A型肝炎、エボラ出血熱ウイルスなどに対するワクチンの産生に使用されてきました【567】。

今回の新型コロナウイルスに対する遺伝子ワクチンやサブユニット（スパイクタンパク質）ワクチンもその例外ではありません。アストラゼネカや中国のカンサイノ（CanSino）といったチンパンジー改造アデノウイルスベクターを使用した遺伝子ワクチンには、1972年に作成に成功した中絶胎児の胎児腎臓細胞の培養株（ＨＥＫ２９３）を使っています。ジョンソン&ジョンソン（スピンオフしたJanssen Research & Development USAがパテントを持つ）の同じベクターワクチンでは、１９８５年に作成に成功した中絶胎児の胎児網膜細胞株（PER.C6）を利用しています。

カトリックの団体がこのワクチン作成での胎児細胞の利用に抗議していますが、各国政府ものらりくらりとかわしています。トランプ政権も、新しい中絶胎児細胞の使用の制限をしたものの、以前に確立された中絶胎児細胞の使用は認めています。そして、何よりもカトリックの総本山であるバチカンが、２０１７年にすでに同じく確立されている胎児細胞をワクチン製造に利用することを認めているのです【568】。

ワクチン製造に胎児細胞を用いることは、その胎児細胞にある遺伝子などの構成成分のコンタミネーションが起こります。胎児細胞は細胞分裂能が高いため、増殖のシグナルタンパク質の産生に関わる遺伝子が豊富にオンになっています。これらの遺伝子のワクチンへのコンタミネーションは、発がんをもたらす可能性が危惧されます。

妊婦の血液中には、胎児細胞のＤＮＡが確認されています【569】。胎児ＤＮＡ濃度が０・46～５・08 ng/mL に達すると、胎児ＤＮＡが母親の白血球（ＴＬＲ９）を刺激して、出産が開始されます【570】。ワクチンにコンタミネーションしている胎児ＤＮＡは、ほぼ妊婦に確認される胎児ＤＮＡと同じサイズです（～３００ bp）【571】。

この胎児細胞DNAのコンタミネーションとの関連が疑われているのが、自閉症（自閉症スペクトラム障害、Autistic spectrum disorders）です。自閉症と診断された子供は、そうでない子供よりもDNAに対する抗体（抗DNA抗体）値が高いことが知られています【572・573・574】。自閉症の子供には、その他にも脳神経細胞に対する抗体が形成されますが、自己臍帯血幹細胞移植によって、自閉症の症状が改善することから、これらの抗体の形成が自閉症の原因になっていることが窺えます【575】。

風疹などの子供が受ける主要なワクチンが動物の細胞から胎児細胞に切り替わったのが、1970年代後半です【576】。現代では毎年自閉症と診断される子供が増えていますが、1980年代以前では、稀な病態でした【577】。まさに、自閉症のパンデミックの始まりは、ワクチンの胎児細胞使用開始時期と一致しています。世界保健機構（WHO）でさえ、MMRワクチン（風疹ワクチン）の胎児細胞DNAのコミタミネーションの上限値を10ngとしていますが、実際はその10倍以上の量（175ng）も含まれているのです【578】。

これらのDNAの断片は、実際に細胞に取り込まれて突然変異を起こすことも確認されています【579】。そのDNA量も1・9ng/mlあれば十分で、胎児細胞を使用して産生されたMMR、A型肝炎、水痘ワクチンは、それ以上の胎児DNA量のコンタミネーションがあります。

この胎児DNAには、もちろん胎児細胞の内因性レトロウイルス（Human endogenous retrovirus K, HERVK）も含まれています。実際にMMRワクチンに内因性レトロウイルスのコンタミネーションが認められています【580】。

さらには、がん細胞をそのままワクチン製造に使用している事実もあります。ポリオの経口ワクチンを開発したアルバート・サビン（Albert Bruce Sabin, アルバート・セービンとも）は、優生思想家としても知られています。彼は、囚人を使ってワクチンの臨床試験をすることを規制する法律に最後まで反対していました【581】。そのサビンのポリオワクチンに使用するポリオウイルスなるもの（Sabin Poliovirus Type 1）は、血液系のがんの培養細胞（Hematopoietic Cancer Cell Lines）を利用して作られています【582】。胎児細胞やがん細胞は、分裂能が高いため、ワクチン産生には好都合なのです。もちろん、これらのがん細胞の遺伝子のコンタミネーションによる長期的影響は調べられたこともありません。

■食物アレルギーとワクチンの関係

1940年に破傷風トキソイドワクチンによってアレルギー反応が起こることが報告されています【583】。その後もDTPワクチン、インフルエンザウイルスワクチンなどで食物アレルギーを引き起こすことが相次いで報告されました【584・585】。

1952年にニワトリの卵で作ったインフルエンザワクチンによって、卵アレルギーが引き起こされた症例が報告されています【586】。また、1988年には、ニワトリの卵で作ったインフルエンザワクチンによって卵白に含まれるアルブミン（ovalbumin）に対する抗体（IgE抗体）が顕著に上昇する症例が30％以上あったことが報告されています【587】。

卵アレルギーは、前述したアルミニウムと卵タンパク質の結合によるもの以外にも、この卵白に含まれるアルブミンに過酸化脂質が結合した終末過酸化脂質産物（advanced lipoxidation end-products, ALEs）が炎症ゴミとして白血球に認識されることでも起こります【588】。ニワトリに海藻などのオメガ3や穀物などのオメガ6系のプーファ（多価不飽和脂肪酸）を含む飼料が与えられているため、これらのプーファが卵に含まれることで卵アレルギーが起こるのです。ただでさえ、現代の卵は飼料の劣化から、アレルゲンになっていますが、そこにワクチンは追い討ちをかけます。

ワクチンには、ホルムアルデヒドやポリソルベート80（自動酸化でアルデヒドに変化）が入っているため、ワクチンにコンタミネーションしている卵白アルブミンと結合して、炎症ゴミとなって存在するのです。したがって、ワクチンを注射すると、この卵白タンパク質によって強いアレルギー反応や慢性炎症が引き起こされます。

ワクチン内でアレルゲンとなる終末過酸化脂質産物（ALEs）が形成されるのは、卵白タンパク質である必要はありません。1999年には、DTaPワクチン（ジフテリア、破傷風トキソイド、無細胞百日咳ワクチン）にゼラチンがコンタミネーションしていることが発覚し、それによってゼラチンアレルギーが引き起こされたことが報告されています【589】。ゼラチンフリーのDTaPワクチンでは、ゼラチンアレルギーが出現しない【590】ことから、ワクチンにコンタミネーションしているゼラチンの終末過酸化脂質産物（ALEs）がアレルゲンになっていることが分かります。その他、ワクチンにコンタミネーションしているタンパク質には、カゼイン、大豆タンパク質があり【591】、卵白と同じアレルゲンになります。タンパク質ではない多糖類中心の寒天でさえ、ワクチンにコンタミネーションしていることで、アレルギー反応が出ることがあります【592】。

さらに、これらのワクチンにはアルミニウムや水銀がアジュバントとして入っています。この金属は、ワクチンにコンタミネーションしているタンパク質と結合して、終末過酸化脂質産物（ALEs）と同じアレルゲンになります【593・594】。

以上から、子供の卵アレルギーや牛乳アレルギーといった食物アレルギーは、質の悪いプーファが含まれている卵や牛乳そのもので起こることもありますが、生後間も無くして何十回と繰り返して接種するワクチンに含まれるコンタミネーションが主体となってもたらしているのです。なぜなら、ワクチンはダイレクトに血管にワクチンにコンタミネーションしている炎症ゴミを注入する人工的操作だからです。

■ワクチンゲート――コンタミネーション（汚染）と内容成分の変化

みなさんはビッグファーマのワクチン製造過程をご存じでしょうか？　食べ物が汚染されている場合、うまくいけば嘔吐や下痢をして、汚染物質を排出することができます。しかし、それがうまくいかない場合は、消化管から血液中に入り、高熱や長期的にも臓器障害を引き起こす可能性があります。ワクチンは、私たちの筋肉や血管からダイレクトに注入されるため、何かの汚染があれば即時に甚大な悪影響の出現は避けられません。

したがって、ワクチン製造はもちろん汚染のないクリーンな工場で手順に従って産生されなければなりません。しかし、現実のワクチン製造工場はその真逆です【595】。

工場を査察する米国食品医薬品局（ＦＤＡ）の査察官だったアリー・メナヘム（Arie Menachem）氏は、２０１８年10月22日にメルクのワクチン製造工場を視察して衝撃の事実を確認します。従業員は、汚染しないように清潔なユニフォームを装着していますが、そのユニフォーム内に排尿・排便をしていたのです。もちろん、作業場のフロアーもユニフォームから漏れ落ちた便で汚染されていました。なぜ、作業用のユニフォーム内で排尿・排便をしないといけないのでしょうか？　それは、ユニフォームを着用するのに最低でも15分の時間を要する（着替えると30分かかる）ので、メルクが従業員にトイレに行かないように指導していたのです。その汚染されたユニフォームは、ワクチン製造場所と同じ部屋のゴミ箱に捨てられていました。つまり、ワクチンそのものが糞尿（そこに含まれる大腸菌などのバクテリアも含む）汚染されているということです。

さらに、汚染を防ぐために、エアーフローを一方向に流すために、従業員にはゆっくり動作するように指導しないといけないのですが、作業服を来て踊っている姿がカメラに映されている事実も発覚しています。メナヘム氏は、このようなおぞましい実態を上司に報告しましたが、それは揉み消されました。このようなワクチン製造に関わる品質管理が杜撰《ずさん》なことは、メルクに限ったことではありません。

トランプ氏が新型コロナウイルスに感染して、これですぐに回復したと喧伝した抗体医薬品を製造しているビッグファーマのイーライ・リリー（Eli Lilly）も製造質管理の問題が報告されていました【596】。トランプ政権は、新型コロナワクチン製造の査察については、免除する方針を打ち出していました【597】。

さて、実際にワクチンには何が含まれているのでしょうか？　乳幼児には、6つの抗原が入ったワクチン（Infanrix-hexa®）が使用されていることを前述しました。その6つの抗原を再掲します。ジフテリア（Diphtheria Toxoid）、破傷風（Tetanus Toxoid）、百日咳（Pertussis Toxoid）、ヘモフィルス・インフルエンザ菌b型（Haemophilus influenzae type b vaccine, Hib）、B型肝炎ウイルス（hepatitis B）、ポリオ（Poliomyelitis 1-2-3）の6つを抗原（DTaP-HB-IPV-Hib）として1つのワクチンに混合していることになっています。

このワクチンを成分分析したイタリアの独立研究機関による2017年の研究では、これらの〝入っているはず〟の抗原は一切検知できなかったことが報告されました（CORVEL-

イタリアの独立機関による6つの抗原が入ったワクチン(Infanrix-hexa®)の分析結果

成分	分析結果
アミノ酸	YES
ホルムアルデヒド	検出されない
無水ラクトース	YES
ビタミン	検出されない
水	YES
ネオマイシン（抗生物質）	わずかに検出
ジフテリア毒素	検出されない
破傷風トキソイド	検出されない
百日咳トキソイド	検出されない
百日咳糸状血球凝集素（FHA）	検出されない
パータクチン（百日咳の外膜蛋白）	検出されない
インフルエンザ桿菌Bの多糖類	検出されない
ポリリボシルリビトールリン酸（インフルエンザ桿菌B型の莢膜多糖）	検出されない
ポリミキシン（抗生物質）	不明

CORVELVA-Study-on-the-chemical-composition-profile-of-Infanrix-Hexa, 2017

イタリアの独立研究機関による2017年の研究では、ワクチンに〝入っているはず〟の抗原は一切検知できなかった。

イタリアの独立機関によるワクチン(Infanrix-hexa®)の分析結果

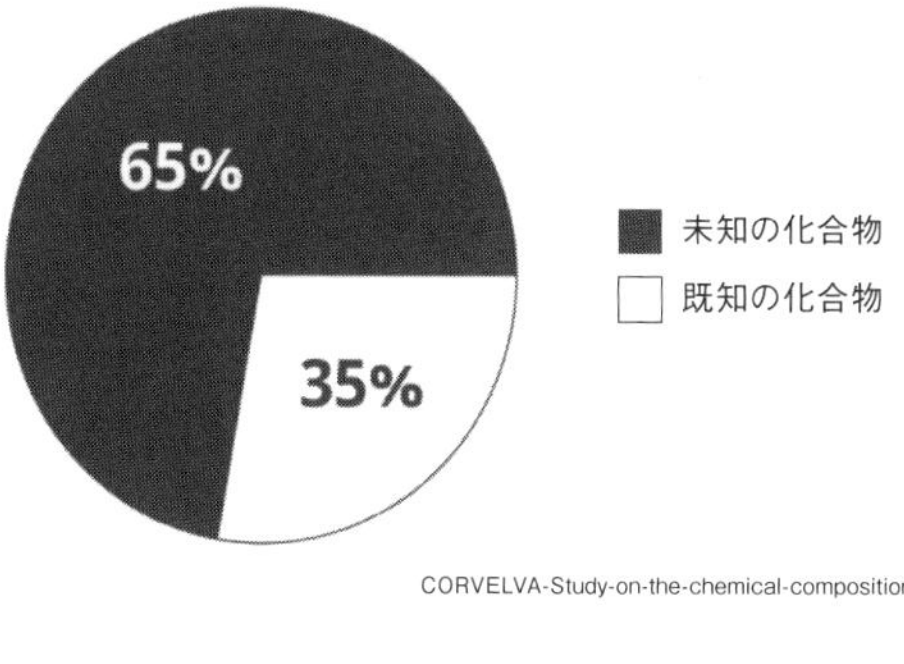

CORVELVA-Study-on-the-chemical-composition-profile-of-Infanrix-Hexa, 2017

ワクチンの中身のほとんどは未知の化合物

VA-Study-on-the-chemical-composition-profile-of-Infanrix-Hexa）。

しかも、このワクチンの分析の結果、検出されたのは、65の化学物質（ワクチンの製造過程で使用する化学物質とその変性物質）、バクテリアのタンパク質（おそらくエンドトキシンも含まれる）、およびデータベースにないような未知の新種のタンパク質のみでした。これは当時、「ワクチンゲート事件」として反ワクチン運動に火をつけることになりました。

この研究結果は、ビッグファーマにとっては非常に都合が悪いため、まだ欧米のジャーナルには掲載されていません。早速、医学界の権威『ネイチャー誌』が、この研究機関が「アンチワクチン団体」からの献金を受けていると批判しています【598】。問題はそこにあるのではなく、ワクチンには何が実際に含まれているのかを多数の独立機関および製薬会社自らが実証していくことです。いまだ寡聞にしてそのような研究が行われたことを知りません。

それでは、このイタリアの研究機関のワクチンの分析で検出された新種の未知のタンパク質とは何でしょうか？

この研究でも、その正体についてはもちろん言及されていません。それは、ずばり「終末脂質過酸化産物（Advanced lipid peroxidation end products; ALEs）」です。ワクチンの抗原を作製するにあたって、バクテリア（大腸菌など）を使用して、微生物の毒素タンパク（抗原）を産出するように遺伝子編集（Gene Editing）します。

その抗原を作り出すようになったバクテリアを大量に培養して、そこから欲しい抗原だけを抽出する工程があります。このときにホルムアルデヒド（formaldehyde）、グルタラルデハイド（glutaraldehyde）、フェノキシエタノール（phenoxyethanol）などの発癌性の確認されている化学物質を使用しています。

これらのアルデヒド群は非常に反応性が高く、目的とする抗原（タンパク質）と反応して、変性タンパク質、つまり「終末脂質過酸化産物（ALEs）」がすぐに形成されるのです。これがこの研究で未知のタンパク質として検出されたものの正体と私が推測するものです。

このワクチンは臨床試験では比較的安全とされてきましたが、2018年に前述した接種後の乳児の突然死（SIDS）を増やしている実態がようやく報告されるようになりました【599】。

ワクチンでなぜショック、アレルギーや自己免疫疾患（および長期的にはがん）が起こるのでしょうか？

それは、前述したアジュバントや、拙著『新・免疫革命』で述べたように、ワクチン接種によって、私たちの体で形成される終末脂質過酸化産物（ALEs）が炎症の原因となるだけでなく、「ワクチンそのものがALEsである」という衝撃の事実の可能性があるということです。これが事実であれば、医学の根幹を揺るがすほどの〝インパクト〟を持ちます。アジュバントだけでなく、ワクチンに含まれる強力な炎症ゴミである終末脂質過酸化産物（ALEs）が、命にかかわる炎症性疾患の原因になっている可能性があるということです。

■ワクチンの深刻な汚染——ナノ粒子(nanoparticles, NP)

ワクチンに含まれる未知のタンパク質で、終末脂質過酸化産物（ALEs）以外にも危険な物質があります。それは、ワクチンに含まれる重金属やシリコン（ケイ素）などのナノ粒子（nanoparticles，NP）と結合した変性タンパク質です。2016年にグラスコスミスクライン（GlaxoSmithKline）、ノバルティス（Novartis）、ファイザー（Pfizer）などのビッグファーマ（多国籍製薬企業）が供給する44種類のワクチンを調査した研究が発表されました【600】。この調査では特殊な電子顕微鏡（Field Emission Gun Environmental Scanning Electron Microscope）を使って、今まで検出が難しかったワクチンに含まれている物質を解析しています。

その結果、すべてのワクチンにおいて数マイクロ～100ナノメートルの微粒子が混在していました。まず金属類が多数発見されています。タングステン、ステンレススチール、ジルコニウム、ハフニウム、ストロンチウム、アルミニウム、ニッケル、鉄、アンチモン、クロミウム、ビスマス、シルバー、ゴールド、銅、鉛、亜鉛、セリウムなどの破片（debris）やナノ粒子です。これらのコンタミネーションは、ワクチンの成分に表示されていません。

金属ナノ粒子は、白血球やリンパ球を過剰刺激して炎症を引き起こします【601】。さらに、体内の血液（水分）と反応して活性酸素種（ROS）を過剰発生させ、細胞内にカルシウムを

ワクチンに含まれる金属ナノ粒子と炎症

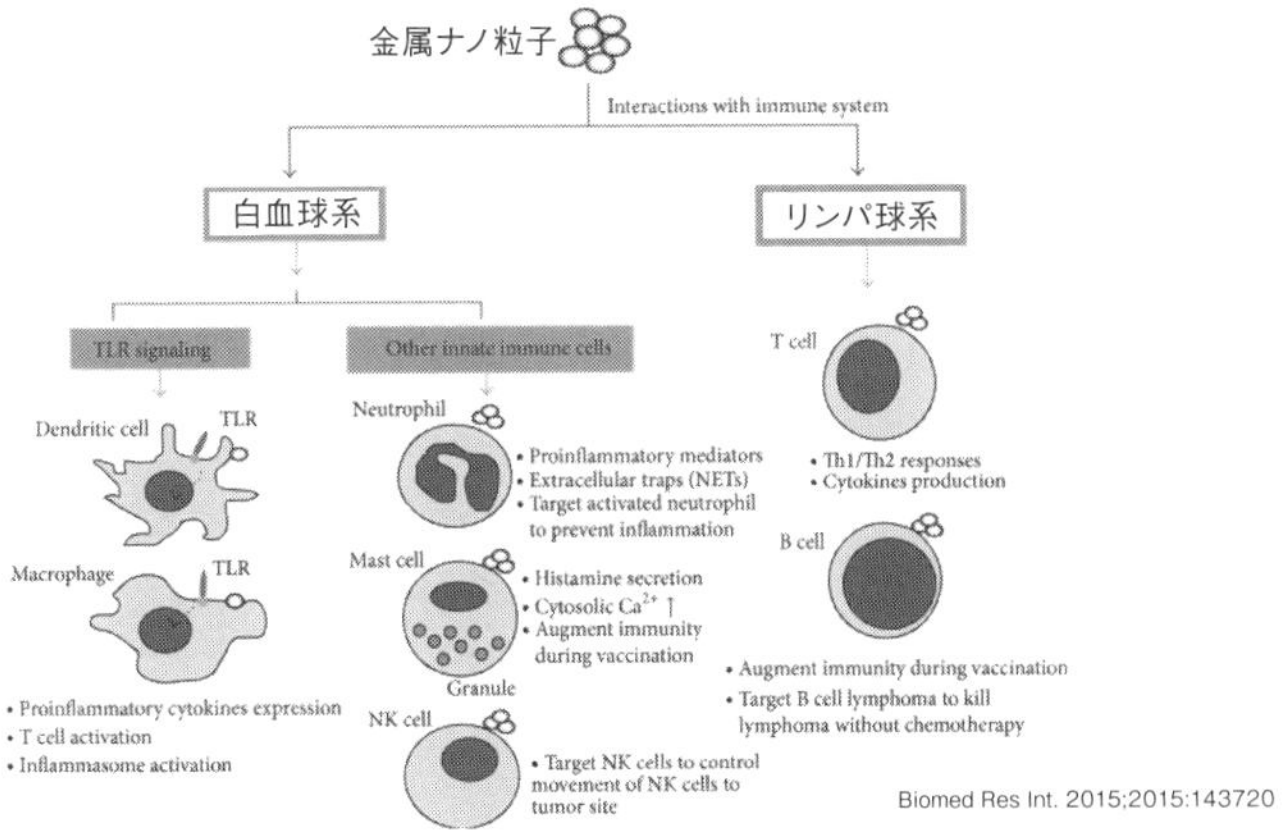

Biomed Res Int. 2015;2015:143720

金属ナノ粒子は、白血球やリンパ球を過剰刺激して炎症を引き起こし、ミトコンドリアや遺伝子に甚大なダメージを与える。

ワクチンに含まれるナノ金属粒子とその結合体(debris):電子顕微鏡図

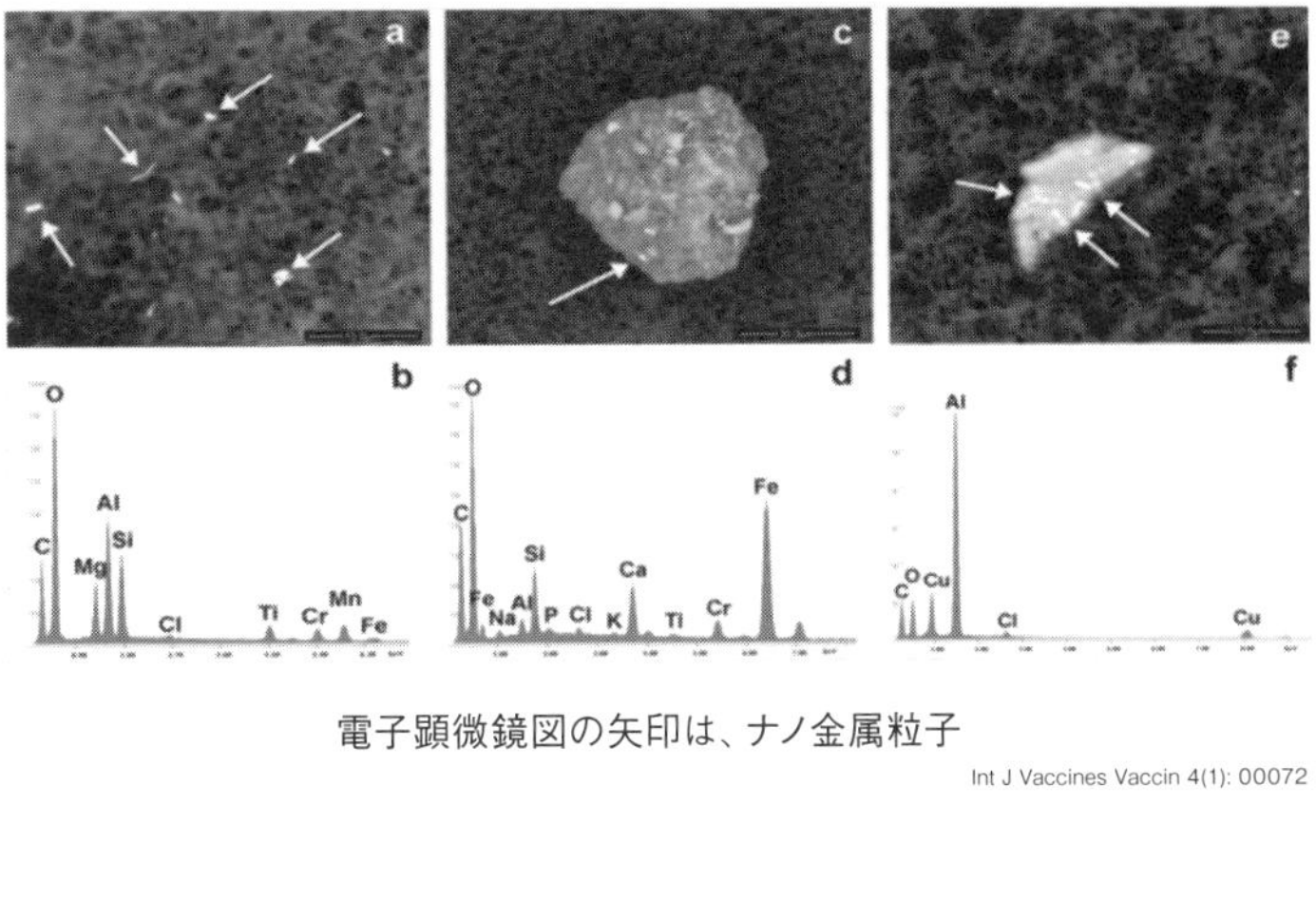

電子顕微鏡図の矢印は、ナノ金属粒子

Int J Vaccines Vaccin 4(1): 00072

流入させることで、ミトコンドリアや細胞を死滅させます【602・603】。

　さらに、これらの金属マイクロ～ナノ粒子とワクチンに含まれるエンドトキシンなどのタンパク質が結合し、変性タンパク質（protein corona）が形成されていることも分かりました。ちなみに、ワクチンに含まれるナノ粒子が血液に入って、血液中のアルブミンや免疫グロブリンといったタンパク質とも結合して、炎症ゴミとなる変性タンパク質となります【604・605・606】。

　これらの金属ナノ粒子やタンパク質との結合体は、私たちの体内に入ると、分解や代謝するのが非常に難しいため、長期に渡って蓄積している物質（non biocompatible and bio-persistent foreign bodies）です【607・608】。それだけではなく、この変性したタンパク質は、終末脂質過酸化産物（ALEs）と同様に炎症ゴミとなって、全身に慢性炎症を引き起こします【609・610・611・612・613】。白血病などの血液中にも金属ナノ粒子とタンパク質が結合・凝集した変性タンパク質が認められています【614】。さらには、金属を使った人工関節が体内に入っている人からも、鉄、チタン、コバルト、クロミウムなどの微粒子が血液中に循環して、組織障害を起こすことも認められています【615・616】。体内に金属のマイクロ、ナノ粒子が残存することは、爆弾を抱え込むようなものなのです。

　私も脳神経外科の現役時代に、クモ膜下出血に対する破裂脳動脈瘤にチタンなどのクリップを使用したり、あるいは脊髄の手術でも金属で固定したり、体内に金属を静置することが多くありました。これも長期的には、全身の慢性炎症や組織障害の原因になるため、〝医原病〟を作っていたことになります。

ワクチンに含まれるナノ粒子は、注射局所（筋肉など）に炎症を引き起こします。そして、10nm以下のナノ粒子は、細胞内に入るだけでなく、さらにはミトコンドリアや核にも侵入して、糖のエネルギー代謝障害や遺伝子変異をもたらします【617・618】。ナノ粒子、とくにプラスのチャージをもっているものは、ＤＮＡ（マイナスチャージ）と結合して、炎症ゴミとなります【619】。後述する遺伝子編集ワクチン（ＤＮＡやＲＮＡを抗原とする）の運搬体として使用される脂質のナノ粒子（lipid nanoparticle = liposome）も、白血球のToll様受容体４（TLR-4）を刺激して激しい炎症を引き起こします【620】。

意図して添加したアジュバント以外は、多くのコンタミネーションがワクチン製造の過

ワクチンに含まれるナノ粒子とタンパク質の結合（コロナタンパク質）

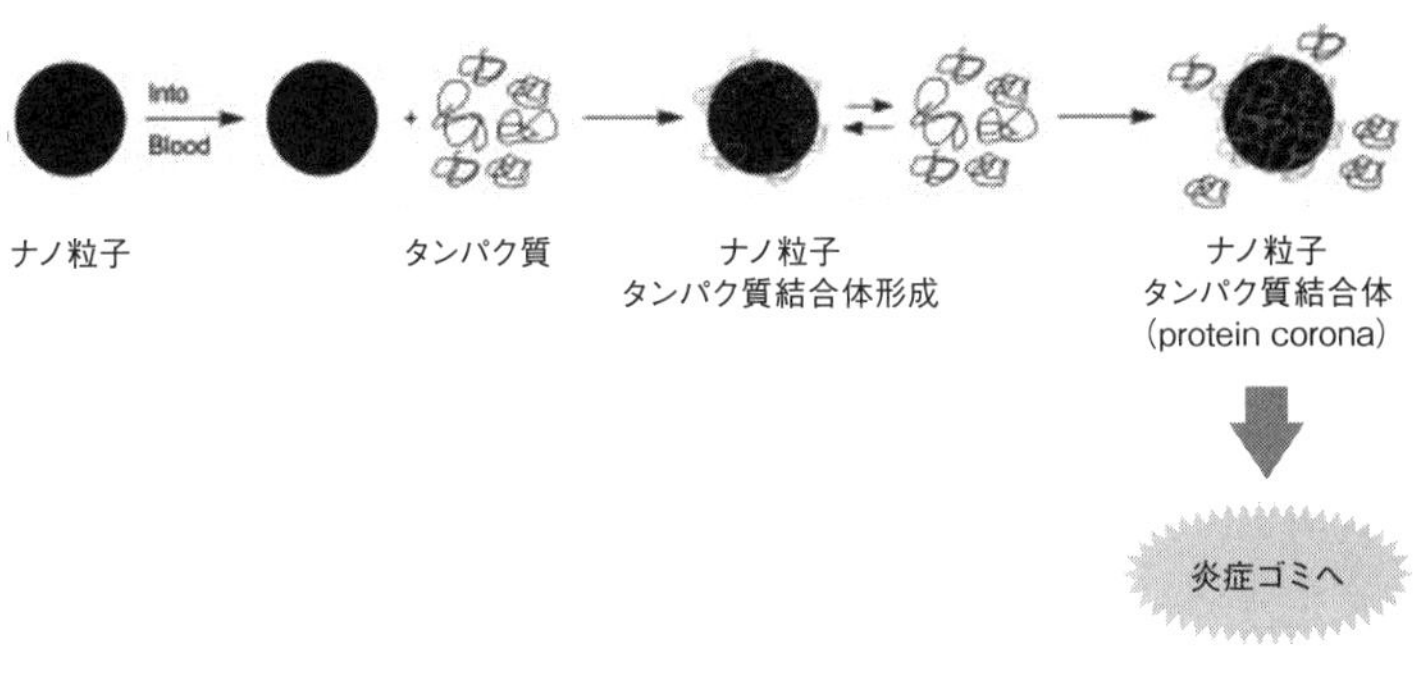

Nanomaterials (Basel). 2019 Oct; 9(10): 1365

程（フィルタリングなど）で不可避に起こっています。ワクチンに含まれるアジュバント、マイクロ~ナノ粒子やタンパク質のコンタミネーションなど、種類が多くなるほど、その相互作用が高まることや、毒性が予測不可能になることは毒性学（toxicology）の基本です。一度体内に入ると、分解・代謝・排出が困難な金属類やそれとタンパク質などの複合体は、現代医学ではまったく認識が及びもしない慢性病を引き起こすのです。

第5章

優生思想とワクチン接種

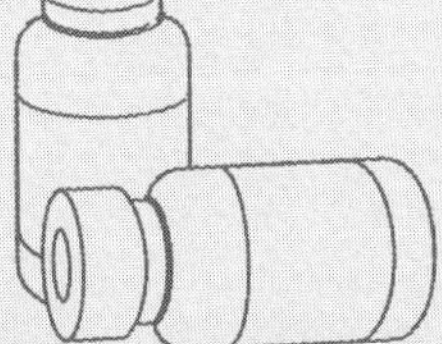

■〝現代医学〟という装いをまとった優生思想

優生学・優生思想（eugenics）とは、ギリシャ語の「eughenos」が語源とされています。〝eu〟は良い（good）という意味で、〝ghenos〟は出産（birth）という意味です。植物や動物を人間の手で都合の良いように改良するのと同じく、人間も遺伝的に心身の優れたものを掛け合わせて優れた子孫を残していこうとする思想です。このような思想の源流は、古代ユダヤ思想である「選民思想」【621】やキリスト教の「予定調和（predestination）」にありますが、思想として提示されたのはギリシャ時代に遡ります。哲学者のプラトン（Plato）は、「理想的な統治機構を維持するためには、優生思想に基づいた生殖システムを樹立しなければならない。つまり、優れたものは優れたものと生殖を行い、劣ったものは劣ったもの同士で生殖を行わなければならない」と主張していました【622】。そして、プラトンの思想を受け継いだ人々は、民族の純血を保つためには、親戚同士で婚約することだと理解していました。しかし、血族での生殖は、弱い子孫を残すという現実に突き当たったため、キリス教会やイスラム教でさえ、近親結婚を禁止することになりました。

その後、このプラトンの思想は、ダーウインの親戚（half-cousin）にあたる数学者であるフランシス・ゴールトン（Francis Galton）によって、１８６３年に「優生学（eugenics）」として理論化されました。ゴールトンは、ダーウインの自然淘汰（natural selection）という思想に強い影響を受けていました。彼は、著書『Inquiries into the Human Faculty and its Development』の中で優生学を「将来の子孫の心身の状態を改善したり、悪化させたりできる社会制御メカニズムの学問」と位置づけています。人類は、本来ひとりでに向上していくはずだが、良心の呵責や寛容さが邪魔をして弱者や不適格者を生かしている。これが人類の発展を損なっているという偏った思想に嵌《はま》りこんでいました。優生学の目的は、適格とされる人種が世界を支配して、より不適格な人種を適切な手段で淘汰することを促進することとしています【623】。彼が示唆した適切な方法とは、不適格者の生殖をコントロールするというものでした。皮肉なことに、自分が優勢な人種に属すると考えていたゴールトンは、生涯を通じて病を患っていて、上流階級の知識層の妻との間には、子宝に恵まれませんでした【624】。

当初は、この優生思想は、公衆衛生政策の中心理論となっていた病原体仮説（germ theory）とは相入れないものでした。なぜなら、感染症という病態は、優生思想では「遺伝子の欠陥」によって発症するとみなします。一方の病原体仮説（germ theory）では、バクテリアなどの病原体が引き起こすとしているからです。実際に優生思想家は、結核や梅毒を遺伝子の欠陥と見做していました。日本では、医師たちが癩病《らいびょう》を遺伝的欠陥と捉えて、第２次世界大戦以降も長らく癩病患者を隔離していたことは、映画『砂の器』でも描写されています【625】。

意外と知られていないのは、ナチスドイツは米国の優生思想および政策を参考にしていたことです。米国では、ロックフェラー財団の支援を受けたチャールズ・ダベンポート（Charles Davenport）の1911年の著作『人種改良学』が、大学の教科書として何年にもわたって使用されてきました（彼は最も能力の劣る者 ── 梅毒などの感染者、てんかん患者、知的障害、先天性奇形、視聴覚障害者など ── を下位10％について血統を絶やそうと提案していました）。当時の米国の各州では、強制不妊手術を可能にする断種法が相次ぎ制定されていました。

1927年に本人の同意なしに強制的に行われる不妊手術を受けたキャリー・バック（Carrie Buck）の訴訟が起こされました。当時、18歳だったバックは、知能レベルが9歳程度ということだけで強制不妊手術を施行されたのです。これが後に物議を醸し出す「Buck v. Bell」訴訟です。この裁判では、「社会は明白に病弱なものが種として存続することを防止することができる」として、公衆衛生上、遺伝的欠陥とみなされる人間の存在は社会に悪影響を与えるとして、強制不妊を正当化しました【626】。米国では第2次世界大戦までに、少なくとも6万人以上の人を強制不妊や安楽死させています【627】。ちなみに、日本は優生保護法（Eugenic Protection Law）の下《もと》、第2次世界大戦以降も断種を本人の同意なしに行った唯一の国家です。約1万6500人の女性が犠牲になりました【628】。

この裁判に先立つ1905年には強制ワクチン（天然痘ワクチン）に対する訴訟が起こっています。これは、ジャコブソン事件（Jacobson v. Massachusetts）と呼ばれる訴訟で、天然痘を防止するために予防接種を受けることを義務づけ、これを拒否した場合には刑事責任が問われたことに対して、ジャコブソン（Henning Jacobson）が起こした訴訟です。ジャコブソンは、「強制的な予防接種は、不合理、恣意的、抑圧的であり、自分がベストと思う方法で自らの身体及び健康を維持するという、すべての者に内在している権利を侵害し、予防接種に反対する者への強制は、その人格を侵害する」と主張しました。

それに対して米国の最高裁は、「マサチューセッツ州の立法者が、居住者に予防接種を義務づけているのは、公共の健康又は安全にとって必要がある場合に限定されている。社会は、その構成員の安全を脅かす病気の蔓延に対抗してこれを保護する権限を有する。天然痘がはやっている場合に、人民一般を保護するために、州が定めた、制裁を背景とした対応手段を、裁判所が法律問題としてこれを否定するならば、他の政府部門が果たすべき機能を裁判所が潜脱することになろう」とこのジャコブソンの訴えを退けました。これらの優生思想およびワクチン（病原体仮説に基づく）裁判も、いずれも具体的なエビデンスも定義もない〝公衆の衛生（健康）を脅かす〟という同じ理由で、強制施行されていたのです。

特定の「germ（細菌）」と「gene（遺伝子）」は、ある病気の原因であるという同じ要素還元主義的（＝近視眼的）な一点に収束していきました。優生思想はオーガスト・ヴァイスマン（August Weismann）による環境の影響（環境遺伝）の否定、そして病原体仮説（germ theory）はパスツールによる個体因子（宿主の状態）の否定と、いずれも「環境要因を排除する」という意味では同じ思想に収束していきました。実際にこの20世紀初頭の優生思想家は、ワクチンの強制接種と強制不妊（断種）は同列のものと見做していました。ワクチンは病気を防ぎ、断種は人種の堕落・退化を防ぐと考えていたのです【629】。

その実際例が、現在も行われている社会隔離（social isolation, selective isolation, quarantine）や殺菌・消毒（sterilization）です。優生思想では、遺伝的欠陥者（unfit）を社会から隔離し、断種（sterilization）あるいは安楽死（euthanasia）させます。殺菌・消毒と断種のいずれもが英語の〝sterilization〟でまったく同じ単語なのです。

病気というのは、環境によって引き起こされるものなので、本来は「病気をなるべく〝減少〟させる」という方策がとられるはずです。しかし、病原体仮説（germ theory）および優生思想は、いずれも「病気は〝根絶〟するもの」という思想です。前者ではワクチンや抗ウイルス薬によってで、後者では遺伝的欠陥者を隔離・断種することによってです。

実際は、「病原体仮説（germ theory）」および優生思想は、為政者（権力者）にとっては非常に都合の良い仮説でした。なぜなら、病気の多くは、貧困・飢餓・極端な経済格差・不衛生からくるもので、この社会の現実を覆い隠して外来の病原体や個人的問題へ責任転嫁できたからです【630】。この「病原体仮説（germ theory）」および優生思想の現代版が「遺伝子決定論（genetic determinism）」であり、環境・経済格差などの人工的な社会問題を今度は遺伝子へ責任転嫁を行ったものです。

さらにこの「病原体仮説（germ theory）」や「遺伝子決定論（genetic determinism）」は、

権力者が所有する製薬会社やバイオ企業を通して、富を集中させる都合の良い仮説でもあったのです。１９８４年に米国において多額の資金（$3 billion 以上）を投入して、米国の優生思想家たちの主導でカナダ、ヨーロッパ、イギリス、ロシア、日本を巻き込んだアポロ月面着陸プロジェクト以来の大きなプロジェクトが「ヒトゲノムプロジェクト（Human Genome Project）」でした【631】。正式には、１９９０年にスタートし、２００３年に人類の全ゲノム解析を終了したとしています。しかし、この大きなプロジェクトで判明したことは、優生思想家たちの期待に反して、ほとんど人種間の遺伝子の差はない（99・8％は同じ）という厳然たるエビデンスでした【632】。しかし、優生思想家たちは、この後も分子生物学や遺伝学といった現代医学の装いをまとい、遺伝子操作という現代の遺伝子ワクチンにつながるフェイクサイエンス（pseudoscience）へとシフトしていきます。米国優生学学会（後に社会生物学学会〈Society for the Study of Social Biology〉と改名）の共同設立者であるフレドリック・オズボーン（Frederick Osborn）は、「優生学のゴールは優生学以外の言葉の下で達成される」と発言しています。

■ポリオの人体実験とエイズの起源

１９５９年に米国国立衛生研究所（ＮＩＨ）のウイルス学者であったバーニス・エディ（Bernice Eddy）氏は、世界中にばら撒かれている経口生ポリオワクチン（Sabin vaccine）と不活性化ワクチン（Salk vaccine）のいずれにもSV40（シミアンウイルス40、simian viruses40）というハムスターにガン（中皮腫）を引き起こすとされるウイルスが混入していることに気づき、それをレポートにまとめました。このことで彼女は自分の実験室を追われ、左遷されることになります【633】。このサルのウイルスがポリオワクチンに混入していたことは、現在では周知の事実です【634・635・636・637】。これはポリオウイルスの培養に、サルの腎臓の細胞を使用しているからです。

当時、ワクチンを産生していたビッグファーマのメルクの研究者でさえ、この事実を認め、ヒトの乳幼児にこのポリオワクチンを接種するとガンが引き起こされる可能性に言及していました【638】。1954〜1963年に世界中にばら撒かれたポリオワクチンによるSV40曝露は、2億人以上にのぼると推測されています【639】。その後、悪性脳腫瘍や白血病罹患者にSV40が発見されたことが相次いで報告されました【640・641・642・643・644・645・646・647・648・649・650・651・652】。その他、骨の悪性腫瘍（骨肉腫）の38％や肺がん（中皮腫）の58％にSV40が検出されたことも報告されています【653・654・655】。

このSV40は、妊婦がポリオワクチンを受けると子供にも移行します。1959〜1965年までにポリオワクチン（不活性化ワクチン、Salk vaccine）を接種した5万9000人から生まれた子供の脳腫瘍の発生率は13倍以上であったことが報告されています【656・657・658】。現代医学は、このSV40とヒトのガンとの関連を否定し続けていますが、ヒト細胞の実験では、SV40はガン化させることが証明されています【659・660】。

コプロウスキー（Hilary Koprowski）というポーランド出身のウイルス学者がいます。彼は、キッシンジャー、ジョージ・ソロスやバーナード・マドフ（世界最大のネズミ講で服役中）らと同じく、第2次世界大戦をきっかけに海外に移住した代表的な東欧ユダヤ人です。ロックフェラー医学研究所の研究員となったのち、たくさんの非人道的な人体実験に手を染めました。彼は、ガン末期患者の組織を外科的に取り出して、そこにSV40でガン化させた細胞をまたガン末期患者に注射する実験を行っています【661】。

さらに、ポリオワクチン産生に利用されていたアフリカミドリザル（African green monkey）の50％がサル免疫不全ウイルス（simian immunodeficiency virus（SIV））に感染していたことが明らかにされました【662】。サル免疫不全ウイルス（SIV）は、エイズの原因とされるヒト免疫不全ウイルス（human immunodeficiency virus, HIV）と遺伝子配列が酷似しているレトロウイルス（retrovirus）です。実際に、1990年にアフリカの野生のチンパンジーから検出されたサル免疫不全ウイルス（SIV）の遺伝子配列は、ほぼヒト免疫不全ウイルス（HIV）と一致していました【663・664】。そして、間もなくこのポリオワクチンに混在するサル免疫不全ウイルス（SIV）が、ヒトのエイズの発症の1つの原因ではないかと報告されるようになりました【665・666】。サル免疫不全ウイルス（SIV）がヒトの体内で多少の変異を繰り返して適応したものが、ヒト免疫不全ウイルス（ＨＩＶ）ではないかと推測されていたのです【667】。

その後もエイズの患者のガン組織だけでなく健康人でも、サル免疫不全ウイルス（ＳＩＶ）が検出されることが報告されます【668・669・670】。現代医学では、サル免疫不全ウイルス（ＳＩＶ）が変異したヒト免疫不全ウイルス（ＨＩＶ）をわざわざヒト免疫不全ウイルス２（ＨＩＶ２）と名づけていますが、実際は同じものです。ヒト免疫不全ウイルス（ＨＩＶ）を発見したとされているロバート・ギャロ（Robert Gallo）でさえ、「サル免疫不全ウイルス（ＳＩＶ）のサブタイプは、ヒト免疫不全ウイルス（ＨＩＶ）と区別がつけられない。サルのウイルスはヒトのウイルスと同じだ」と発言しています【671】。

これに慌てて現代医学は種を超えてヒトに感染することはないと否定にかかりましたが、２０２０年に立ち続けにそれを覆す決定的な研究結果が報告されています。それは、ヒトの免疫機能を移植したヒト化マウス（humanized mice）にサル免疫不全ウイルス（ＳＩＶ）を感染させる実験です（人体には倫理的問題で表立って感染実験はできない）。この研究結果は、感染（chronic viremia）だけでなく、エイズの特徴であるリンパ球（CD4+ T cell）の減少も確認されています【672・673】。

さて、それではポリオワクチンは、世界に広くばら撒かれたはずであるのに、なぜアフリカがエイズの発症地として認識されているのでしょうか？　１９５０年に、このヒトのエイズの原因となるポリオワクチンを開発し、最初に人体実験したと宣言したのが、コプロウスキーでした【674】。その中には、現在で言うところの精神遅滞の子供の施設で、子供たちにポリオ生ワクチンを入れたミルクチョコレートを飲ませています。もちろん、この子供たちに同意などとれる訳がなく、モルモットとしたのです。１９５７〜１９６０年の間、コプロウスキーは、アフリカのベルギー領地（現在のコンゴ民主共和国、ルワンダ、ブルンジ）では、32万５０００人に自分のワクチンを投与しています【675】。このうち、98％は、乳幼児でした。その投与量も成人の15倍だったということですから、この男は真の狂った優生思想家です【676】。

彼はあまりもの自分の悪行に世界保健機構（ＷＨＯ）が後ろ盾になっていると主張していましたが、さすがのＷＨＯもこれを否定しています【677】。ＳＶ40やサル免疫不全ウイルス（ＳＩＶ）の混入で問題となった経口生ワクチン（セービンワクチン）を開発したセービン（Albert Sabin）でさえ、コプロウスキーの開発した生ワクチンには、未知の細胞殺傷ウイルスが入っていると主張しました【678】。コプロウスキーの開発したポリオ生ワクチンは、ヒトへの臨床応用の許可が降りなかったため、このアフリカの人体実験が終わった１９６０年にそれ以上の人体実験が中止されました。

このコプロウスキーが乳幼児中心に人体実験を行ったコンゴ民主共和国、ルワンダ、ブルンジは、この30年後にアフリカの中でもエイズ発症率が著明に高かった地域です【679】。また１９８６年には、この地域の人々の血液中にエイズ抗体が出現したのは、１９５９年以降であることが明らかにされました【680】。つまり、コプロウスキーの人体実験前には、エイズという病態はこの地域にはなかったのです。

さらに、ポリオワクチン産生には、サルの腎臓細胞以外にもウシの血清も使っていました。したがって、ウシの血清に混入している狂牛病（bovine spongiform encephalopathy（BSE）. mad cow disease）の原因物質もワクチン接種で移行する可能性が指摘されています【681】。その他にもポリオワクチンには、サイトメガロウイルス、RSウイルス（respiratory syncytial virus, RSV）、EBウイルス（Epstein-Barr virus）、ヘルペスウイルス、アデノウイルスの混入も報告されています【682・683】。

もちろん、拙著『ウイルスは存在しない』で詳述したように、エイズは複数の環境ストレス因子によって引き起こされる免疫抑制状態の総称であり、このポリオワクチンに存在する遺伝子（さまざまなウイルス名で呼ばれている）やアジュバントなどがエイズの発症の1つの要因になったということです。ポリオワクチンによるエイズ発症は、コプロウスキーの優生思想の徒《あだ》花《ばな》といえるでしょう。

■人口削減兵器――ワクチン

世界保健機構（WHO）は、1945年の設立当時から「産児制限のための家族計画

（planned parenthood or family planning）」というアイデアを抱いていました。〝家族計画（family planning）〟と言えば聞こえは悪くないかも知れませんが、これは人口削減という目的がその背後に隠されている危険な言葉です。WHOは、その親組織である国連（UN）や米国国際開発庁（USAID、US Agency for International Development）の世界人口削減のために作られた組織と言っても過言ではないでしょう【684】。

　1976年にWHOの研究者たちによって、行われた不妊をもたらす不妊ワクチンの研究は、ロックフェラー財団の番頭であるキッシンジャーによって書かれた「キッシンジャー・レポート（The Kissinger Report）」によって導かれたものです【685・686】。これは、「米国安全保障研究メモランダム200（US

人口削減：キッシンジャー・レポート（The Kissinger Report）

世界保健機構（WHO）は、1945年の設立当時から「産児制限のための家族計画（planned parenthood or family planning）」というアイデアを抱いていた。

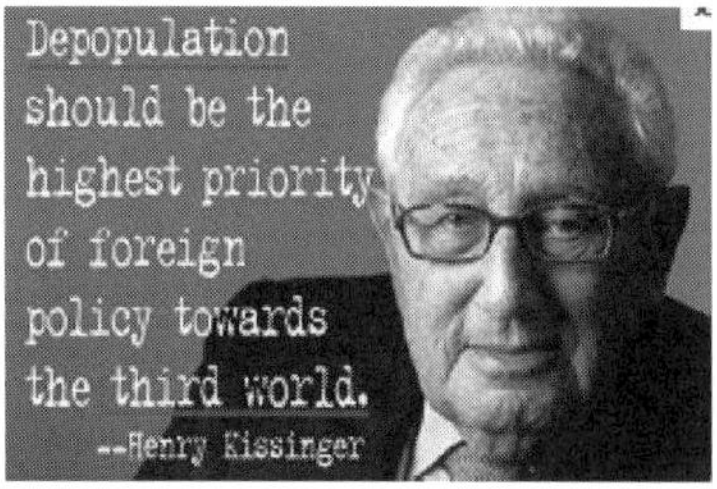

1976年にWHOの研究者たちによって行われた、不妊をもたらす不妊ワクチンの研究は、ロックフェラー財団の番頭であるキッシンジャーによって書かれた「キッシンジャー・レポート（The Kissinger Report）」によって導かれた。
→世界全体の人口削減が必須であること、特にアフリカのような発展途上国（less developed countries（LDCs））の人口成長をゼロにする必要性が説かれた。

National Security Study Memorandum 200）」としても広く知られています【687】。このレポートでは、世界全体の人口削減が必須であること、特にアフリカのような発展途上国（less developed countries（LDCs））の人口成長をゼロにする必要性が説かれています。

１９８０年代には、ワクチンに先立って、ロックフェラー財団が設立した人口評議会（The Population Council）が皮下埋め込み型の不妊薬剤ノルプラント（NORPLANT、人工合成プロゲスティン）を開発しました。これを発展途上国の出産適齢期の女性にテストし、５年間は不妊を引き起こすことを確認しています【688・689・690】。

ロックフェラー財団によって主宰されたローマクラブ『成長の限界』が出版されたのは１９７２年です。人口、工業生産の幾何級数

皮下埋め込み型の不妊薬剤

1980年代には、ワクチンに先立って、ロックフェラー財団が設立した人口評議会（The Population Council）が皮下埋め込み型の不妊薬剤ノルプラント（NORPLANT、人工合成プロゲスティン）を開発
→発展途上国の出産適齢期の女性にテストし、５年間は不妊を引き起こすことを確認

Fertil Steril. 1983 Jun;39(6):799-808
Curr Opin Obstet Gynecol. 1991 Aug;3(4):470-6

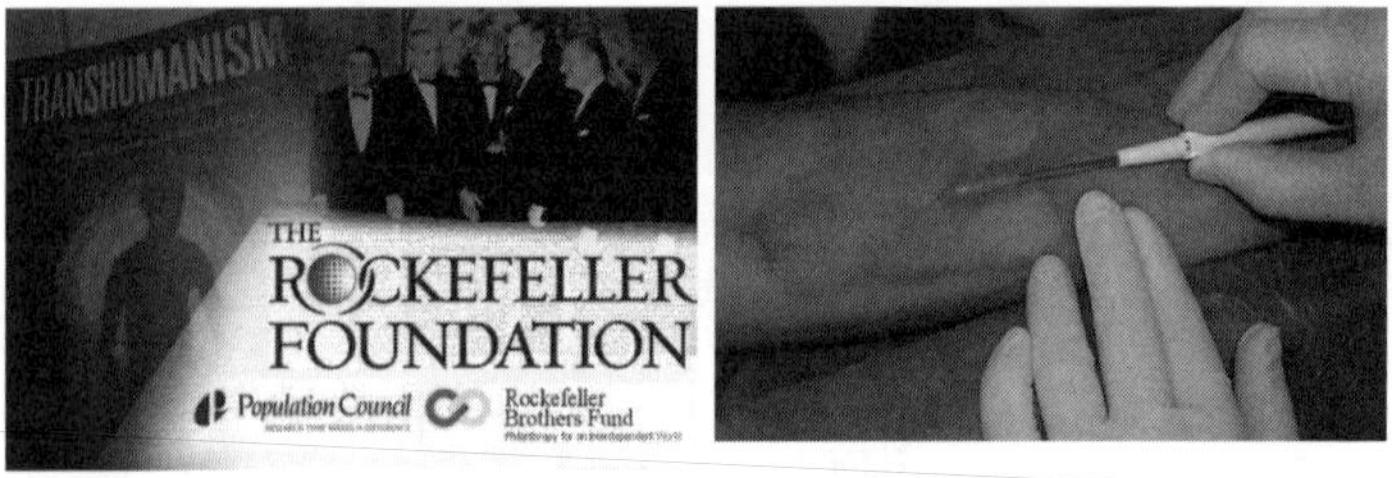

的成長は、今後１００年のうちに食糧生産、汚染、資源使用の限界に達し、人口と工業生産も制御不能な破局的な減退をもたらすと警告を鳴らしました。

その後も１９９２年『限界を超えて』、２００４年『成長の限界　人類の選択』、２０１２年『２０５２』とアップデート版が出版されましたが、いずれも人口爆発により21世紀には人類は破局を迎えるという未来予測でした。国連は、世界の人口は、２０５０年までに90億人、２１００年までには１１０億人に増加すると喧伝しています。

２００９年にＷＨＯも、「現在（２００９年）の世界人口の68億人は、２０５０年までに92億人まで増加する」と扇動しました【691】。この翌年の２０１０年にＴＥＤトークにて、ビル・ゲイツが「ワクチンによって、

「成長の限界」という人口削減プロパガンダ

ロックフェラー財団によって主宰されたローマクラブ『成長の限界』が出版されたのは1972年。人口、工業生産の幾何級数的成長は、今後100年のうちに食糧生産、汚染、資源使用の限界に達し、人口と工業生産も制御不能な破局的な減退をもたらすと警告を鳴らした。

その後も1992年『限界を超えて』、2004年『成長の限界 人類の選択』、2012年『2052』とアップデート版が出版されたが、いずれも人口爆発により21世紀には人類は破局を迎えるという未来予測。

国連は、世界の人口は、2050年までに90億人、2100年までには110億人に増加すると喧伝している。

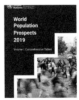

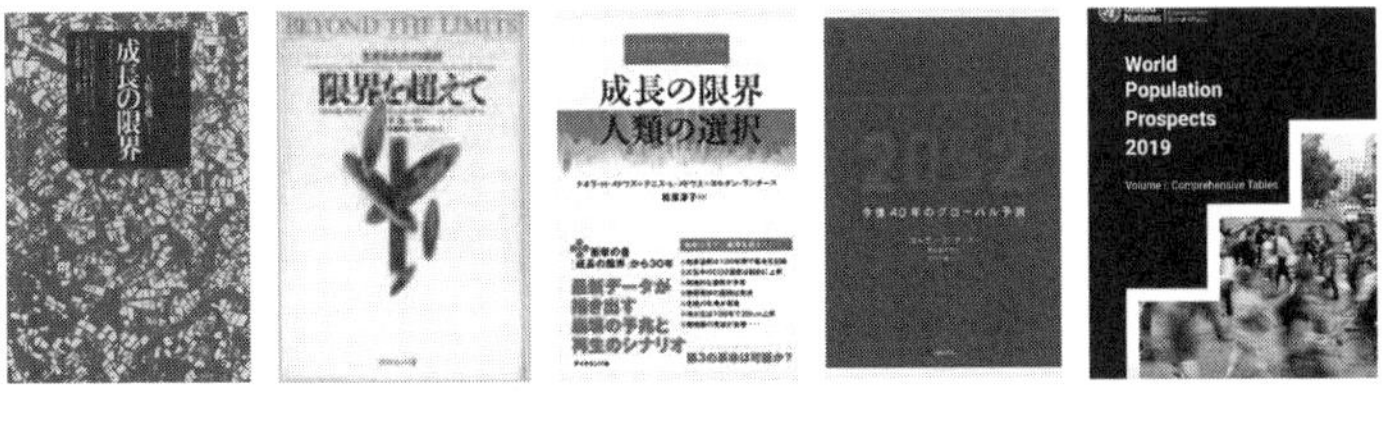

世界の人口増加率をゼロにする」と呼びかけたことは有名です【692】。実は、この年の1月（TEDトークの1ヶ月前）にビル・ゲイツの財団（the Bill and Melinda Gates Foundation）は、WHOに人口削減のための不妊ワクチン開発に1兆円以上もの資金を投じています【693・694】。ビル・ゲイツはいまや「自分たち以外の血統は遺伝的に劣っていて、地球上から根絶やしにしなればならない」という優生思想を顕《あらわ》にしています。彼の父親もロックフェラーに追随した熱心な人口削減論者（優生思想家）として有名でした。

しかし、この人口爆発という未来予測はそもそも真実なのでしょうか？

２０１９年に、この国連、ＷＨＯなどの人口爆発予想に異議を唱える本（『*Empty Planet: The Shock of Global Population Decline*』）が出版されています。この本には、インターネットの発達による女性（発展途上国）の知識の向上や発展途上国のインフラ整備、先進国の不妊などでむしろ人口が減り続けるという人口減少予想が豊富なエビデンスで示されています。

実際に子沢山で知られるフィリピンでは、２００３〜２０１８年までで、出生率は３・７％から２・７％まで低下しています。これは、先進国の出生率の低下よりも速い減少率なのです。この本では、２１００年の世界人口は、多くても80〜90億程度と見積もっています。

ちなみに２０１９年の時点では世界人口は、77億人程度です。さすがに、人口爆発が続くというシナリオには無理があるため、ビル・ゲイツは、最近は信用ガタ落ちの『ランセット』誌に、改変を加えた予測を描かせています【695】。

WHOとビル・ゲイツの人口削減プロパガンダ

2009年にWHOは、「現在（2009年）の世界人口の68億人は、2050年までに92億人まで増加する」と扇動

Bulletin of the World Health Organization　2009, 87, 852-857

2010年にTEDトーク：ビル・ゲイツ
「ワクチンによって、世界の人口増加率をゼロにする」

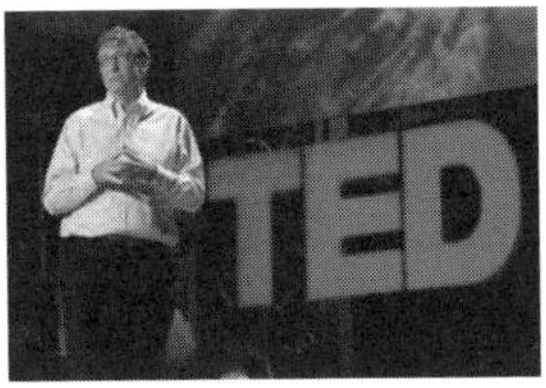

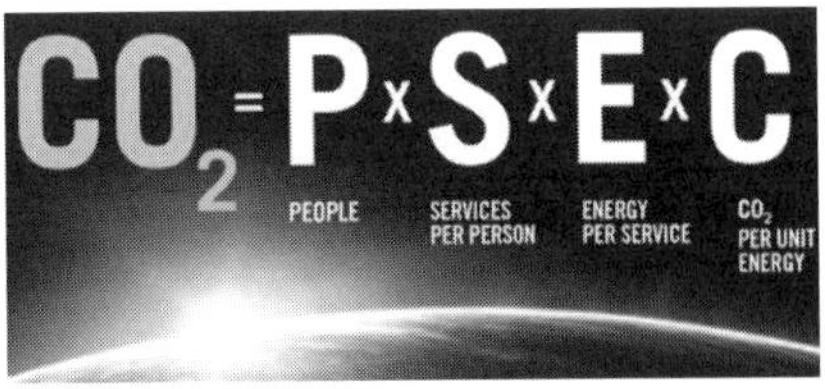

TED トークの1ヶ月前にビル・ゲイツの財団（the Bill and Melinda Gates Foundation）は、WHOに人口削減のための不妊ワクチン開発に1兆円以上もの資金を投じた

Higgins, A.G. (2010) Gates Makes $10 Billion Vaccines Pledge—Boston.com. In: boston.com

人口爆発フェイク

インターネットの発達による女性（発展途上国）の知識の向上や発展途上国のインフラ整備、先進国の不妊などでむしろ人口が減り続けるという人口減少予想が豊富なエビデンスで示されている。

実際に子沢山で知られるフィリピンでは、2003〜2018年までで、出生率は3.7%から2.7%まで低下。これは、先進国の出生率の低下よりも速い減少率。この本では、2100年の世界人口は、多くても8〜90億程度と見積もっている。

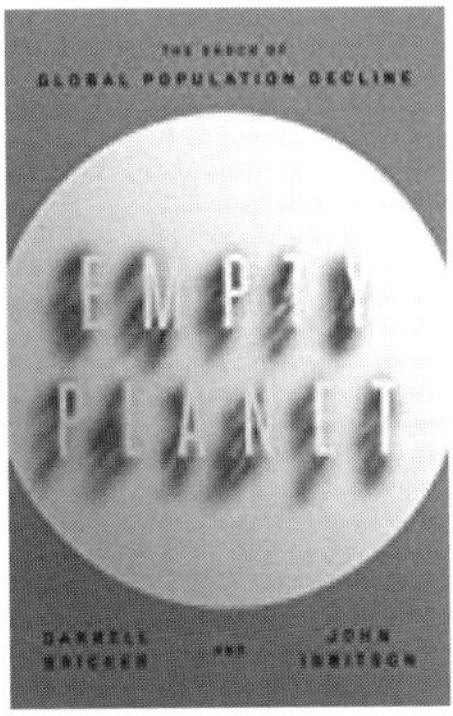

『Empty Planet: The Shock of Global Population Decline』2019

それによると、人口のピークは２０６４年で、そこから２１００年まで減少していくと予測しています。インドが中国を追い抜いて世界一の人口を誇るようになり、日本は６０００万人程度に半減すると予測しています。私たちの身の周りを見ても、もはや３人以上の子供がいる家庭は珍しくなりました。そして、不妊クリニックが流行《はや》るおかしな状況になっています。

現在の出生率の低下で人口は低下するはずですが、まだ人口がそれほど減少していないのは、高齢者を医療で無理やり生かすことがなされているため、相殺されているとしています。

今回の新型コロナ感染症でも明らかになったように、高齢者（および有色人種）は淘汰されていきます。今後は日本のように高齢者

人口爆発フェイク

さすがに、人口爆発が続くというシナリオには無理があるため、ビル・ゲイツは、『ランセット』誌に、改変を加えた予測を描かせている。

人口のピークは2064年で、そこから2100年まで減少していくと予測している。インドが中国を追い抜いて世界一の人口を誇るようになり、日本は6,000万人程度に半減すると予測。

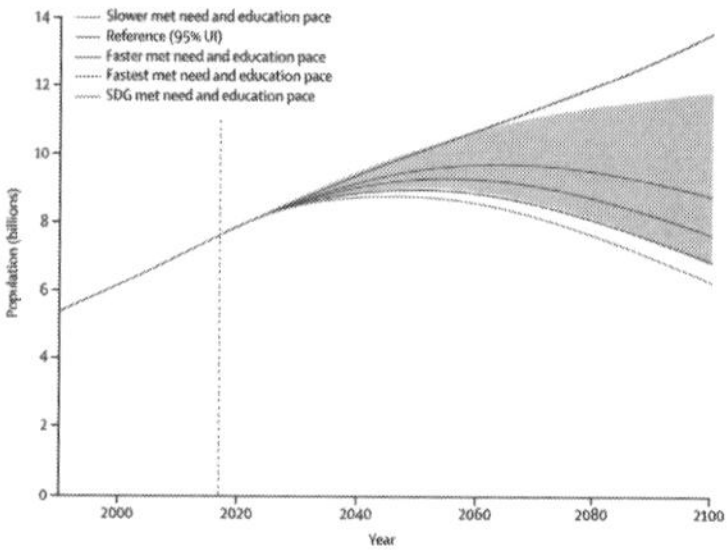

『Fertility, mortality, migration, and population scenarios for 195 countries and territories from 2017 to 2100:a forecasting analysis for the Global Burden of Disease Study』

Lancet Published Online July 14, 2020

に延命処置をほどこすようことはなくなってくるでしょう（ヨーロッパではすでに延命処置をしない国が増えている）。そうなれば、人口減少が顕著になってくるはずです（死亡数が出生数を上回る）。

人口削減のためにワクチンが用いられるのは、「人口が爆発的に増加している！」という権力者の常套手段の「恐怖による支配（fear mongering）」です。新型コロナウイルス感染の「感染が世界規模で拡大している！」あるいは「地球がＣＯ２増加で温暖化している！（これが真実ならむしろ生態系にとっては好ましい）」というのとまったく同じ構造です。

人口が実際は減少傾向になっているという事実が今後明らかになってくれば、少しはこの〝人口爆発フェイク〟洗脳にも気づくようになり、ワクチンが一体どのような目的で開発・利用されてきたのかを理解できるようになるはずです。

■不妊ワクチンの開発

１９７６年から不妊ワクチンの開発研究を指導してきたのは、ＷＨＯのタルワー氏（Gursaran Pran Talwar）率いる研究グループです。タルワーの不妊ワクチンに関する研究論文を渉猟すると20以上の研究が公開されています【696・697・698・699・700・701・702・703・704・705・706・707・708・709・710・711・712】。特に１９９４年の研究論文のタイトルは、「A vaccine that prevents pregnancy in women」と堂々と不妊ワクチンの研究成果を公表しています【713】。タルワーたちの不妊ワクチンの最初の臨床試験は、1992年に実行されました。この不妊ワクチンは、破傷風のトキシンに「ヒト絨毛性ゴナドトロピン（β human Chorionic Gonadotropin, βｈＣＧ）」を添加したものです。

ヒト絨毛性ゴナドトロピン（βｈＣＧ）は、受精卵から放出されるホルモンで、受精卵の着床とその後の成長を促す保護ホルモンのプロゲステロンの分泌を黄体に促します【714】。受精4～7日後に起こる受精卵の着床とその後の成長には、大量のプロゲステロンが必要とされます。この時に、ワクチンによって、ヒト絨毛性ゴナドトロピン（βｈＣＧ）に抗体を作ってその作用を中和（中和抗体、neutralizing antibody）すれば、プロゲステロン

不妊ワクチンの開発

1976年から不妊ワクチンの開発研究を指導してきたのは、WHOのタルワー氏（Gursaran Pran Talwar）率いる研究グループ。タルワーの不妊ワクチンに関する研究論文を渉猟すると20以上の研究が公開されている。

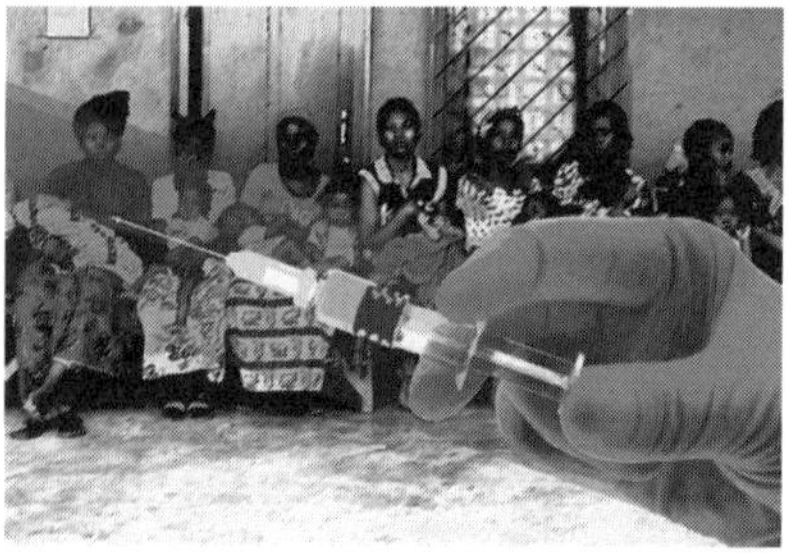

タルワーたちの不妊ワクチンの最初の臨床試験は、1992年に実行された。この不妊ワクチンは、破傷風のトキシンに「ヒト絨毛性ゴナドトロピン（βhuman Chorionic Gonadotropin, βhCG）」を添加したものであった。

J Biotechnol. 1994 Aug 15;36(2):177-82
Am J Reprod Immunol. 2015 Oct;74(4):302-8

が放出されなくなります。それによって、受精卵の着床を防ぐことができるだけでなく、すでに着床している受精卵を殺傷することができるという算段なのです。ただし、この〝中和抗体〟というものは実際には存在しないため（抗体は単なる掃除役で微生物を殺傷するミサイルではない。『新・免疫革命』参照）、実際はワクチンのエンドトキシン、ポリソルベート80やホルムアルデヒドなどのアジュバントあるいは公表されていない毒性物質が不妊効果をもたらしています【715・716・717・718】。

その他、関節リウマチなどの自己免疫疾患モデルを作る動物実験で用いられるアジュバントに、「フロイントアジュバント（Freund's adjuvant）」と呼ばれるものがあります。この特殊なアジュバントは、パラフィンオイル（原油の精製時の廃棄物）やポリソルベー

不妊ワクチンの開発

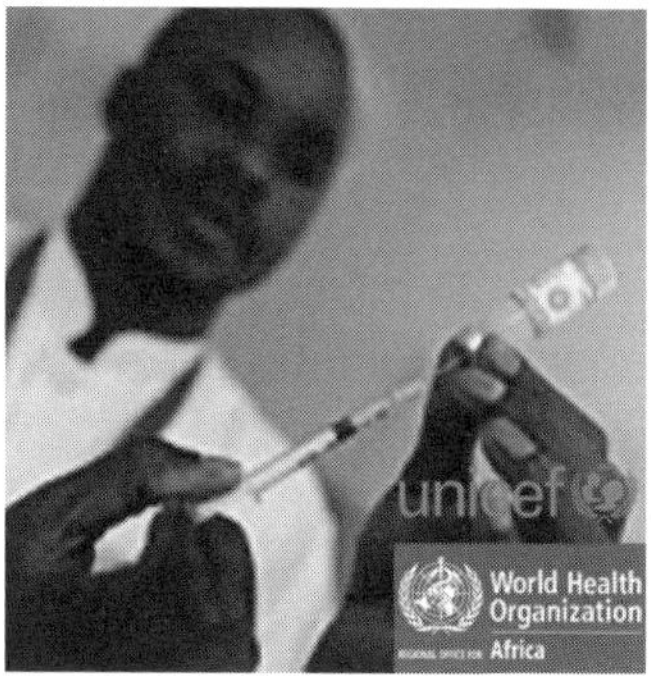

ヒト絨毛性ゴナドトロピン（βhCG）は、受精卵から放出されるホルモン。受精卵の着床とその後の成長を促す保護ホルモンのプロゲステロンの分泌を黄体に促す。受精4～7日後に起こる受精卵の着床とその後の成長には、大量のプロゲステロンが必要。この時に、ワクチンによって、ヒト絨毛性ゴナドトロピン（βhCG）に抗体を作ってその作用を中和（中和抗体、neutralizing antibody）すれば、プロゲステロンが放出されなくなる。それによって、受精卵の着床を防ぐことができるだけでなく、すでに着床している受精卵を殺傷することができるという算段（これは抗体仮説に基づいた幻想）。

実際の不妊効果はアジュバント

“中和抗体”というものは実際には存在しないため（抗体は単なる掃除役で微生物を殺傷するミサイルではない、『新・免疫革命』参照）、実際はワクチンのエンドトキシン、ポリソルベート80やホルムアルデヒドなどのアジュバントあるいは公表されていない毒性物質が不妊効果をもたらしている。

関節リウマチなどの自己免疫疾患モデルを作る動物実験で用いられるアジュバントに、「フロイントアジュバント（Freund's adjuvant）」と呼ばれるものがある。この特殊なアジュバントは、パラフィンオイル（原油の精製時の廃棄物）やポリソルベートと同様の乳化剤（二縮マンニトールーオレイン酸（Mannide monooleate））が入っている。このアジュバントの接種だけでも動物実験で不妊を作ることができる。

不妊ワクチンの施行

1993～1995年まで、WHOはこの不妊ワクチンをメキシコ、ニカラグワ、フィリピン、ケニアにおいて、出産適齢期（child-bearing age）の女性のみに投与。男性や更年期を過ぎた女性には接種していない。その接種は、「母親と新生児の破傷風を撲滅する」という名目で施行。

この不妊ワクチンを接種する際に、ワクチン接種に伴うリスクなどを説明する「インフォームド・コンセント（説明同意書）」を取っていない。ケニアでは、この不妊ワクチンの接種は、病院やクリニックではなく、ホテルを貸し切って警察の監視の下で行われたことが暴露されている。

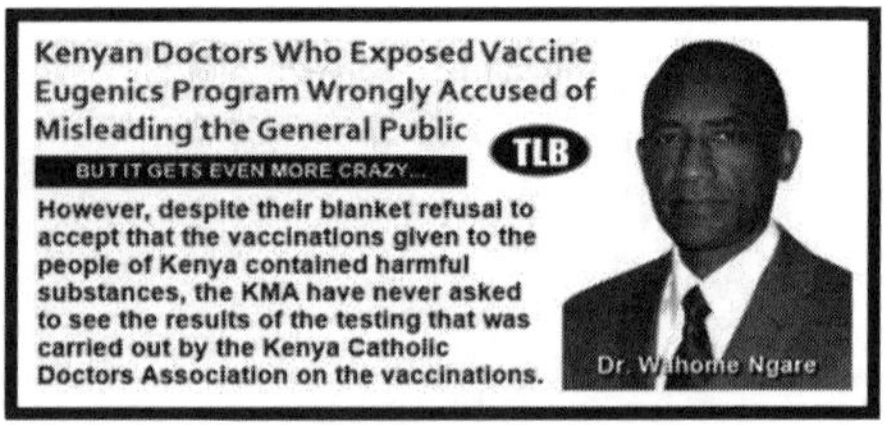
Kenyan Doctors Who Exposed Vaccine Eugenics Program Wrongly Accused of Misleading the General Public
TLB
BUT IT GETS EVEN MORE CRAZY...
However, despite their blanket refusal to accept that the vaccinations given to the people of Kenya contained harmful substances, the KMA have never asked to see the results of the testing that was carried out by the Kenya Catholic Doctors Association on the vaccinations.
Dr. Wahome Ngare

Open Access Library Journal 2017, 4:e3937

トと同様の乳化剤（二縮マンニトール一オレイン酸（Mannide monooleate））が入っています。このアジュバントの接種だけでも動物実験で不妊を作ることができます【719】。したがって、わざわざ多額の資金を投入してヒト絨毛性ゴナドトロピン（βｈＣＧ）をワクチンに混ぜる研究をしなくても、通常のワクチンでも不妊を引き起こせるのです。このことに、どれだけの研究者が気づいているのか否かは分かりません。

１９９３〜１９９５年まで、ＷＨＯはこの不妊ワクチンをメキシコ、ニカラグワ、フィリピン、ケニアにおいて、出産適齢期（child-bearing age）の女性のみに投与しました【720・721・722・723】。男性や更年期を過ぎた女性には接種していません。その接種は、「母親と新生児の破傷風を撲滅する」という名目で施行しています【724・725・726・727・728】。したがって、この不妊ワクチンを接種する際に、ワクチン接種に伴うリスクなどを説明する「インフォームド・コンセント（説明同意書）」を取っていないのです。ケニアでは、この不妊ワクチンの接種は、病院やクリニックではなく、ホテルを貸し切って警察の監視の下で行われたことが暴露されています【729】。

■女児の死亡率を高める不活性化ワクチン

ワクチンには、目的とする病原体への感染軽減の他に、たくさんの副作用が伴います。それをまとめて、非特異性反応（non-specific effects, NSE）といいます。非特異性反応として分かりやすいのは、総死亡率です。ある病気がワクチンによって引き起こされたかどうかを証明するのは、資金（ワクチン製造会社や政府は資金提供しない）と長期間の調査を必要とするため、実際の臨床研究ではほとんど行われることがありません。しかし、バイアス（偏見）の入りにくい総死亡数を調べるだけであれば、資金や時間をそれほど費やさずに調べられます。

さて、ゲイツ財団とWHOによって、世界的に推奨されてきたのが、ジフテリア－破傷風－百日咳（DTP vaccine）などの不活性化ワクチン（non-live vaccine, inactivated vaccine）です。これらのワクチンは、特に女児の総死亡率を数倍に高めることが複数の研究で報告

女児の死亡率を高める不活性化ワクチン

現在まで、判明しているだけで、ジフテリア－破傷風－百日咳（DTP vaccine）、不活性化ポリオワクチン（IPV）、B型肝炎ワクチン（HBV）、H1N1インフルエンザワクチン、マラリアワクチン（RTS,S/AS01 malaria vaccine）、5価ワクチン（DTP、B型インフルエンザ桿菌、B型肝炎）などが女児の総死亡率を高めることが報告されている。

Lancet 2015; 386: 1735-36
Front Public Health 2018; 6: 79

これは不活性化ワクチンには毒性の強いアジュバントが使用されているためで、慢性炎症疾患（「アジュバント誘発性自己免疫症候群（Autoimmune（Auto-inflammatory）Syndrome Induced by Adjuvants'（ASIA））」詳しくは後述）を引き起こすことで死亡率を高める。

このような慢性炎症を加速させるのが、エストロゲンに代表されるストレスホルモンです。女児が、不活性ワクチンを受けると死亡率が高くなるのは、男性よりもエストロゲン曝露が多いことによる。

されています。

現在まで、判明しているだけで、ジフテリア－破傷風－百日咳（DTP vaccine）、不活性化ポリオワクチン（ＩＰＶ）、Ｂ型肝炎ワクチン（ＨＢＶ）、Ｈ１Ｎ１インフルエンザワクチン、マラリアワクチン（RTS. S/AS01 malaria vaccine）、５価ワクチン（ＤＴＰ、Ｂ型インフルエンザ桿菌、Ｂ型肝炎）などが女児の総死亡率を高めることが報告されています【730・731・732・733・734・735・736・737・738・739・740】。

ワクチンの非特異性反応（ＮＳＥ）として、感染への抵抗性の低下、アレルギー、自己免疫疾患などが挙げられています【741】。これは不活性化ワクチンには毒性の強いアジュバントが使用されているためで、慢性炎症疾患（「アジュバント誘発性自己免疫症候群（Autoimmune（Auto-inflammatory）Syndrome Induced by Adjuvants, ＡＳＩＡ）」詳しくは後述）を引き起こすことで死亡率を高めるのは間違いありません。

このような慢性炎症を加速させるのが、エストロゲンに代表されるストレスホルモンです。女児が、不活性ワクチンを受けると死亡率が高くなるのは、男性よりもエストロゲン曝露が多いからです。実際に関節リウマチ、全身性エリテマトーデス（ＳＬＥ）など多くのワクチンによって誘発される自己免疫疾患が女性に多いのも、エストロゲンによるものです。

■抗精子不妊ワクチン(antisperm contraceptive vaccines)

不妊ワクチンでも男女ともに注射するタイプのものに、精子全体あるいは精子の構成タンパクや遺伝子（ＤＮＡ）を抗原としたものがあります。すでに１９３０年代に、精子や精巣を砕いたものをワクチンの成分として接種した臨床実験がなされています【742】。20名の妊娠可能な女性に、それぞれの夫の精子を含んだワクチンを注射した臨床実験です。

その結果、抗精子抗体（antisperm antibodies, ＡＳＡ）が出現し、1年までは避妊効果が確認されたといいます。しかし、精子全体を抗原としてワクチンに入れることは、問題が起こります。なぜなら、精子の中には、他の組織の細胞の構成成分と同じタンパク質や脂質複合体が含まれています。精子全体に抗体が形成された場合、他の細胞も掃除の対象（自己免疫疾患の仕組み）になるからです【743】。

精子にだけ含まれるような抗原を抽出して、不妊ワクチンの研究が進められています。近年では精子のＤＮＡワクチンの不妊効果も調べられています【744・745】。

私たちが子供の頃は、成人しておたふく風邪（mumps）に罹ると子供ができなくなると教えられてきました。しかし、おたふく風邪ウイルスの入ったＭＭＲワクチンによって、精巣に炎症が起こり、抗精子抗体ができることが分かっています【746】。欧米の男性は、１９７３～

２０１０年の間に50～60％も低下しています【747】。いまや不妊の原因で男性の占める割合は、40％以上になっています。さらにおたふく風邪ウイルスは、卵巣炎も引き起こすことが報告されています【748】。つまり、おたふく風邪ウイルスの入ったＭＭＲワクチンも不妊ワクチンの一種なのです。

■遺伝子ワクチンと優生思想

オックスフォード－アストラゼネカ製の新型コロナウイルスに対する遺伝子ワクチン（Oxford-AstraZeneca vaccine）は、まだ新型コロナウイルス感染症がパンデミックと宣言される以前の２０２０年1月の時点ですでに開発が開始されていました【749】。アンソニー・ファウチ氏が主導するモデナ社（Moder-

抗精子不妊ワクチン(antisperm contraceptive vaccines)

不妊ワクチンでも男女ともに注射するタイプのものと、精子全体あるいは精子の構成タンパクや遺伝子（DNA）を抗原としたのがある。すでに1930年代に、精子や精巣を砕いたものをワクチンの成分として接種した臨床実験がなされている。

その結果、抗精子抗体（antisperm antibodies（ASA））が出現し、1年までは不妊効果が確認された

Am J Obstet Gynecol. 1932;24:892-897

精子全体を抗原としてワクチンに入れることは、問題が起こる。なぜなら、精子の中には、他の組織の細胞の構成成分と同じタンパク質や脂質複合体が含まれている。精子全体に抗体が形成された場合、他の細胞も掃除の対象（自己免疫疾患の仕組み）になることによる。

Immunol Rev. 1999 Oct;171:193-202

na）の遺伝子ワクチンも同じ時期に開発が開始されています。しかし、オックスフォードーアストラゼネカの遺伝子ワクチンは、後述するようにアカゲザルの実験で効果がないことが証明されているだけでなく、副作用も意図的に調べられなかったにもかかわらず、強引に臨床試験（人体実験）に進みました。そして、臨床試験で見事に「横断性脊髄炎（ポリオの診断に含まれている）」という重篤な神経障害を引き起こしたことで、実験の続行は一時中断されていました。さらにブラジルの臨床試験では死亡者まで出しましたが、これがプラセボ（髄膜炎菌ワクチン接種グループ）だったと主張し、臨床試験が再開されたのです。

このような〝真っ黒〟な結果にもかかわらず、かつては医師や研究者の中でも一流医学雑誌とされていた『ランセット』誌のチーフ編集長は、「オックスフォードーアストラゼネカ製のワクチンは、他の遺伝子ワクチンよりもより効率的かつ迅速に世界全体の人々に免疫を作ることができる」と平気で言い放っています【750】。医学雑誌も所詮は、リアルサイエンスではなく、お金と権威で買えるフェイクサイエンスの集合体に過ぎないことを理解するには、2020年に一流医学雑誌に発表された新型コロナウイルス感染症に関する医学論文を渉猟するだけで十分事足ります。

この遺伝子ワクチンの開発者の1人が、オックスフォード大学ヒト遺伝学のエイドリアン・ヒル（Adrian Hill）教授です。彼は、オックスフォード大学内にあるジェンナー研究所でワクチン開発に携わってきました。また、ウエルカム・トラスト（The Wellcome Trust）という民間団体でも遺伝子の研究の重要なポストにいます。ウエルカム・トラストは、イギリスに本拠地を持つ世界で2番目に裕福な医学研究支援団体です。米国の著名な優生思想家のマーガレット・サンガー（Margaret Sanger）にちなんで創立されたサンガー研究所（Sanger Institute）でのヒトゲノム解読にも出資している優生思想団体が医学研究支援という隠れ蓑をまとったのがウエルカム・トラストの正体なのです。イギリス優生学学会であるゴールトン研究所（Galton Institute）の発行した優生学に関する記事は、ウエルカム・トラストで保管されています。フランシス・ゴールトン（Francis Galton）は、ダーウインの親戚（half-cousin）にあたる人物ですが、〝優生学の父〟として優生学会から崇められている人物です。ゴールトン研究所の前身は、イギリス優生学会です。

この遺伝子研究は、「遺伝子決定論（genetic determinism）」という〝人間の特質は血統で決まる〟という強固な優生思想を具現化した理論の元に展開されているものです。決して、遺伝子異常による病気を治療する目的などにゲイツ財団やウエルカム・トラストなどの優生思想団体から研究費用が投入されている訳ではありません。私自身が大学院で学んだ「分子生物学（molecular biology）」は、この優生思想を学問風にした分野なのです。２００３年にヒトゲノム計画が完了して以来、ゲノム配列の個人差と形質との関連についての研究が急速に進み、形質（知能や身体的特徴）や病気の原因遺伝子が探索されてきました。ところが単一あるいは数個の遺伝子の異常のみで説明のつく病気はわずかで、大半が複数の遺伝子に少しずつ影響されることで発症する多因子疾患であることが判明しています。

近年は、ウエルカム・トラストの支援によって、これまでのような特定の狭い領域の解析に加えて、ゲノム全体を巨視的に見渡す必要性から「ゲノムワイド関連解析（Genome Wide Association Study, GWAS）」という手法が用いられるようになりました【751】。具体的には、ヒトゲノム全体をほぼカバーする1000万ヶ所以上の一塩基多型（single nucleotide polymorphism, SNP）のうち、50万～100万ヶ所の遺伝子型を決定し、主にSNPの頻度と、病気や量的形質との関連を統計的に調べる方法です。一塩基多型（SNP）とは、集団内に1％以上の頻度で発生する、デオキシリボ核酸DNA分子の塩基配列（アデニンA、グアニンG、チミンT、シトシンC）のうち11塩基のみが変異した多様性を意味します。たとえば塩基配列AACGATのGがCと置き換わり，AACCATという配列が生じた場合などをいいます。

ゲノムワイド関連解析（GWAS）では、特定の病気と連動する一塩基多型（SNP）を見つけ出して、その近傍に存在すると推測される感受性遺伝子をリスト化していきます。複数の感受性遺伝子を原因とする病気の場合、相当数の遺伝子の作用が累積することで、それなりの大きさの発症リスクをもたらすと推定しています。しかし、この遺伝子の発現というものは、実際はこのような遺伝子配列の多様性によるものよりも、環境による遺伝子のスイッチのオン・オフ（エピジェネティクスという）のほうが影響は大きいことが示されるに至って、リアルサイエンスでのゲノムワイド関連解析（GWAS）の重要性は低下しています。しかし、権力者たちは、執拗にこの遺伝子解析を用いて、民族や人種によって感染症などの病の罹りやすさの違いの研究【752・753・754・755】にウエルカム・トラストなどの団体を通じて多額の資金を提供しています。それは、彼らは、この民族や人種の遺伝子の違いを利用して、それをターゲットにしたワクチンや医薬品を開発することで、人口削減を計っているからです。

今回のオックスフォードｰアストラゼネカ製の新型コロナウイルスに対する遺伝子ワクチンは、「バクシテック（Vaccitech）」というプライベートカンパニーが開発に携わっています【756】。この会社は、グーグル、中国のファーウェイ（Huawei）、ドイツ銀行、イギリス政府が出資して創立されました。グーグルの動画部門であるユーチューブ（YouTube）が新型コロナ遺伝子ワクチンに関するコンテンツを削除しているのも、グーグルが遺伝子ワクチンで懐が温かくなるからです。ワクチンの開発者であるエイドリアン・ヒルやオックスフォードのワクチン学教授サラ・ギルバード（Sarah Gilbert）氏もこの会社の株を10％保有しています【757】。これらの利害関係者は、新型コロナウイルスに対するワクチンがインフルエンザウイルスワクチンと同様に毎年接種と計画されているので、将来に渡って巨額の富を得ることになります。

オックスフォード大学内にあるジェンナー研究所には、動物の検疫から出発して、今やヒトや動物のワクチン開発研究所となったパーブライト研究所（Pirbright Institute）からも資金が出ています。このパーブライト研究所は、ゲイツ財団、ウエルカム・トラスト、米国国防高等研究計画局（Defense Advanced Research Projects Agency, ＤＡＲＰＡ）、英国環境食糧農林省

（Department for Environment, Food and Rural Affairs, ＤＥＦＲＡ）、世界保健機構（ＷＨＯ）などが資金を出し合っている研究所です【758】。この研究所は、２０１５年の段階で、コロナウイルス（遺伝子配列）で特許をとっています【759】。そのため、新型コロナウイルスのワクチン開発では、この研究所に特許料を支払わなければなりません。

ジェンナー研究所でエイドリアン・ヒルが主導して開発した結核のワクチンがあります。このワクチンは、アカゲザルの動物実験では、効果がないことが明らかになっていました【760】。しかし、２００９年にこの動物実験の結果を偽って、この結核ワクチンを南アフリカにおいて２８００名の乳幼児に臨床実験したのです【761】。その結果、７名の乳児が死亡しました（生き残った子供にも生涯にわたる副作用が出ているはずです）。またビッグファーマのグラクソスミスクラインとの共同で、２０２０年から４８００名のアフリカの子供にマラリアのワクチンの人体実験を行っています【762】。

ウエルカムトラストの遺伝子研究センター（Wellcome Sanger Institute）は、遺伝子配列を低コストで調べられる遺伝子チップ（gene chips）の開発に、何百ものアフリカ人の遺伝子を本人の同意なしに収集・利用したとして非難されています【763】。ウエルカムトラストは、アフリカのルワンダでの「長期作用型可逆的避妊法（long acting reversible contraception（LARCs）、避妊薬皮下植え込み、子宮内避妊器具など）」のプロモーションの研究にも資金提供しています【764】。この長期作用型可逆的避妊法（LARCs）は、最低でも5年は効果があるとされています。後述するように、ロックフェラー財団の資金によって開発された皮下埋め込み型の避妊薬（Norplant）もその1つで、後に数万人の米国女性がその特許をもつシェーリング社（現在はバイエル）をさまざまな副作用で訴えたために、2020年に市場から回収されています。ゲイツ財団（Bill & Melinda Gates Foundation）と米国国際開発庁（US Agency for International Development, USAID）が開発した同じ皮下埋め込み型の避妊薬（Jadelle）は、米国では使用認証されていませんが、アフリカでプロモートされています【765】。

また3ヶ月ごとに接種が必要なファイザー製の皮下あるいは筋肉注射タイプの避妊薬（Depo-Provera）も、ゲイツ財団と米国国際開発庁（USAID）のコラボでプロモーションされています。

ゲイツ財団は、ジェンナー研究所のあるオックスフォードのワクチン開発グループ（the Oxford Vaccine Group）にも、この10年で総額200億円以上の出資をしています。ゲイツ財団が設立した世界ワクチン予防接種同盟（Global Alliance for Vaccine and Immunization, GAVI）は、オックスフォードーアストラゼネカ製の新型コロナウイルスに対する遺伝子ワクチンをアフリカ、アジアなどの発展途上国に配布する計画を立てています【766】。ファイザーやモデナ社の遺伝子ワクチンは、主に中～高所得の先進国へ配布し、貧しい発展途上国にはオックスフォードーアストラゼネカ製遺伝子ワクチンを配布する計画です。

ゲイツ財団の資金で設立されたインドの血清研究所（Serum Institute）というワクチンメー

カーは、オックスフォードーアストラゼネカ製遺伝子ワクチンを産生しています。このインドのワクチンメーカーの遺伝子ワクチンの臨床実験によって脳炎になったインド人が訴訟を起こしました。しかし、今度はワクチンメーカーが「ワクチンと脳炎は関係がない」と突っぱねるだけでなく、なんと訴えを起こした原告を逆に名誉毀損で13億円以上の損害賠償を請求したのです。ワクチンメーカーが副作用を発生した臨床実験参加者を逆に訴えるという前代未聞の事態に発展しているのです【767】。

以上のように、新型コロナウイルスに対する遺伝子ワクチン製造・配布もウエルカム・トラストやゲイツ財団などの優生思想団体が深く関与していることがお分かりになると思います。ワクチンが人類史において連綿と優生思想に受け継がれているということです。

■人体実験の証言記録

最後に、ワクチン（非倫理的人体実験）のゴッドファーザーの異名をもつスタンリー・プロトキン（Stanley Alan Plotkin）氏の２０１８年のワクチン副作用に関する裁判での重要な証言を翻訳しましたので、ご覧になってください【768】。プロトキン氏は、ニューヨーク生まれのユダヤ人で、前述したコプロウスキーらと共同でワクチン開発および人体実験を指導した重要な人物です。

法廷弁護士（counselor）　あなたは、今まで孤児にワクチンの人体実験を行ったことがありますか？

プロトキン　イエス。

法廷弁護士（counselor）　あなたは、知的障害の子供に対してワクチンの人体実験を行ったことがありますか？

プロトキン　知的障害の子供にテストしたことは覚えてはいない。しかし、1960年代では、それは普通に行われていた。

法廷弁護士（counselor）　あなたは、よく覚えていないと言いましたね？　知的障害の子供にワクチンの人体実験を行ったことがあるのですか？

プロトキン　私はよく覚えてないと言ったのだ。当時は知的障害の子供に対してワクチンの人体実験を行っていたのは、珍しいことではなかった。私が同じことを過去にしたということを否定している訳ではない。

法廷弁護士（counselor）　わかりました。あなたは、知的障害の子供に対するワクチンの人体実験を否定してはいないということですね。それでは、「ヒト2倍体細胞WＩ38における風疹ウイルスＲＡ27／3の不活性化」と題する医学論文があります。あなたは、この研究をよくご存じですか？

プロトキン　イエス。

法廷弁護士（counselor）　この論文の中に「抗体陰性の知的障害の子供に風疹ウイルスRA27／3ワクチンを投与した」という一文があります。

プロトキン　それは……。その論文の研究では、たしかに知的障害の子供に対してワクチンを接種した。

法廷弁護士（counselor）　あなたは、知的障害のない子供や成人より社会貢献能力がない知的障害の子供に対してワクチンの人体実験を行うべきだと発言したことはありますか？

プロトキン　よく覚えてはいない。しかし、発言したかも知れない。しかし、繰り返すが、1960年代では、それは普通に行われていた。今ではそのような考えではない。遠い昔の話だ。

法廷弁護士（counselor）　あなたは、「人体実験における倫理」という記事を書いたことを覚えていますか？【769】

プロトキン　よく覚えてないが、書いたかも知れない。

法廷弁護士（counselor）　あなたはこの記事をニューイングランド・ジャーナル・オブ・メディスン誌の編集長に送ったことを認識していますか？

プロトキン　イエス。

法廷弁護士（counselor）　あなたはこの記事を書いたのですね？

プロトキン　イエス。

法廷弁護士（**counselor**）　あなたの書いた記事の中に次の一文があります。
「問題は、社会に貢献する可能性のある子供や大人を人体実験として使うか、見かけは人間だが社会に役に立たない子供や大人を人体実験に使うかだ。ナチスの哲学を肯定するようなので、この問いかけに反対するかも知れない。しかし、民族、人種、社会経済的地位において役に立たないものを区別するのはそんなに難しいことではない」
プロトキン　ふーむ。
法廷弁護士（**counselor**）　あなたは、刑務所に服役している女性が出産した子供にワクチンの人体実験をしたことがありますか？
プロトキン　イエス。
法廷弁護士（**counselor**）　あなたは植民地の人たちにワクチンの人体実験をしたことがありますか？
プロトキン　イエス。
法廷弁護士（**counselor**）　それはベルギー領のコンゴ共和国ですか？
プロトキン　イエス。
法廷弁護士（**counselor**）　あなたはアフリカのコンゴで１００万人近い人を対象に実験したのですね？
プロトキン　イエス。

■病気投資家(disease investor)が健康の概念を変えた

20世紀から医療システムは、完全に魂を売り渡し、ビッグファーマやそれと回転ドアの政府当局、そしてそれを上から支配する病気投資家（disease investor）たちの〝ダークマネー〟に浸ってきました。病気投資家とは、慈善事業と称して税金のかからない財団から、医薬品やワクチンに投資して莫大な収益を上げている権力者のことを指します。その典型例が、ロックフェラーによる医薬品パテント（特許）とビル・ゲイツによるワクチンパテント（特許）です。彼らの投資は、税金控除（tax- deductible）されています（現在はこれに遺伝子特許が加わる）。

彼らは、20世紀に入ってから健康の概念を大きく変えました。以下に彼らが行ってきたことを整理したいと思います。

1. 老若男女に病気を拡散した（ジャンクフード、ワクチン、医薬品、電磁波 etc.）
2. 医療の倫理やモラルを利益相反（医師や研究者に利益を供与する）によって徹底的に破壊した
3. 良識のある、あるいは能力のある独立した研究者を徹底的に排除した
4. 慢性病をもつ、薬依存社会を作り上げ、人口削減および思考できない従順な労働者を大

量生産した

5．税金を病気投資家へと移転した

健康とは本来は、生命力を遺憾無く発揮できている状態（＝糖のエネルギー代謝が回っている）のことでした。慢性病を抱えていない状態とも言えるでしょう。この定義を、「医薬品やワクチンで管理している状態」に完全に塗り替えたのです。医薬品やワクチンは、生命体にとって毒性が強いというだけでなく、私たちの経済にとっても強毒（economic toxicity）であることは、今回のロックダウンなどの政策で明白になりました。

病気投資家たちが、なぜ病気に投資することが彼らの最大の仕事なのかというと、それは彼らに莫大な収益が転んでくるだけではありません。米国の国立衛生研究所に長年君臨するアンソニー・ファウチ氏をみればわかるように、世界の大衆の心身を上から管理できる強制力（force）を持てるのです。権力の乱用（maintenance of abusive power over public health）です。さらに、病気投資家たちの根底にある優生思想を具現化することが可能になるからです。具体的には、前述したように慢性病、不妊、寿命低下や死亡をもたらすことで人口削減が可能になるのです。

この事実を伝えるのに陰謀論は必要ありません。そして、たったこれだけの事実さえも伝えることができる人はもうほとんど私たちの世界には存在していないでしょう。独立した機関や情報発信者というのも、すでに魔の手がかかっています。これからは、本編で述べた無数のエビデンスをしっかりとみなさんが理解して、真実を自分の大切な人たちに伝えてあげてください。

第6章

新型コロナウイルスワクチンとどう向き合うか

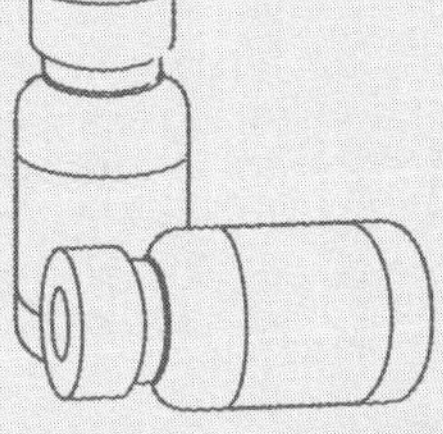

通常のワクチンの開発でさえ、最低でも12～15年の期間を要します【770】。今回の遺伝子ワクチンを含めた新型コロナウイルスに対するワクチン開発は、それを10倍早く短縮しようとしています。まさにワープスピード（warp speed）です。ワクチンに限らず薬剤でも安全性を確かめるために、2年近くかけて動物実験、臨床試験を行いますが、安全性を確かめるよりも短い期間でワクチン接種まで強引に持って行ったのが、今回の新型コロナウイルスのワクチンなのです。本来のフェーズ2およびフェーズ3臨床試験（個別に順序を踏んで行われるべき試験）の副作用を小さく見せるために、フェーズ2／3とまとめた新たなカテゴリーを作った臨床試験で済ませたのがその典型的な操作です。そして、2020年12月に実際の遺伝子ワクチン接種が開始されてからは、米国国立衛生研究所（NIH）のフランシス・コリンズ（Francis Collins）氏（ヒトゲノムプロジェクトの主導者でNIHのトップ）らによって、この臨床試験のプラセボ群を廃止の要求が高まっているのです。もちろん、遺伝子ワクチンとプラセボ（生理食塩水投与）群との長期的副作用や効果の差が歴然と出ることを予想しているからです。

製薬会社やワクチンメーカーと規制当局（FDA、CDCなど）の回転ドア（revolving door）は周知の事実となっています【771・772】が、今回の新型コロナ感染症についても同様のことが起こっています。米国国立衛生研究所（NIH）の新型コロナウイルス感染症治療ガイドラインパネルの委員の39％は、製薬会社やバイオテクノロジー会社と金銭的につながっています【773】。

■遺伝子ワクチン(GM & GE vaccine)の本質

遺伝子ワクチンによる私たちの細胞の遺伝子操作は安全なのでしょうか?

まず、このような余分な遺伝子を人為的に挿入することの意味を考えてみましょう。ワクチンによって細胞に組み込まれるべく設計された遺伝子は、ランダムに細胞のあらゆる遺伝子の配列に組み込まれます（random insertion）。これによって、予期もしなかった、炎症性物質を産生する遺伝子や発がんに関する遺伝子を活性化するという重大な問題を引き起こします【774】。

この人工遺伝子がランダムに組み込まれる危険性を少しでも軽減させるために、特定の場所に挿入する技術が開発されています。

その代表例が「クリスパーキャスナイン（CRISPR-Cas9（Clustered Regularly Interspaced Short Palindromic Repeat associated endonuclease Cas9））」という技術です（詳しくは後述します）。このようなターゲットだけに（on target）、仮に目出たく人工遺伝子を目的とする部位に挿入し、かつ目的とする抗体を産生できたとします。

その場合は、単一の抗体ばかりが大量に産生されることになります。実は、これは〝病態〟の一つの特徴なのです。多発性骨髄症（multiple myeloma）を始めとする血液の悪性疾患、原発性アミロイドーシス（primary amyloidosis）、意義不明の単クローン性免疫グロブリン血症（monoclonal gammopathy of undertermined significance, MGUS）や腎障害を伴う単クローン性γグロブリン血症（monoclonal gammopathy of renal significance, MGRS）の特徴です。

このように単一の抗体が大量に産生されることで、神経障害、腎障害、網膜障害、皮膚の炎症、血栓症や自己免疫疾患を引き起こします【775・776・777】。多発性骨髄症の単一抗体（モノクローナル抗体）は、骨を溶かす作用が報告されています【778】。これらは、過剰に産生された抗体というタンパク質自身がゴミとして認識された結果です。

また「抗体依存性感染増強（antibody-dependent enhancement, ADE）」という興味深

抗体依存性感染増強（ADE：antibody-dependent enhancement）

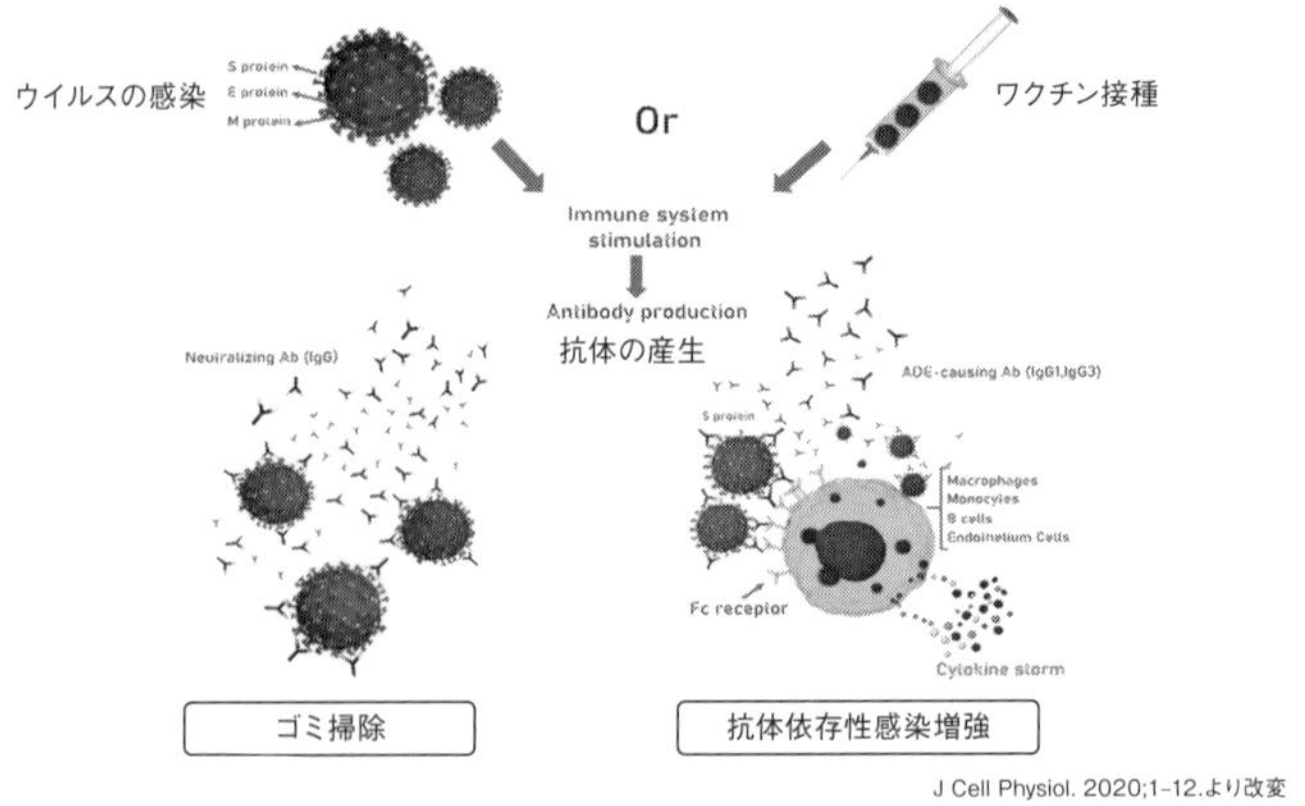

J Cell Physiol. 2020;1-12.より改変

インフルエンザウイルスA型、コクサッキーウイルス、RSウイルス、エボラ出血熱ウイルス、エイズウイルス（HIV）、デング熱ウイルス、コロナウイルスや動物に感染するウイルスなどのほとんどのウイルス感染で、この現象が認められている。

い現象が以前から報告されています【779】。これは抗体の存在によって、むしろ微生物感染が促されるという現象です。現代免疫学の仮説を覆す現象です。前述したワクチンによって他のウイルス感染が高まる（ウイルス干渉）といった現象も、ワクチンによってできた抗体がその原因になっています（図）。

インフルエンザウイルスA型、コクサッキーウイルス、ＲＳウイルス、エボラ出血熱ウイルス、エイズウイルス（ＨＩＶ）、デング熱ウイルス、コロナウイルスや動物に感染するウイルスなどのほとんどのウイルス感染で、この抗体による感染増強現象が認められています【780・781・782・783・784・785・786・787・788・789・790・791・792】。

デング熱ウイルスの研究では、抗体の存在によって、ウイルスがマクロファージ（食細胞）にとりつきやすくなり、マクロファージを殺傷するようになることが報告されています【793】。ジカウイルスの研究では、抗体の存在によって、神経細胞でウイルスの増殖が加速されることが分かっています【794】。

新型コロナウイルス（SARS-COV-2）もその例外ではありません。感染によって産生された中和抗体（新型コロナウイルスのスパイクタンパク質特異抗体）が、コロナウイルスの細胞への侵入を加速させるのです【795・796】。

同じコロナウイルスで引き起こされるとされているサーズ（ＳＡＲＳ）やマーズ（ＭＥＲＳ）では、動物実験において、ワクチンでＴ細胞を誘導すると、感染時に逆に肺の障害が強く出ることが分かっています【797・798・799】。これは、「ワクチン関連呼吸器疾患増悪（vaccine-associated enhanced respiratory disease, VAERD）」と呼ばれている現象です。これらのワクチンによって誘導される普遍的な副作用（主作用）が、遺伝子ワクチンになるとさらに増強する可能性があるということです。

自然界では、病原性を持つようなウイルスは存在しないですから、そもそもこれらの研究が意味することは、単にワクチンなどで不自然に遺伝子を感染させると、それに対する免疫抑制（糖のエネルギー代謝の低下）がかかるために、感染症が悪化するということです。実際に、遺伝子（DNA、RNA）は外から体内に投与すると炎症が引き起こされます【800・801・802・803】。

つまり、遺伝子ワクチンなどで人為的に単

ワクチンによる病態

	Bリンパ球（抗体）		Tリンパ球
	ADE	VAERD	VAERD
作用機序	抗体によるウイルス進入促進	ワクチンのゴミと結合した抗体が炎症を引き起こす	Tヘルパー2細胞の活性化
ワクチンによる生体反応	マクロファージによるサイトカイン過剰産生	補体の活性化およびサイトカイン過剰産生	アレルギー反応

ADE：抗体依存性感染増強（antibody-dependent enhancement）
VAERD：ワクチン関連呼吸器疾患増悪（vaccine-associated enhanced respiratory disease）

一の抗体を産生させたり、T細胞を誘導したりすることは、免疫抑制状態を引き起こすことであり、長期的には重大な病態を引き起こすのです。遺伝子ワクチンの設計は、この単一の抗体（モノクローナル抗体、中和抗体）やT細胞の活性化を細胞内で延々と産生させること、つまり免疫抑制状態を継続させることですから、危険極まりない行為と言えます。

■実際の遺伝子ワクチンの危険性

新型コロナウイルスに対するワクチン開発の目玉は、RNAを使った遺伝子ワクチンのリバイバルです。このRNAを使ったワクチンは、1990年に動物実験で使用されていました【804】。メッセンジャーRNA（mRNA）という「タンパク質を作る（翻訳）」遺伝子を注射して、タンパク質を細胞内で産生させるという仕組みです。

しかし、RNAという遺伝子は、不安定で、突然変異しやすく、酵素（RNases）によって分解されやすいことや、DNAと同じく、外から注入したRNA（分解されにくいように修飾したもの）は強い炎症を引き起こすために、遺伝子ワクチンの開発としては、DNAを使用するものにシフトしていました【805・806】。

DNAワクチンは、目的とするDNAを細胞内から核内へ移行させて、私たちの遺伝子に組み込まれなければいけません。これは、生命場の環境に依存する（例えば、ストレスがかかったときに外来の遺伝子は挿入されやすい）ので、効率が悪いのです。メッセンジャーＲＮＡ（ｍＲＮＡ）は、細胞内に入るだけでＤＮＡがある核内に入る必要がないということで、再び脚光を浴びているとなっています（メッセンジャーＲＮＡは、細胞質内でタンパク質合成をする）。

近年になって、メッセンジャーＲＮＡ（ｍＲＮＡ）にさまざまな修飾をして安定性や免疫性を下げるようにしてワクチンとして使用可能にする開発が行われています【807・808】。現在、感染症ではジカ感染症、エイズ、狂犬病、そして慢性病では白血病、脳腫瘍、膵臓《すいぞう》癌など多数の癌においてｍＲＮＡワクチンの臨床試験がすでにスタートしています。

厄介なのは、メッセンジャーＲＮＡ（ｍＲＮＡ）には、細胞内に入って自己増殖する遺伝子を組み込んだものが使用されるようになっていることです。これを「self-amplifying RNA（self-replicating RNA）」といいます。これは事実上、私たちがウイルスとよんでいるものと同じです。理論的には一度細胞内に入って増殖すると、延々とタンパク質と自己増殖産生が続きます。

さらに、私たちの体内には逆転写酵素（RNA responsive reverse transcriptase）が豊富に存在するため、外からＲＮＡを入れると、それが細胞の遺伝子（ＤＮＡ）に組み込まれる可能性があります。これは前述した生命体間で頻繁に起こっているモバイル遺伝子（retrotrans-poson）の水平移動と同じ仕組みです。新型コロナウイルスのメッセンジャーＲＮＡ（ｍＲＮＡ）も、ヒト細胞内で逆転写酵素によって、ヒトの遺伝子（ＤＮＡ）に挿入され、そしてそれがタンパク質（この場合は新型コロナウイルスのスパイクタンパク質）を生産（「翻訳」といいます）することが確認されています【809】。ＤＮＡワクチンと同様、ｍＲＮＡワクチンも私たちの細胞のＤＮＡに取り込まれて、子々孫々と受け継がれていく可能性があるのです（精子や卵子にも入る）。

メッセンジャーＲＮＡ（ｍＲＮＡ）を使用した遺伝子ワクチンについては、すでにいくつかの臨床試験が行われています。これらの効果（抗体産生）については、確たる結果は出なかったのですが、副作用がやはり出現しています。90％以上の参加者で、注射や接種部位に炎症が引き起こされ、70％以上に下痢、頭痛、発熱、嘔吐、疲労、肝機能異常などの全身症状（Grade 3）が引き起こされています【810】。

これらの副作用は短期的なもので、ワクチンの研究に関しては、ほとんどは長期的な問題をフォローアップしていません。むしろ、長期的に自己免疫疾患やがんの発生こそがフォーカスされるべきなのです。このＲＮＡワクチンで炎症性物質（type I interferon）が体内で誘導されることが分かっていますが、この物質が自己免疫疾患と深く関係していることが報告されているからです【811・812・813・814】。さらに前述したＲＮＡワクチンに使用される運搬体の脂質ナノ粒子も、単独で激しい炎症を引き起こします。

新型コロナウイルスに対する遺伝子ワクチンに使用されているウイルス粒子の表面タンパク質（spike protein）の遺伝子（ｍＲＮＡ）が、私たちの細胞内で無限に産生されるだけでなく、遺伝子（DNA）に組み込まれるため、体内でスパイクタンパク質が延々と作られていくことになります。このコロナウイルスのスパイクタンパク質は、私たちの細胞の「レニン－アンジオテンシン－アルドステステロン系（RAA system）」を刺激して、慢性炎症や線維化を引き起こすのです【815・816・817・818・819・820】。したがって、持続的に「レニン－アンジオテンシン－アルドステステロン系（RAA system）」がワクチン投与によって刺激されることになります。

このように、まだ臨床試験が開始されたばかりで、長期的データの蓄積のない遺伝子ワクチンを接種しなければならない理由は何ひとつ見当たらないのです。米国食品医薬品局（FDA）は、新型コロナウイルスに対する遺伝子ワクチンの危険性を見越していて、下

新型コロナウイルス遺伝子ワクチン接種で予想される病態（FDA）

- ・ギランバレー症候群
- ・急性散在性［播種性］脳脊髄炎
- ・横断性脊髄炎
- ・脳炎/脊髄炎/髄膜脳炎/髄膜炎/脳症
- ・痙攣
- ・脳卒中
- ・睡眠・脱力発作
- ・アナフィラキシーショック
- ・急性心筋梗塞
- ・心筋炎、心膜炎
- ・自己免疫疾患
- ・死亡
- ・周産期異常
- ・急性脱髄性疾患
- ・アレルギー反応
- ・血小板減少症
- ・播種性血管内凝固症
- ・静脈血栓、塞栓
- ・関節炎、関節痛
- ・川崎病
- ・小児多系統炎症性症候群
- ・ワクチン増強（誘発）病

FDA safety surveillance of covid 19 vaccines draft working list of possible adverse event outcomes 2020

新型コロナ遺伝子ワクチンでは、死亡も含め、脳・血管系を中心にあらゆる炎症性疾患の長期的な副作用が政府当局によって予想されている。

のような長期的な悪影響が出る可能性があると報告しています【821】。

■遺伝子ワクチン（GE&GMワクチン）のアジュバント

遺伝子（DNA、mRNA）を抗原としたワクチンにも、アジュバントを入れて炎症を強化する方法がとられています。本来は、遺伝子を外から入れるだけで、現代人の大半に炎症を引き起こすことができるので、アジュバントを必要としないといわれてきたのですが、そうではありません。

遺伝子ワクチンに使用するアジュバントはナノ粒子（vaccine adjuvants nanoparticles, VANs）です。特に乳酸－グリコール酸共重合体（poly lactic-co-Glycolic Acid, PLGA）やゴールドナノ粒子（AuNPs）などの金属ナノ粒子が単独でも炎症を引き起こすため、遺伝子ワクチンのアジュバントとして頻用されています。ゴールドナノ粒子は、DNAダメージを引き起こします【822】。

遺伝子ワクチンの遺伝子の運搬体として、脂質ナノ粒子が使用されます。この脂質ナノ粒子を安定化させる（食細胞に貪食されないようにする）ために、ナノ粒子の表面をポリエチレングリコールと結合させます（これを「PEGylation」といいます）【823・824】。

新型コロナウイルスに対するモデナ社（Moderna）の遺伝子ワクチン（mRNA）もポリエ

チレングリコール（ＰＥＧ）が脂質ナノ粒子（liposome）に配備されています。このポリエチレングリコール（ＰＥＧ）の曝露だけでも、アナフィラキシーショック（急性の激しい全身の炎症）を引き起こす可能性があります【825・826・827・828】。

実際にモデナ社の遺伝子ワクチンのフェーズ１臨床試験で、45名中23名の過半数に副作用が出ていますが、１名は全身の蕁《じん》麻《ま》疹《しん》などアナフィラキシーショックが出たことが報告されています【829】。２０２０年12月９日に英国で開始されたファイザーの遺伝子ワクチンも早速、接種後にアナフィラキシーショックが起こっています【830】。米国のＣＤＣは、２０２０年12月14日〜２０２０年12月23日に初回投与されたファイザー製の遺伝子ワクチン接種１８９万３３６０回で、重度のアレル

ワクチンの運搬体脂質ナノ粒子のポリエチレングリコール化

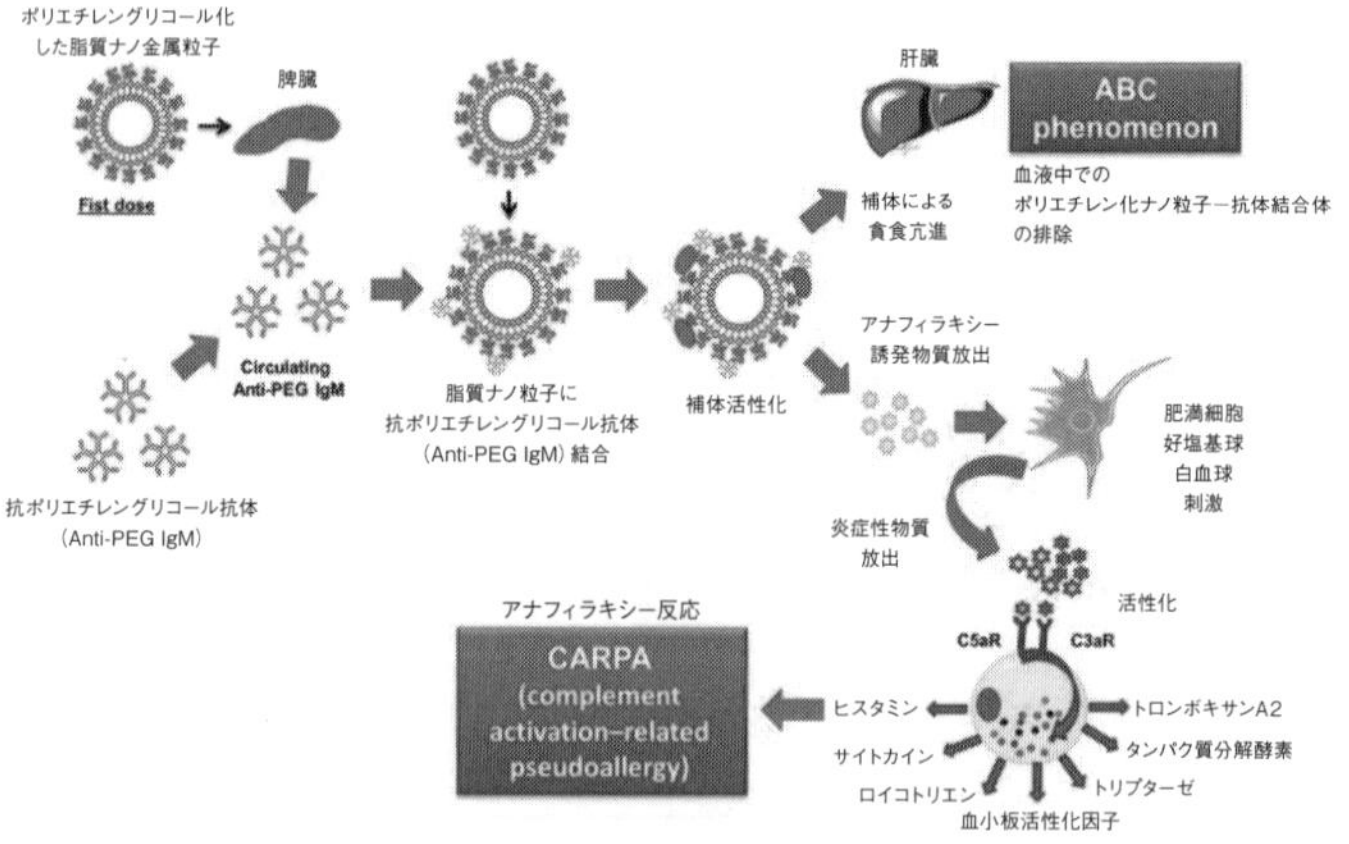

ポリエチレングリコール（PEG）に対する抗体に結合することで、アナフィラキシーショックなどの激しい炎症が引き起こされる。 Sci Technol Adv Mater. 2019; 20(1): 710-724

ギー反応であるアナフィラキシーショックが21例に起こったことを報告しています【831】。アナフィラキシー症例の内容ですが、喘息発作、蕁麻疹、血管浮腫、発疹、気道閉塞（窒息）などが接種後13分（中央値）程度で起こっています【832】。２０２０年12月21日～２０２１年１月10日に初回投与されたモデナ（Moderna）の遺伝子ワクチン接種４０４万１３９６回では、アナフィラキシーショックを含む重度のアレルギー反応が１０８例に認められています【833】。公的発表の数字は過少申告が問題になっている「ワクチン有害事象報告制度（ＶＡＥＲＳ）」への報告数に基づいています。この報告制度は、実態の１％程度しか反映されていないことから、これらの報告数も氷山の一角であり、遺伝子ワクチンによるアレルギー反応の数の実態はどれほどにのぼるのか予想がつきません。

■遺伝子ワクチンの運搬体――リポソームの危険性

遺伝子ワクチンやナノ化した抗がん剤の運搬体として脂質ナノ粒子（リポソーム、liposome）がすでに臨床応用されています。この運搬体には、サイズ、電荷（プラスマイナス）、親媒性（親水性か疎水性か）、組成・構造などによって、多少特性が異なりますが、いずれも単独で非常に強い毒性を持つことが明らかになっています（前頁の図）。

前述したようにプラスのチャージを持つリポソームは、単独で激しい炎症を引き起こします。

その理由は、このタイプのリポソームはマクロファージなどの食作用を持つ白血球に取り込まれて、過剰に刺激（活性酸素種や炎症性物質を放出）するからです【834・835】。このことによって、細胞内のミトコンドリアや遺伝子（DNA）が障害され、細胞は興奮状態（ナトリウムの細胞内流入）になります【836・837・838・839・840・841】。

とくに食細胞が集まる肝臓、脾臓、リンパ節、骨髄（単核球食細胞システム、MPS（Mononuclear Phagocyte System））で集積が認められ、これらの臓器にダメージを与えます【842・843・844】。

食作用は、形態形成維持（免疫とよばれるのは、この一部に過ぎない）の中心です。プラスチャージのリポソームは、この食細胞にダメージを与えて、この食作用を著明に障害

遺伝子ワクチンを運搬するナノ粒子

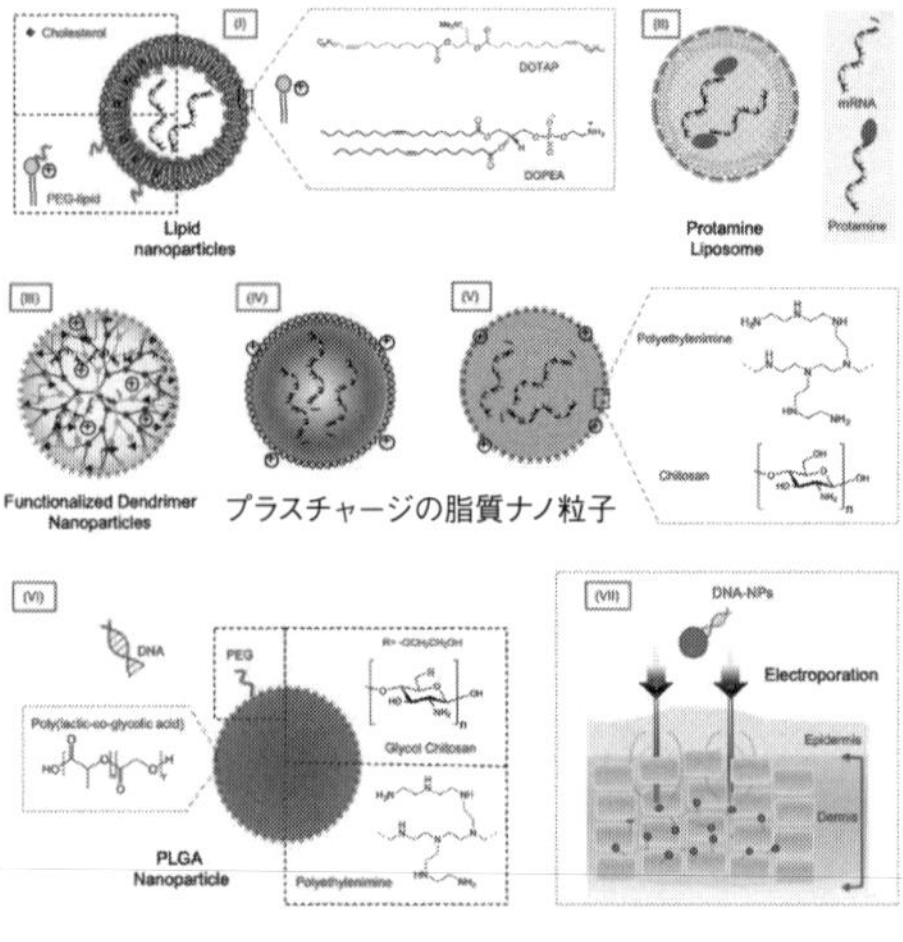

表面がプラスチャージの脂質ナノ粒子の中に遺伝子を入れて、細胞・組織（マイナスチャージ）に運搬。特にプラスチャージの脂質ナノ粒子は強い炎症を引き起こす。

ACS Nano. 2020 Jun 22 : acsnano.0c04006

します【845】。マウスの実験では、このリポソームの注射によって、食作用が50％低下しただけでなく、その回復に3週間以上かかっています【846】。

したがって、リポソームは形態形成維持をブロックする作用があるため、自己免疫疾患やガンの原因となるはずです。実際に、マウスの皮下に移植したガンの実験で、リポソームと一緒に投与するとガンの体積は3倍になりました。また、マウスの卵巣がんモデルでは、リポソームの投与で転移は2倍に増加しました【847】。

またプラスチャージだけでなく、マイナスチャージのリポソームでも補体を活性化して炎症を引き起こします【848】。さらにリポソームは、血液中のタンパク質との反応で、ナノ金属粒子とタンパク質の相互作用と同じく、

脂質ナノ粒子（リポソーム）のガンへの影響

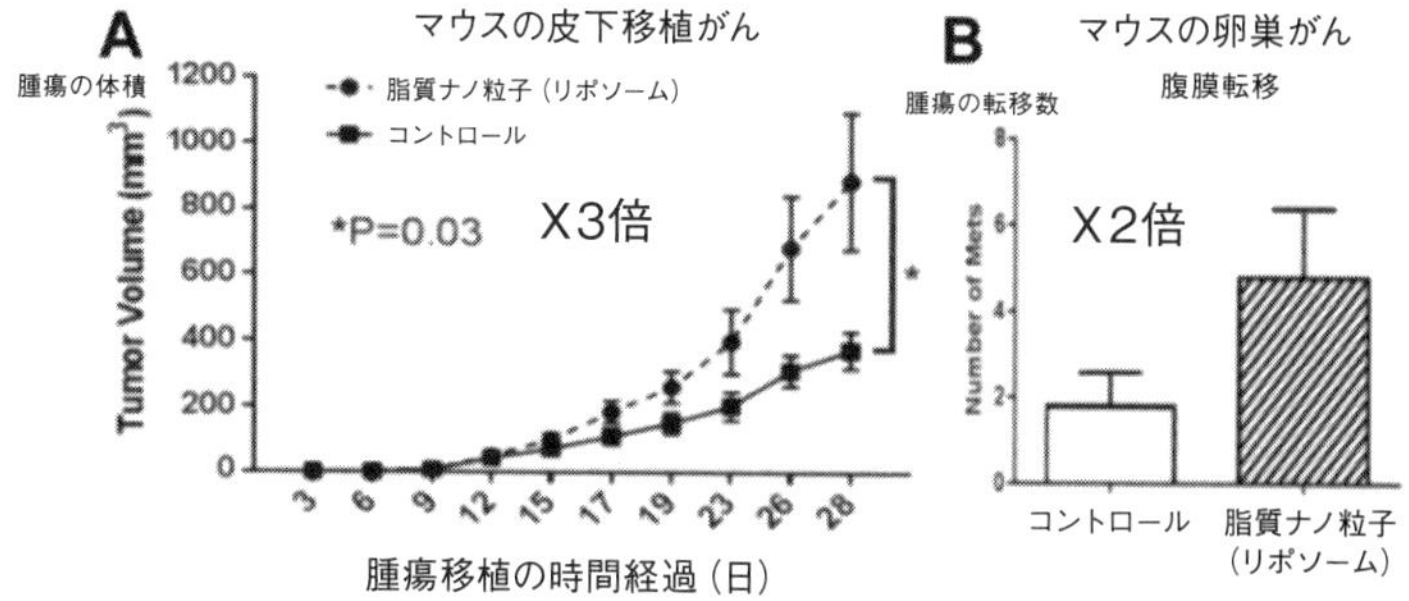

Front. Pharmacol. 2019;10:220

表面がプラスチャージの脂質ナノ粒子は単独で、マクロファージなどの食細胞の食作用（形態形成維持）をブロックすることで、ガンの増大（3倍）および転移（2倍）を促進する。

結合体のプロテインコロナ（コロナタンパク質）を形成します。このリポソームとタンパク質の結合体であるコロナタンパク質は炎症ゴミとなって、炎症を引き起こします【849・850・851・852】。最後にリポソームの脂質構成が非常に重要な意味を持ちます。リポソームに多価不飽和脂肪酸（プーファ）が多いほど、補体を活性化して炎症を引き起こします【853】。またプーファが多いリポソームは、炎症ゴミとして排出が早まることも分かっています【854】。このように、遺伝子を運搬するリポソームというナノ粒子は、単独でも大きな問題を起こす物質です。リポソームを運搬体とした遺伝子ワクチンやアジュバント（グラスコスミスクラインのASシリーズ）としたワクチンは、

リポソームの構造とプロテインコロナ（炎症ゴミ）

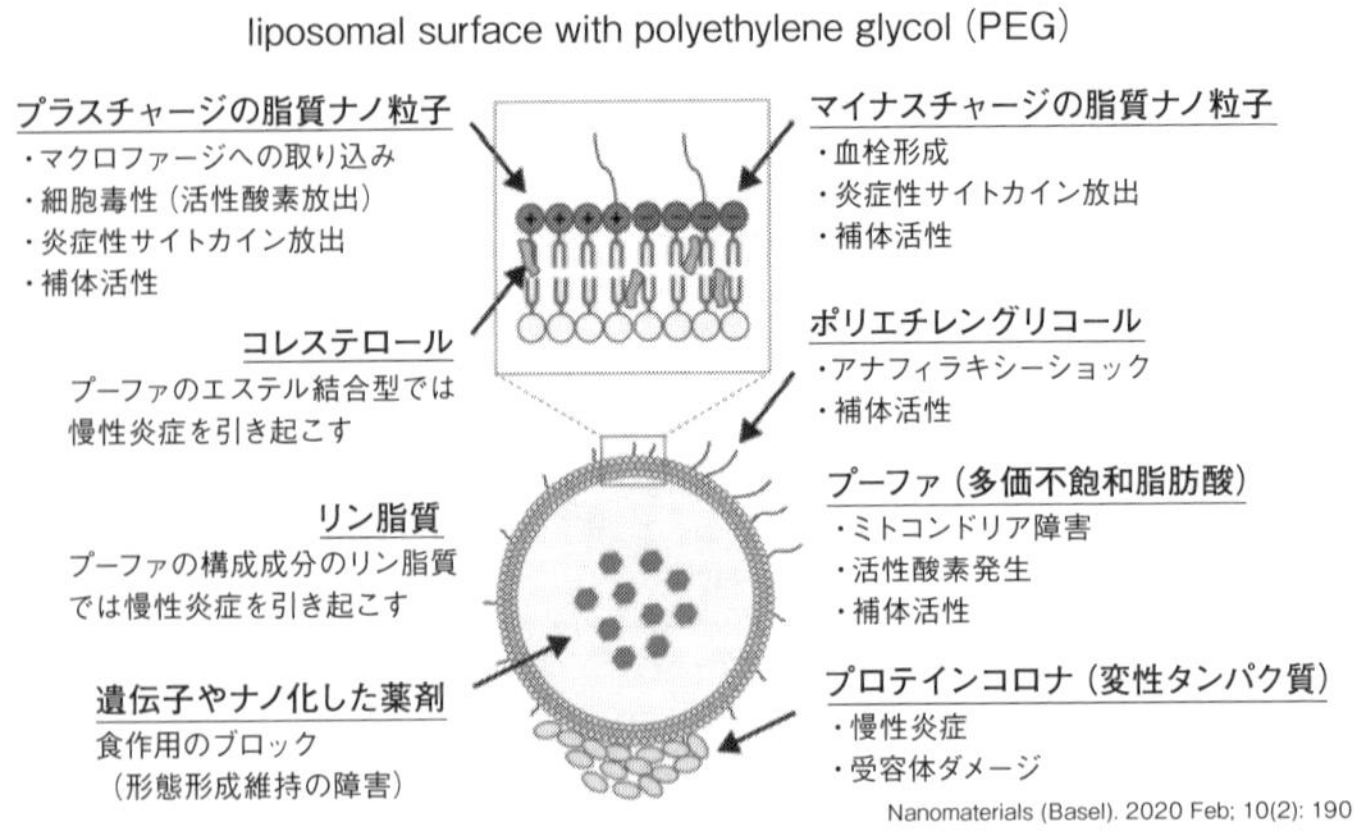

リポソームを運搬体とした遺伝子ワクチンやアジュバント（グラスコスミスクラインのASシリーズ）としたワクチンは、生命体の形態形成維持システムを根本的に破壊する危険性を持っている。

生命体の形態形成維持システムを根本的に破壊する危険性を持っているのです。

■新型コロナウイルスも人口削減目的

私は、今回の新型コロナウイルスは、拙著『ウイルスは存在しない』で詳述したように実在する人工ウイルス（自然の病原性ウイルスではない、存在しない）であると考えています。この結論に達したのは、米国国防省やビル・メリンダ財団などの新興ウイルス研究がすでに10年以上前から行われていたことが複数の研究論文で確認できたことがあります。そして、私自身が大学院の４年間で分子生物学（molecular genetic biology）を専攻し、脳神経外科の領域でも人工ウイルス（vector）を用いた治療が開始されていた経験からも、かなり前から準備されていたものだという確信に落ち着いたのです。

２０１５年には、ＳＡＲＳコロナウイルスの細胞接着（スパイクタンパク質）遺伝子を編集した人工コロナウイルスでヒトの気管支・肺の培養細胞およびマウスの肺に感染させて病原性を発揮させることに成功しています【855】。このように、ある特定の遺伝子に特定の機能をもつ遺伝子を組み込んだり（gain-of-function research）、または消去（Gene extinction research）したりする遺伝子編集技術が倫理的な問題を引き起こしていました。米国でもこのような研究が、２０１４年に表向きには禁止されていましたが、２０１７年には再開されています【856】。

米国国防省の「国防高等研究計画局（Pentagon's Defense Advanced Research Project Agency, DARPA）」は、2016年にコウモリや致死性ウイルスの研究に資金を供給し始めています【857】。アメリカ国防脅威削減局（DTRA：Defence Threat Reduction Agency）なども新興感染症とよばれるコウモリを宿主とするウイルス（人工ウイルスの元）の研究に資金を提供しています【858・859】。

新型コロナウイルス、サーズウイルスやNL63といったコロナウイルスは、ヒトの細胞のアンジオテンシン変換酵素2（ACE2）に結合する設計になっていることは非常に重要です【860・861・862】。

アンジオテンシン変換酵素2（ACE2）が人工ウイルスなどによって、不活性化されると、レニン-アンジオテンシン-アルドステロン系（RAA系）というストレスシステムを活性化し、糖のエネルギー代謝（＝甲状腺機能）を低下させて、全身に炎症を引き起こします【863・864・865・866・867・868・869】。細胞のアンジオテンシン変換酵素2（ACE2）の発現が少ないほど、肺・腎臓障害が重症化します【870・871・872】。子供や若者がほとんど新型コロナウイルス感染症に罹患しないのは、細胞のアンジオテンシン変換酵素2（ACE2）の発現が高いからです【873・874】。

そして、細胞のアンジオテンシン変換酵素2（ACE2）受容体の発現は、アジア人が白人や黒人の5倍の発現率なのです【875・876】。新型コロナウイルスのターゲットがアジア人であ

新型コロナウイルス(人工ウイルス)も人口削減目的

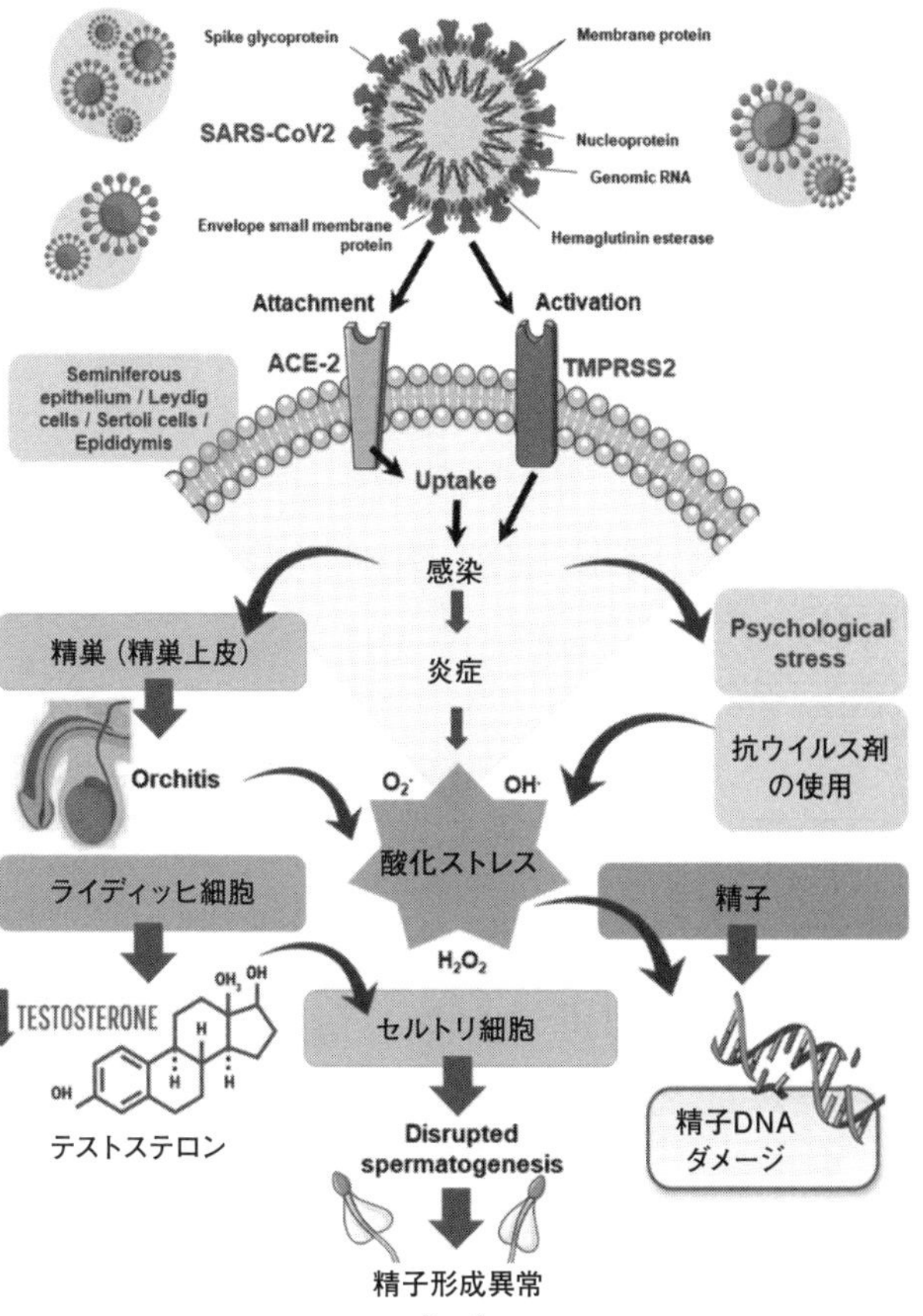

Reprod Sci. 2020 Jul 10 : 1-4
medRxiv preprint doi: https://doi.org/10.1101/2020.04.16.20060566

細胞のアンジオテンシン変換酵素2（ACE2）受容体の発現は、肺や腎臓だけでなく、精巣組織に高いため、精巣に炎症を引き起こして、テストステロンおよび精子産生能力を低下させる。つまり、これは新しい抗精子ワクチンと同じ作用をもたらす男性不妊の設計ウイルスであることが分かる。

るということだけにとどまりません。女性よりも男性に新型コロナウイルス感染症が多い傾向にあることは複数の研究で明らかになっています【877】。細胞のアンジオテンシン変換酵素2（ACE2）受容体の発現は、肺や腎臓だけでなく、精巣組織に高いため、男性に多くなることが分かったのです【878・879】。精巣に炎症を引き起こして、テストステロンおよび精子産生能力を低下させます【880】。つまり、これは新しい抗精子ワクチンと同じ作用をもたらす男性不妊の設計ウイルスであることが推測されるのです。

さらに、「シンシチン（syncytin）」と呼ばれる受精卵が着床する胎盤形成に必要なタンパク質があります。このタンパク質は、私たちの遺伝子に存在する内因性レトロウイルス（human endogenous retrovirus family W）が発現して形成されます。このシンシチンの一部の構造は、エイズウイルス（HIV）、インフルエンザウイルス、麻疹ウイルス、おたふく風邪ウイルスやニューカッスル病ウイルス粒子の表面タンパク質と構造が一致しています【881・882・883・884・885】。さらに、サーズウイルス（SARS-COV）のスパイクタンパク質とも構造が一致しています【886】。

サーズウイルスと新型コロナウイルス粒子表面のスパイクタンパク質の構造は同じですから、シンシチンとも共通の構造をもっているのは間違いありません。その場合、スパイクタンパク質に抗体を作る設計になっている新型コロナウイルス遺伝子ワクチン接種によって、胎盤に炎症が引き起こされる可能性があります。実際は前述したように、ウイルス遺伝子というのは、私たちの細胞の遺伝子の破片であり、今回の遺伝子ワクチンで利用された遺伝子は、精巣や胎盤をターゲットに設計されているということです。

■新型コロナウイルスワクチンの臨床試験の結果は？

新型コロナウイルス（SARS-COV-2）に対する遺伝子編集ワクチン（GEワクチン）の最初の臨床結果（phase Ⅰ〜Ⅱ）が『ランセット』誌、『ニューイングランド・ジャーナル』誌などの主要な医学雑誌で報告されました。その臨床試験の結果を見ていきましょう。まず、これらの新しいワクチンの臨床試験は、フェーズ1〜2の段階のものです。新薬やワクチンの認可には、フェーズ1〜4までの臨床試験を経ないといけないルールが設定されています。フェーズ1の臨床試験では、20〜80名の少数の参加者を募って、安全性の確認を調べるものです。フェーズ2の臨床試験では、フェーズ1で確認された安全量での効果を調べるものです。100〜300名と少し参加者の数を増やします。このフェーズ2の臨床試験で確認された安全量にて効果が確かめられれば、今度は参加者を増やして1000人以上の参加者で効果を確かめていきます（フェーズ3〜4）。このプロセスには、最低でも10〜15年かかりますが、新型コロナウイルスに対するワクチンに関しては、パンデミックで緊急事態（もちろんフェイクです）ということで、この年月をワープスピード（warp speed）でなんと6ヶ月〜1年で認可してしまおうというリアルサイエンスも自ら設定したルールも無視した措置がビッグファーマと癒着した英国・米国を代表とするビッグファーマを擁する各国の当局によってとられています。

新薬などの認可には、「ランダム化比較二重盲検試験（randomised, double-blind, placebo-controlled, multicentre trial, ＲＣＴ）」と呼ばれる臨床試験が必要です。これは、被験者を薬やワクチン投与群と生理食塩水（あるいは砂糖玉）を与えるプラセボ群にランダムに振り分けてテストを行います。そして、その結果を解析する側も誰が薬（ワクチン）投与されていて、誰がプラセボを投与されているのかを知らされません。このようなデザインの臨床試験は、確固たるエビデンスを主張するのであれば、最低ラインのものになります。

新規薬剤・ワクチンの承認過程

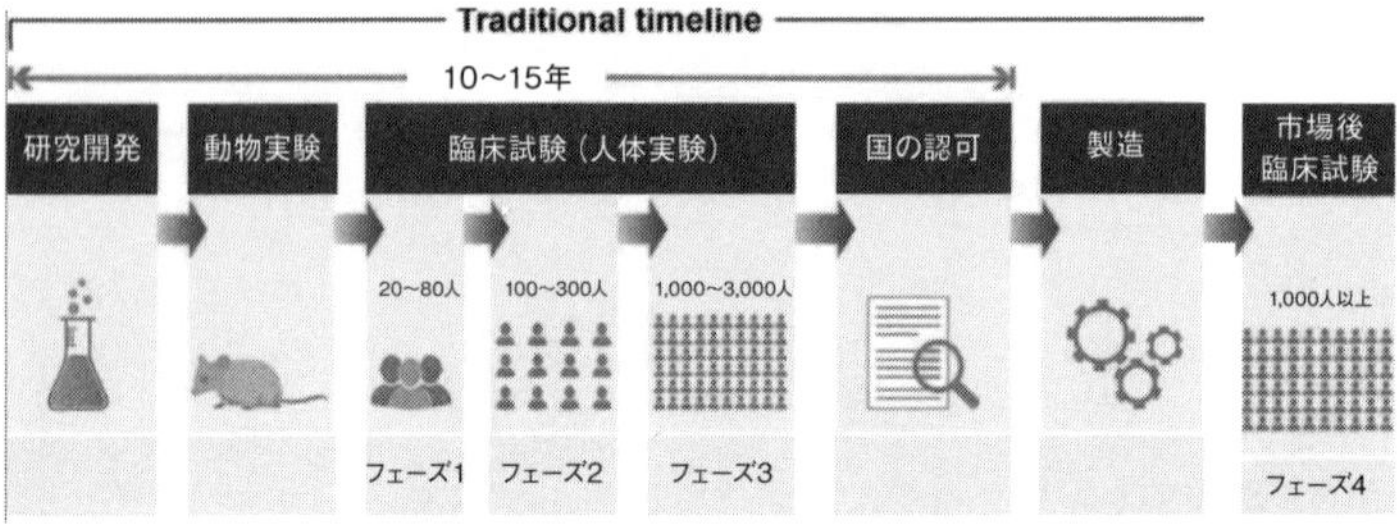

新薬やワクチンの認可には、フェーズ1〜4までの臨床試験を経ないといけないルールが設定されている。国の認可を受けるまででも最低10〜15年は必要とされる。

もちろん、承認までのフェーズ１～４の臨床試験は、「ランダム化比較二重盲検試験（ＲＣＴ）」でなければなりません。

ワクチンの副作用も重症度分類（グレード分類）があります。グレード１～５まであり、グレード2までが局所症状（注射部位の激痛、発赤など）で、グレード３～５までが全身症状（発熱、頭痛、関節痛、嘔吐、ショック、意識消失など）です。グレード5は死亡です。

さて、２０２０年8月の時点（原稿執筆時点）での新型コロナウイルスに対するワクチンの臨床試験では、フェーズ1臨床試験が主体ですので、ワクチンの効果ではなく、その安全性を調べることが目的です。

まずは、英国および中国が主体となって行っている「改造チンパンジーアデノウイルスベクターワクチン」の結果を見ていきましょう。このワクチンは、チンパンジーに感染するアデノウイルスに新型コロナウイルスのスパイクタンパク質を産生する遺伝子を組み込んだものを注射するものです。チンパンジーに感染するアデノウイルスは人体には病原性を持たないとされています。

２０２０年7月に『ランセット』誌に報告された中国の臨床試験の結果を見ていきましょう【887】。改造チンパンジーアデノウイルスベクターの低・中・高用量注射の３つのグループに分けて、安全性を調べています。その結果、どのグループも80％の人になんらかの副作用が出ました。その内訳は、54％に注射部位の痛みの局所症状が出現。全身症状は、50％に発熱、47％

に全身倦怠感、42%に頭痛、18%に全身の筋肉痛が出現しました。接種後28日までは死亡例はありませんでしたが、グレード3以上の重篤な副作用が10%程度認められたという結果でした。この結果からは、改造チンパンジーアデノウイルスベクターは安全性に問題があり、かつ安全な用量もないことが明らかになっています。

この研究は、最低ラインであるランダム化比較二重盲検試験（RCT）ではありません。比較対照群もなし、ランダム化もしていません。接種後7～28日までの超短期の副作用の報告しかありません。さらに、60歳以上の高齢者が入っていません。これは、各国がワクチンを優先するとしている高齢者はワクチンによる副作用が強く出るため、臨床試験に入れてしまうと、ワクチンの印象が悪くなるか

副作用の重症度分類も短期の症状しか見ていない

Grade 1　軽い症状
安静で軽快するもの

Grade 2　中等度の症状
限定的な医療介入が必要とされる

Grade 3　重症の症状
長期の入院が必要とされる
重篤な後遺症を残す

Grade 4　生命を脅かす症状
緊急の救命措置が必要とされる

Grade 5　死亡

**Grade 3以上は
全身性の重篤な副作用**

General disorders and administration site conditions					
CTCAE Term	Grade 1	Grade 2	Grade 3	Grade 4	Grade 5
Fatigue	Fatigue relieved by rest	Fatigue not relieved by rest; limiting instrumental ADL	Fatigue not relieved by rest, limiting self care ADL	-	-
Definition: A disorder characterized by a state of generalized weakness with a pronounced inability to summon sufficient energy to accomplish daily activities. **Navigational Note:** -					
Fever	38.0 - 39.0 degrees C (100.4 - 102.2 degrees F)	>39.0 - 40.0 degrees C (102.3 - 104.0 degrees F)	>40.0 degrees C (>104.0 degrees F) for <=24 hrs	>40.0 degrees C (>104.0 degrees F) for >24 hrs	Death
Definition: A disorder characterized by elevation of the body's temperature above the upper limit of normal. **Navigational Note:** -					
Pain	Mild pain	Moderate pain; limiting instrumental ADL	Severe pain; limiting self care ADL	-	-
Definition: A disorder characterized by the sensation of marked discomfort, distress or agony.					

らです（高齢者はプーファなどの蓄積量が多く、糖のエネルギー代謝が低下している免疫抑制状態のため）。

２０２０年11月11日に、この中国の遺伝子ワクチンをブラジルで施行されていたフェーズ３の臨床試験が中止されたというニュースが出ました【888】。この時点では、遺伝子ワクチン接種によって重篤な副作用（serious adverse event, ＳＡＥ）を引き起こしたことで、アストラゼネカ、ジョンソン＆ジョンソンに引き続き3件目の新型コロナワクチン臨床試験中止となりました。

ワクチン接種後に自殺者が出たということでした。中国の資金で開発に携わったブラジルの研究所およびサイノバックのスポークスパーソンは、「ワクチンと自殺は関係がない」として、臨床試験の続行を主張していました。しかし、ブラジル当局は、自殺についてワクチンとの関係を調査する必要があると判断したようです（最初の臨床試験の候補として、うつ病などの慢性病の既往がある人は外しているので、因果関係を疑うのは当然）。ワクチンと自殺といっても、一見何の関係もないようですが、そうではありません。ワクチン自体が炎症を引き起こす設計になっているので、自殺を引き起こす変化（セロトニンの上昇）をもたらすからです。筋肉注射だけでも逆行性に神経に炎症が引き起こされて、ポリオが発生することは前述しました。

またアルミや水銀のアジュバントでも、前述したように十分に脳炎が引き起こされます。実際にＢＣＧのワクチン接種の実験で、全身に炎症を引き起こして、抑うつを引き起こすことが報告されています【889】。マウスのうつ病モデルを作るのに、BCGワクチンを接種しているくらいです【890・891】。

BCGワクチンという従来のワクチンでもうつ病が出現するのですから、それよりも強力に炎症を引き起こす新型コロナ遺伝子ワクチンで自殺を引き起こすうつ病が発生しないという保証はありません。今回の事件も含めて、今までに臨床試験が中止となった新型コロナワクチンは、接種後1ヶ月以内の短期で起こった重篤な副作用です。

私たちが最も知りたい遺伝子ワクチンの長期的な影響は、きちんと報告してくれるのでしょうか？　いや、ワープスピードを承認すると決定しているのですから、やはり私たちがその長期的な副作用を知るための人体実験になるということです。このような危険極まりないワクチンを臨床試験の結果が出る数ヶ月も前に、大量に購入契約をしているのですから、まず契約をした人間から臨床試験をして頂きたいものです。

次に2020年8月に『ランセット』誌に報告された英国の臨床試験の結果を見ていきましょう【892】。この研究は、日本人にとっては極めて重要なものとなります。なぜなら、日本が英国のビッグファーマであるアストラゼネカとこの研究で使用された改造チンパンジーアデノウイルスベクターワクチン購入が決定しているからです。つまり、この臨床試験を日本国民全体で行うことになります。

この研究では比較対象を「髄膜炎菌結合型ワクチン」注射グループとしています。髄膜炎菌

全身の副作用

	Low dose group (n=36)	Middle dose group (n=36)	High dose group (n=36)	Total (N=108)
All adverse reactions within 0–7 days				
Any	30 (83%)	30 (83%)	27 (75%)	87 (81%)
Grade 3	2 (6%)	2 (6%)	6 (17%)	10 (9%)
Injection site adverse reactions within 0–7 days				
Pain	17 (47%)	20 (56%)	21 (58%)	58 (54%)
Induration	2 (6%)	1 (3%)	1 (3%)	4 (4%)
Redness	2 (6%)	1 (3%)	1 (3%)	4 (4%)
Swelling	4 (11%)	4 (11%)	0	8 (7%)
Itch	2 (6%)	3 (8%)	0	5 (5%)
Muscular weakness	0	0	1 (3%)	1 (1%)
Systemic adverse reactions within 0–7 days				
Fever	15 (42%)	15 (42%)	20 (56%)	50 (46%)
Grade 3 fever	2 (6%)	2 (6%)	5 (14%)	9 (8%)
Headache	14 (39%)	11 (31%)	17 (47%)	42 (39%)
Fatigue	17 (47%)	14 (39%)	16 (44%)	47 (44%)
Grade 3 fatigue	0	0	2 (6%)	2 (2%)
Vomiting	1 (3%)	0	1 (3%)	2 (2%)
Diarrhoea	3 (8%)	4 (11%)	5 (14%)	12 (11%)
Muscle pain	7 (19%)	3 (8%)	8 (22%)	18 (17%)
Grade 3 muscle pain	0	0	1 (3%)	1 (1%)
Joint pain	2 (6%)	2 (6%)	5 (14%)	9 (8%)
Grade 3 joint pain	0	0	1 (3%)	1 (1%)
Throat pain	1 (3%)	3 (8%)	4 (11%)	8 (7%)
Cough	1 (3%)	2 (6%)	3 (8%)	6 (6%)
Nausea	2 (6%)	1 (3%)	3 (8%)	6 (6%)
Functional GI disorder	1 (3%)	0	0	1 (1%)
Dyspnoea	0	0	2 (6%)	2 (2%)
Grade 3 dyspnoea	0	0	1 (3%)	1 (1%)
Appetite impaired	6 (17%)	5 (14%)	6 (17%)	17 (16%)
Dizziness	1 (3%)	0	1 (3%)	2 (2%)
Mucosal abnormality	0	0	1 (3%)	1 (1%)
Pruritus	1 (3%)	1 (3%)	1 (3%)	3 (3%)
Overall adverse events within 0–28 days				
Any	31 (86%)	30 (83%)	27 (75%)	88 (81%)
Grade 3	2 (6%)	2 (6%)	6 (17%)	10 (9%)

●どのグループも80%の人がなんらかの副作用があった。

●局所症状
54%に注射部位の痛み

●全身症状
・発熱　：50%
・全身倦怠感　：47%
・頭痛　：42%
・筋肉痛　：18%

●接種後28日までは死亡例はないが、Grade3以上の重篤な副作用が10%程度認められる。

Lancet. 2020 Jun 13;395(10240):1845-1854

結合型ワクチンは、すでに接種4日後でも全身の副作用が出現していることが確認されているものです【893】。したがって、比較したときに副作用の差がそれほど出ないと主張できると踏んで選んだのでしょう。さらに、この研究では、ワクチン接種前に解熱剤としてアセトアミノフェンという医薬品を投与したグループも設定しています。これも、ワクチン接種後の発熱などの炎症症状を軽く見せる仕掛けです。

さあ、その結果はどうだったのでしょうか？

改造チンパンジーアデノウイルスベクターワクチン投与グループは、悪寒、全身倦怠感、発熱、体熱感、頭痛、関節痛、体調不良、筋肉痛、嘔気《おうき》が、比較対象の髄膜炎菌結合型ワクチン注射グループよりも高率に出現しています。これらの全身症状の出現率は、ワクチン接種前にアセトアミノフェンを投与してもほとんど変わりませんでした。全身倦怠感という症状で見ると、アデノウイルスベクターワクチン投与グループが70％の出現率に対して、髄膜炎菌結合型ワクチン注射グループは50％程度でした。つまり、アデノウイルスベクターワクチンは、従来のワクチンよりも副作用が強いという結果が明白になっているということです。

この研究も、最低ラインであるランダム化比較二重盲検試験（ＲＣＴ）ではありません。比較対照群が生理食塩水ではありません。そして、先の中国の研究と同じく接種後7～28日までの超短期の副作用の報告しかありませんし、60歳以上の高齢者が入っていません。さらに、信頼性を損なっているのは、アストラゼネカなどのワクチン製造ビッグファーマなどからの利害関係が公開されている紐付き研究だからです。

そもそもこのタイプのアデノウイルスという遺伝子に、目的とする遺伝子を組み込んだものを注射するという方法は安全なのでしょうか？

１９９９年に米国で、ある肝臓のデトックス酵素の部分欠損が認められる男性に、アデノウイルスにこの酵素を産生する遺伝子を組み込んだベクターを注射する治療が行われました。この男性はショックで死亡しましたが、死体解剖の結果、この改造アデノウイルスが原因（サイトカインストームを引き起こした）であることが確かめられました【894】。

またエイズの治療で、アデノウイルス（Ａｄ５）にエイズウイルス（ＨＩＶ）の構成成分を産生する遺伝子を組み込んだ遺伝子ワクチン治療では、逆にエイズの発症率が高まったことも報告されています【895・896・897】。

アデノウイルス（Ａｄ５）そのものへの曝露によって、エイズウイルス（架空の存在）に対するリンパ球の反応の低下も報告されています【898】。また、アデノウイルス（Ａｄ５）に曝露したリンパ球（CD4 T cell）は、エイズウイルスに感染しやすいという現象も認められています【899・900】。新型コロナウイルスに対するアストラゼネカ、ジョンソン&ジョンソン、中国のカンサイノ（CanSino Biologics Inc）などのワクチンは、このアデノウイルス（Ａｄ５）を用いたワクチンであるため、とくに男性において、エイズの発症リスクを高めることが懸念されています【901】。

全身の副作用

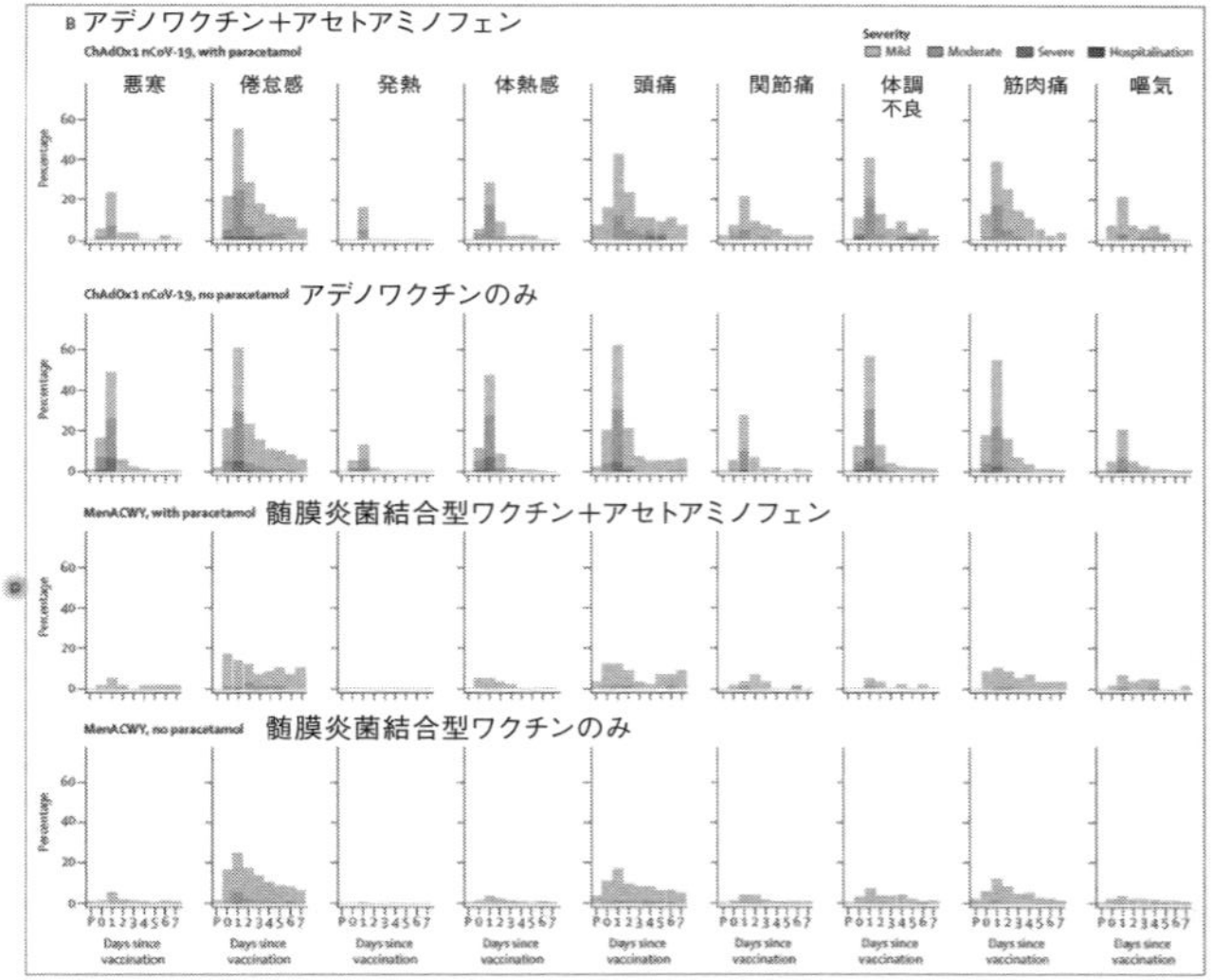

Figure 1: Solicited local (A) and systemic (B) adverse reactions in first 7 days after vaccination as recorded in participant symptom electronic diaries
Day 0 is the day of vaccination. P=60-min post-vaccination observation period in the clinic. MenACWY=meningococcal group A, C, W-135, and Y conjugate vaccine. *Mild: 38·0°C to <38·5°C; moderate: 38·5°C to <39·0°C; severe: ≥39·0°C. †Self-reported feeling of feverishness.

Fatigue and headache were the most commonly reported systemic reactions.

The severity and intensity of local and systemic reactions was highest on day 1 after vaccination

全身倦怠感

Group 1	340 (70%)
Group 2	40 (71%)
Group 3	227 (48%)
Group 4	26 (46%)

●接種後28日までは死亡例なし。

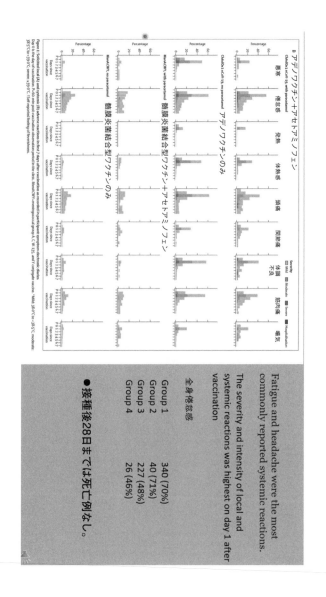

全身の副作用

1回目の接種

33% (25μg group)
67% (100μg group)
53% (250μg group)

2回目の接種

54% (25μg group)
100% (100μg group)
100% (250μg group)

このうち21%に重篤な副作用出現

N Engl J Med. 2020 Jul 14 : NEJMoa2022483

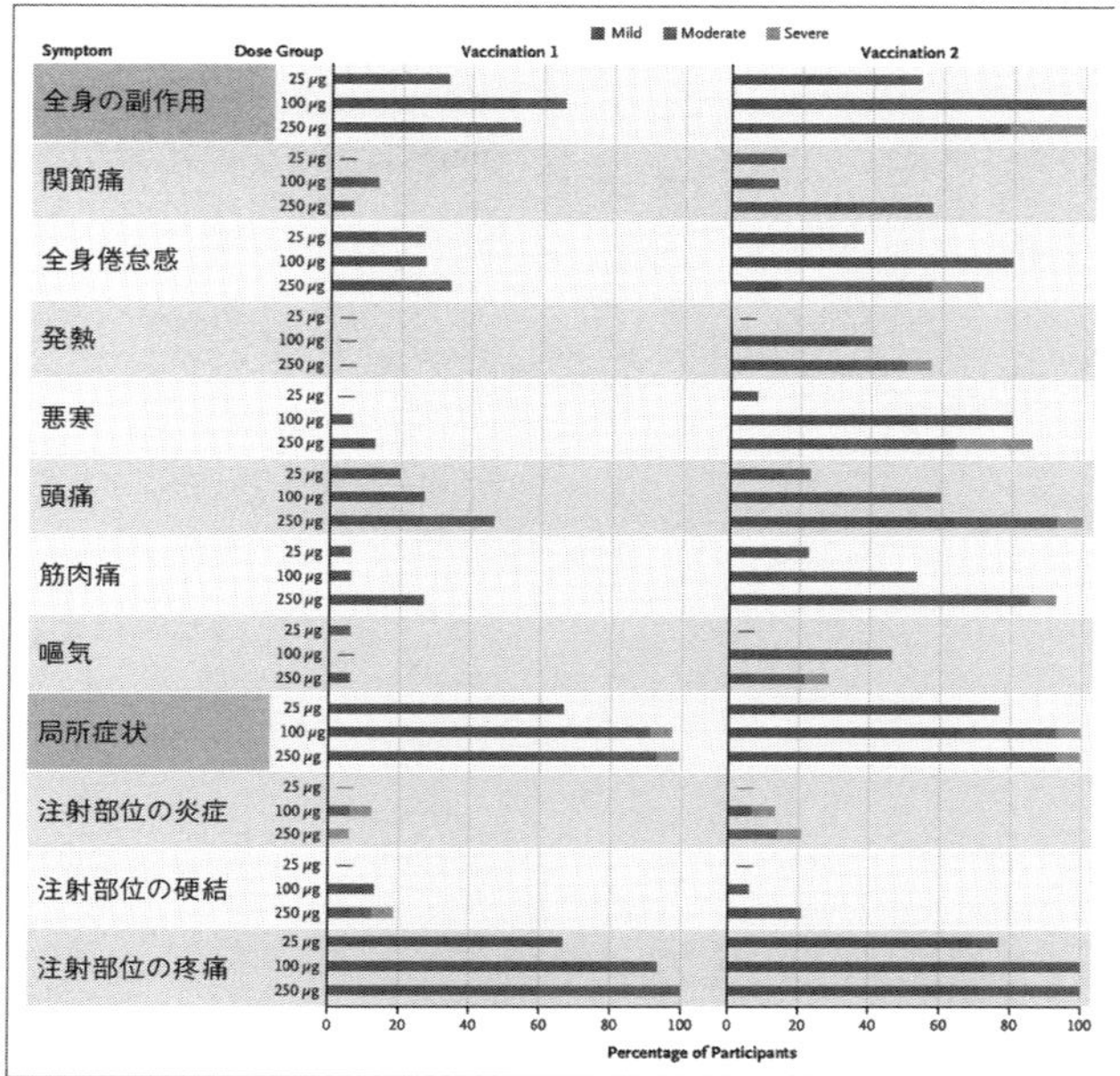

Figure 1. Systemic and Local Adverse Events.
The severity of solicited adverse events was graded as mild, moderate, or severe (see Table S1).

さらにこの新型コロナ感染症に対する改造チンパンジーアデノウイルスベクターワクチンでは、注射よりも経鼻投与のほうが予防効果は高かったというマウスの実験が報告されています【902】。ＰＣＲ検査などの検体を摂取する綿棒に、ワクチンを染み込ませることも可能になります。

次に米国で最初に接種されるタイプの遺伝子ワクチンを見ていきましょう。ｍＲＮＡ（メッセンジャーＲＮＡ）をワクチンに入れたもので、アンソニー・ファウチが所長を務める米国アレルギー・感染症研究所（ＮＩＡＩＤ）が全面的にバックアップしています。遺伝子ワクチン含有ｍＲＮＡの容量を25、１００および２５０μgの３つのグループに分けて投与しています。１回目の接種で全身性の副作用（発熱、頭痛、悪寒、全身倦怠感など）は、25μg投与で33％、１００μg投与で67％、２５０μg投与で53％に出現しました。

２回目の接種では、全身性の副作用は、25μg投与で54％、１００μg投与で１００％、２５０μg投与で１００％に出現しましています。２５０μg投与グループの21％に意識障害、ショックなどで緊急入院を要する重篤な副作用が出現しています。それにもかかわらず、安全性を確認できたとして、フェーズ２の臨床試験に進んでいます。このフェーズ２では、50および１００μgのｍＲＮＡの投与グループに分けたといいます【903】。もちろん、フェーズ１の臨床試験では、50μgの容量での安全性は確かめられていませんし、１００μgの容量では、２回接種すると全員に全身の副作用が出ているのです。さらに、フェーズ３の臨床試験を１００μgの容量で行うことが決定しています。安全性も確かめられていない段階で、母集団を増やして臨床試験を続行するというのは、リアルサイエンスではないばかりでなく、人権侵害に値します。

この研究も、最低ラインであるランダム化比較二重盲検試験（ＲＣＴ）ではありません。比較対照群がありません。そして、先の２つの研究と同じく接種後7～28日までの超短期の副作用の報告しかありませし、60歳以上の高齢者が入っていません。さらに、米国国立アレルギー感染症研究所（ＮＩＡＩＤ）が指導しているという〝紐付き〟研究です。

その後、このモデナ（Moderna）の遺伝子ワクチン（ｍＲＮＡ１２７３）のフェーズ１の臨床試験（安全性の確認試験）に56歳以上の健康人で行った結果が報告されました【904】。56～70歳までが、20人、そして71歳以上の高齢者が20人の小規模の治験です。

その結果はどうだったのでしょうか？

やはり、若年者のときと同じく、接種後短期間（28日）でも、全身の副作用が出現しています。報告されているだけでも、関節痛、発熱、悪寒、全身倦怠感、頭痛、筋肉痛、嘔気などが出現しています。これらの副作用は、２回目の接種および接種量が高いほど、出現率も高くなっていました。高齢者では、治験の人数を増やすほど、報告のあった全身の副作用以外にも、深刻な副作用が出現してくるでしょう。

ファイザーの遺伝子ワクチンの安全性を確かめるフェーズⅠ／Ⅱの臨床試験では、生理食塩水投与のプラセボのグループにも、注射部位の炎症（痛み）、頭痛、全身疲労が出ています

全身の副作用

他の遺伝子ワクチンと比較して少ないが、アルミ単独と全身の副作用発生率がほとんど同じ

↓

長期的には、アルミによるアジュバント誘発性自己免疫症候群（ASIA）

	Phase 1 clinical trial; 0, 28, and 56-d group				Phase 2 clinical trial			
					0 and 14-d Group		0 and 21-d Group	
Adverse reaction	Low dose (n = 24)	Medium dose (n = 24)	High dose (n = 24)	Alum only (n = 24)	Medium dose (n = 84)	Alum only (n = 28)	Medium dose (n = 84)	Alum only (n = 28)
0-7 d								
Total adverse reactions	5 (20.8)	4 (16.7)	6 (25.0)	3 (12.5)	5 (6.0)	4 (14.3)	16 (19.0)	5 (17.9)
Systemic reactions	0	3 (12.5)	1 (4.2)	1 (4.2)	4 (4.8)	2 (7.1)	4 (4.8)	2 (7.1)
Coughing	0	0	0	0	1 (1.2)	0	0	0
Diarrhea	0	0	0	0	0	0	1 (1.2)	0
Fatigue	0	1 (4.2)	0	0	1 (1.2)	0	0	0
Fever	0	1 (4.2)	1 (4.2)	0	4 (4.8)	1 (3.6)	2 (2.4)	1 (3.6)
Headache	0	0	0	0	1 (1.2)	1 (3.6)	0	1 (3.6)
Nausea and vomiting	0	1 (4.2)	0	1 (4.2)	0	0	1 (1.2)	1 (3.6)
Pruritus (noninoculated site)	0	0	0	0	0	0	0	1 (3.6)
Local reactions	5 (20.8)	1 (4.2)	6 (25.0)	2 (8.3)	2 (2.4)	3 (10.7)	13 (15.5)	4 (14.3)
Itching	0	0	0	0	0	0	1 (1.2)	1 (3.6)
Pain	5 (20.8)	1 (4.2)	6 (25.0)	2 (8.3)	2 (2.4)	3 (10.7)	12 (14.3)	4 (14.3)
Redness	0	0	1 (4.2)	0	0	0	0	1 (3.6)
Swelling	1 (4.2)	0	1 (4.2)	0	0	0	1 (1.2)	1 (3.6)
Other reactions	0	0	0	0	0	0	0	0
0-28 d								
Total adverse reactions	5 (20.8)	4 (16.7)	6 (25.0)	3 (12.5)	5 (6.0)	4 (14.3)	16 (19.0)	5 (17.9)

JAMA. 2020 Sep 8;324(10):951-960

【905】。生理食塩水の注射は、炎症や痛みを抑える作用があります【906】。したがって、ファイザーのプラセボ群には、生理食塩水だけでなく、何かの毒性物質（リポソームなどのアジュバント作用する毒物）を入れている可能性が高いと踏んでいます。もちろん、生理食塩水に細工をするのは、遺伝子ワクチン投与群との副作用の差が出ないようにするためです。

最後に、『ジャーナル・オブ・アメリカン・メディカル・アソシエーション（JAMA）』の8月号に掲載された、従来型のアジュバントを使用した不活性型新型コロナワクチンのフェーズ1臨床試験の結果も見ていきましょう【907】。この研究では、比較対象としてアジュバントであるアルミを投与したグループを置いています。つまり、アルミを含むワクチンとアルミ接種のグループを比較検討したものです。その結果、ワクチン投与の副作用は全身性と局所性も含めて、アジュバントのアルミだけ投与したグループとほとんど同じでした。つまり、この新型コロナ不活性化ワクチンも主作用はアルミによる「アジュバント誘発性自己免疫症候群（ASIA）」であるということです。

この研究も、最低ラインであるランダム化比較二重盲検試験（RCT）ではありません（比較対照群が生理食塩水ではなくアルミ）。そして、先の3つの研究と同じく接種後7～28日までの超短期の副作用の報告しかありませんし、60歳以上の高齢者が入っていません。さらに、ワクチンメーカーからの資金提供を受けている〝紐付き〟研究です。

■遺伝子ワクチンのフェーズ2／3（II/III）臨床試験

フェーズ2／3（II/III）臨床試験は、フェーズ1臨床試験で安全性が確認された量で今度は効果を測る臨床試験です。モデナとアストラゼネカ社は、3万人規模、そしてファイザーは、4万4000人のエントリーで臨床試験（フェーズ2／3）を行っています。

このアストラゼネカとオックスフォード大学が共同で開発した遺伝子ワクチン（改造チンパンジーアデノウイルスワクチン、AZD1222）のフェーズ2／3（II/III）臨床試験は、2020年9月8日に重篤な副作用が出たということで一時中止となりました。その副作用とは、ポリオ（四肢麻痺、呼吸筋麻痺）と同じ麻痺を呈する「横断性脊髄炎（transverse myelitis, TM）」の発症です（ポリオと診断されている中に、この横断性脊髄炎が混合している）【908・909】。

この「横断性脊髄炎（TM）」は、前述したようにB型肝炎、MMR、DTP、子宮頸癌ワクチン接種後に起こる自己免疫疾患の一つです【910】。従来のアルミなどの入ったワクチンでは、この脊髄炎が起こることは分かっていたのですが、今回の遺伝子ワクチンでも同じ自己免疫疾患が起こっていたことに少なからず驚きました。新型コロナに対する遺伝子ワクチンは、遺伝子の突然変異をもたらすだけでなく、従来のワクチンの問題も抱えているということになります。

アストラゼネカは、これは元々自己免疫疾患を抱えていたので、ワクチンとは関係ないと抗弁していますが、健康人を対象として選んでいるはずなので、あまりにも醜い言い訳です。そして、ジョンソン&ジョンソン（J&J）の新型コロナ遺伝子ワクチンのフェーズ3の臨床試験が、9月30日に米国でスタートしましたが、これも、2020年10月12日に、重症の副作用（serious adverse events, SAE）が出たことで臨床試験を一時中止したことが発表されています【911】。この重症例の詳細は発表されていません。

このJ&Jの遺伝子ワクチンは、中国のサイノベックやアストラゼネカと同じアデノウイルスベクター遺伝子ワクチンです。ファウチが所長を務める「米国国立アレルギー感染症研究所（National Institute of Allergy and Infectious Diseases）」も資金提供している力こぶの入った約6万人の成人を対象とした大規模臨床試験でした。

日本人が接種予定となっているアストラゼネカ社のチンパンジー改造アデノウイルスベクターワクチンの3ヶ国で行った合計4つの臨床試験（フェーズ1〜2／3）のまとめも『ランセット』誌に論文報告されています【912】。

結論から言うと、このようなレベルの医学論文がよく掲載されたとしかいいようのない内容でした。具体的には、ファイザーやモデナの臨床試験と比較して、いわゆる二重盲検（ワクチン投与者と接種者のいずれも、本物かプラセボなのかがが分からないデザイン）で行ったものは1件だけであり、これを取りまとめた今回の研究結果は、エビデンスレベルが低い（信頼性が低い）解析になっています。

デザイン（主要評価項目も違う）の違う3ヶ国（イギリス、ブラジル、南アフリカ）の計4つの臨床試験の結果をひとまとめにして解析しているために、読み進めるうちに、私の中ですぐに黄信号～赤信号が点滅しました。ワクチンの量を手違いで減量（1回目だけを半量）したほうに効果があったという結果は、イギリスでの臨床試験（フェーズ2／3）の1つです。他の3つの試験では減量したワクチンは用いていません。このアストラゼネカの臨床試験のデザインは、「新型コロナ遺伝子ワクチンの真実」講義でお伝えしたように、プラセボを髄膜炎菌ワクチン（MenACWY）に設定して、遺伝子ワクチンと副作用に差が出ない細工がしてあります。

詳細に見ると、プラセボに生理食塩水を投与している（かつ二重盲検）のは、南アフリカの臨床試験のみです。つまり、南アフリカの臨床試験のみが、ファイザーやモデナの遺伝子ワクチンと同じ臨床試験のデザインになっているということです。なぜ、他の3つの臨床試験でも、プラセボに生理食塩水を用いなかったのでしょうか？

なぜこのような不正に近いことをするのかというと、毒性（副作用）の出現率が薄まるからです。実際にプラセボ（コントロール）群と遺伝子ワクチン接種群の比較を詳細に見ると、プラセボ（コントロール）群には、髄膜炎菌ワクチンと生理食塩水投与の2つを混ぜ込んで、統計しています（これはサイエンスではありません）。味噌も糞も一緒にして解析するところは、数字ならぬ医学論文（統計）のマジックです。このアストラゼネカの一連の臨床試験では、南アフリカの臨床試験のみが、ファイザーやモデナの臨床試験と同等のデザインになっていますが、その南アフリカだけの結果はランセットの論文はもちろんのこと、いくらデータを調べても出てきません【913】。

しかも、ワクチンの効果については、この南アフリカのデータは除外して計算しています。それならば、南アフリカのデータはすべて除外しなければなりません。このような典型的な〝良いとこ取り（cherry-picking）〟は、統計学のマジック手法の一つです。このランセット論文は、ワクチンの効果がＷＨＯの推奨基準の50％を超えたから、アストラゼネカのワクチンは基準を満たしているというプロパガンダ以外は何も分からない最低レベルの論文でした。副作用の詳細な解析はなく、ただポリオ（横断性脊髄炎）が３件発生したことくらいが記載されています。

さらに、ファイザー社は、２０２０年11月９日に新型コロナ遺伝子ワクチンのフェーズ３の臨床試験をプレスリリースで発表しています【914】。

このプレスリリースを受けて、メディアは一斉に「ファイザーの遺伝子ワクチンは、90％の効果」という見出しを流したために、株式市場が湧きました（ファイザーの株を持っている幹部は売り抜けています）。

この臨床試験は、55歳以下の健康若年者４万３５３８人をワクチン接種群とプラセボ群（比較対象群）に分けて行ったランダム化比較試験（ＲＣＴ）です。当初は32人の新型コロナ感染者が出た時点で、この臨床試験のデータを解析するとしていましたが、感染者が94人に達したとして、今回のプレスリリースを出しています。

なんと、ワクチンの主要有効性評価項目は、2回目の投与からたったの7日後における新型コロナ発症です。たったの1週間後に新型コロナ感染症がどれだけワクチンで減ったかを見ているだけなのです（1ヶ月後や半年後はどうなっているのでしょうか？）。頭を少し冷やして考えてみてください。

そして、このプレスリリースをつぶさに読み込んでも、90％の効果の根拠となる数字がまったく出ていきません。新型コロナを発症した94人のうち、85人がプラセボ群で、9人がファイザーの新型コロナ遺伝子ワクチンを接種した群とすると、90％の効果となりますが、実際はどうだったのでしょうか？

しかも、この94人の発症者については、何の情報も記載されていません。副作用の強いワクチンの存在意義は、（あるとするなら）重症化や死亡リスクを低下させること以外にはあり得ませんから、94人の発症者のうち、どれだけの数が重症例であったかが最も知りたい情報になるはずです。その情報がまったくありません。困ったものです。

さらに、発症といっても、症状が一つ以上あるとしているだけで、PCR検査だけでは、94人の中に偽陽性や他の感染症が含まれている可能性も否定できません。そもそも、新型コロナの重症例のほとんどを占める高齢者での臨床試験ではありませんから、健康な若年者に対するたった接種1週間後の効果のみを高らかに謳うのもおかしさを通り越しています。

２０２０年11月17日には、ファイザーに引き続き、モデナ（Moderna）社の遺伝子ワクチンも「ファイザーを上回る95％の効果あり！」とニュースの一面を飾りました【915】。

それでは、早速この内訳を見ていきましょう。18歳以上の3万人の健常人を対象に、半数に遺伝子ワクチン（intramuscular（IM）injection of 100 microgram（ug）mRNA-1273）、半数に生理食塩水を注射したフェーズ3の臨床試験です。ファイザーと同じく、2回目のワクチン接種後の14日間での新型コロナ発症数を有効性の評価としています（半年や1年後はどうなっているのでしょうか?）。95名に新型コロナと想定される症状が出現したようです。そのうち、90名が生理食塩水、5名がワクチン接種グループだったということで、これをもって95％の効果！としているわけです。

■新型コロナウイルス遺伝子ワクチンの効果は90％の意味

ファイザー社の新型コロナ遺伝子ワクチン（ｍＲＮＡ１２７３）の効果が、フェーズ2／3の臨床試験の中間解析で発表されました。なんと90％の効果という触れ込みでした【916】。90％の効果とはいったい何を指しているのでしょうか？　実際の客観的な全データはファイザー社から発表されていませんが、4万人の臨床試験の参加者のうち、ワクチン接種28日後（1ヶ月にも満たない）に新型コロナウイルス感染症と診断されたのは、94名ということでした。

このファイザーの臨床試験では、２万人が遺伝子ワクチン、２万人が生理食塩水の注射を施行されています。遺伝子ワクチンのグループでは８名、そして生理食塩水のグループでは86名の発症ということになります。遺伝子ワクチングループでは０・０４％（8/20,000）、生理食塩水のグループでは０・４３％（86/20,000）の発症率です。

「相対危険度（relative risk, ＲＲ）」という疫学の指標があります。これは、ワクチン接種群と非接種群（今回は生理食塩水投与群）における疾病の頻度を比で表現したものです。「相対危険度」が１（１００％）であればワクチン接種群も非接種群も発生率は等しくなりますが、「相対危険度」が１（１００％）より大きければワクチン接種群のほうが非接種群よりも発生率が高くなり、「相対危険度」が１（１００％）よりも小さければワクチン接種群のほうが非接種群よりも発生率が低くなります。

今回の場合の相対危険度（ＲＲ）は、０・０９３％（0.04/0.043）となります。この数値から、今回の遺伝子ワクチンの効果は、90・７％（（1－0.093）×100）となります。この数値だけ見ると、効果があるという印象を受けますが、これは数字のマジックです。なぜなら、非曝露群（生理食塩水群）の発生率からワクチン接種群の発生率を引いた「絶対感染リスク減少率（absolute risk reduction）」は、たったの０・４％（0.0043－0.0004＝0.0039）しかないからです。

ワクチン接種を対象者に行った場合、１人に予防効果が現れるまでに何人に接種する必要があるのかを表す数字を「ワクチン接種必要数（The Number Needed To Vaccinate, ＮＮＴＶ）」と呼びます。この場合、「ワクチン接種必要数（ＮＮＴＶ）」は、２５６（1/0.0039）です。つまり、一人の軽い症状を防ぐのに、２５６人にワクチン接種する必要があるということになります。この２５６人が、短期的にもインフルエンザウイルス感染様の急性期症状（発熱、全身倦怠感、関節・筋肉痛、頭痛など）を伴い、かつ長期的には副作用がまだ不明の遺伝子ワクチンの犠牲になるということです。

今回の研究の中間発表の真偽は定かではありませんが、仮にファイザーが数字を操作していないと仮定しても、ワクチン接種群と生理食塩水投与群の間で軽い感冒症状の発症率にほとんど変わりがない（絶対感染リスク減少率がたったの０・４％）ことは言えるのです。いずれにせよ、ワクチンの本来の目的は、その甚大な副作用を考えると、重症化や死亡を防ぐという点にあるので、軽い感冒症状を評価点（endpoint）としている時点で、この臨床試験そのものの意味がまったくありません。

そしてさらに中間報告の内容を鋭く分析したピーター・ドゥーシ（Peter Doshi）氏（『ブリティッシュ・メディカル・ジャーナル（ＢＭＪ）』誌）の指摘を見ていきましょう【917】。２０２０年の年末にようやく医学雑誌にファイザー&ビオンテック社の遺伝子ワクチン（ｍＲＮＡ１２７３ & ＢＮＴ１６２b２ｍＲＮＡ）のフェーズ３臨床試験の中間結果が報告されていました【918・919】。この論文にも、ワクチンあるいはプラセボ（生理食塩水）接種後に、ＰＣＲ検査で新型コロナ陽性と判断されたのは、それぞれ8人および162人（合計170人）とあります。しかし、ファイザーが米国食品医薬品局（FDA）に提出したレポートでは、新型コロナの症状が出ていたが、PCR検査で確認できなかった症例が3410人にのぼったとあります（医学雑誌への投稿には記載されていない）。その内訳は、ワクチン接種群では1594名、プラセボ接種群1816名でした【920】。この新型コロナ感染症の症状を呈していた数は、分析対象となったPCR陽性者の実に20倍以上にもなります。しかし、この症状を呈した数は分析対象から外しているのです。

この症状を呈したものも解析対象にすると、遺伝子ワクチンの効果は、90%どころか19%になります（1－（8＋1594）／（162＋1816）；29%＝1－（8＋1594－409）／（162＋1816－287）＝19%）。これは、米国食品医薬品局（FDA）が新型コロナウイルスワクチンに求めている50%の効果も軽く下回っています。もちろん、新型コロナウイルス感染症の症状は、インフルエンザウイルスや他の感冒症状と何ら変わらないため、他のバクテリアなどの感染症の可能性もあるでしょう。しかし、この症状から新型コロナウイルス感染症の疑いがある症例では、PCR陽性症例と同じ経過を辿るため、症状だけとPCR陽性確認の両方を最終評価点（end-point）として解析するのが、より実際の臨床現場で意義のあるものとなります。また、PCR検査では偽陽性や偽陰性が高く出ることは常識（PCR検査はウイルス感染診断には用いることはできない）ですので、これら3410人の全部を除外するのは、真のワクチンの結果を著しく歪めてしまいます。

さらに臨床試験計画から逸脱したという理由（protocol deviation）で、３７１名が分析対象から外されています。この内訳は、ワクチン接種群では３１１名、プラセボ接種群60名です。実にワクチン接種群では、プラセボ接種群の５倍の数がワクチン効果解析から除外されています。なぜ、除外するワクチン接種群とプラセボ接種群の数の乖離がこれほどまで大きいのでしょうか？　医学雑誌への投稿論文および米国食品医薬品局（ＦＤＡ）に提出したレポートにも、その回答が見当たりません。

その症状に関しても、ワクチン接種群とプラセボ接種群で違いを生み出す仕掛けが見つかっています。発熱や痛みを抑える解熱剤や鎮痛剤を接種後に投与している割合が、ワクチン接種群のほうが3～4倍多いことがレポートに記載されています。これではワクチン接種群ではより正確な副作用症状をマスクしてしまいます。また、このような薬を服用すること自体が、二重盲検（double-blind）という臨床試験のデザインから逸脱することになります。二重盲検とは、ワクチン接種実施者とワクチン接種される参加者のどちらも、投与されるのがワクチンなのかプラセボ（生理食塩水）なのかが分からないようにすることです。当然、解熱剤を服用させられた人は、自分がワクチン接種グループに属していることが分かります。それは、主観的な心理に影響するため、自己申告性の症状報告などにバイアス（偏り）が出てしまうのです。

このように医学論文には掲載されていない内容が、レポートから読み取れるのですが、それでも全部の生データ（raw data）が報告されている訳ではありません。遺伝子ワクチンの臨床試験を実施したファイザー、モデナそしてアストラゼネカのいずれもが、すべての生データは、臨床試験が終わる2年後に開示するとしています。その結果が出揃うまでに、すでに私たちの遺伝子ワクチンの人体実験（毎年2回と想定されている）は開始されているでしょう。ロシアの新型コロナワクチン（Sputnik V）の臨床試験では、臨床試験に参加した個人の生データは開示する予定はないとしています。このように新型コロナウイルスに対する遺伝子ワクチンの臨床試験というのは、結果如何にかかわらず、私たちに強制接種ありきの体裁に過ぎないものなのです。

■高齢者にも新型コロナウイルス遺伝子ワクチンは必要がない理由

子供や若年者には、新型コロナはほとんど影響を与えていないことは、最新の研究でも確認されていますが、高齢者は高リスクグループとして、遺伝子ワクチンの接種対象となっています。「お年寄りの方は、感染の危険が高いから、マスクをして、自宅にじっとして、子供や孫とも合わないようにしてください……」と世界各国で隔離政策が敷かれました。

しかし、高齢者は本当に新型コロナによる重症化・死亡の高リスク群なのでしょうか？　フェイク新型コロナパンデミックの計画の中心となっていたあのジョンズ・ホプキンズから、貴重な解析データが報告されています【921】。

この解析論文は、ジョンズ・ホプキンスのニューロサイエンスの学生であるYanni Gu氏とDr. Genevieve Briand（assistant program director of the Applied Economics master's degree program at Hopkins）によってなされたものです。２０２０年3月〜9月中旬までに、米国の新型コロナ関連死は、20万人（全死亡の12％）とされています。

２０２０年2月〜9月初旬までの、新型コロナ関連死は、米国疾病予防センター（ＣＤＣ）のデータの解析から、なんと高齢者の死亡数は、新型コロナ以前と変化なかったことが明らかになったのです。これは、すべての年齢層の死亡率も例年と変化がなったことも併せて報告されています。

高齢者は、新型コロナによって死亡率が高くなったはずでした。それでは、高齢者がバタバタと新型コロナで重症化し、死亡したという論文やニュースは何だったのでしょうか？　著者は、その理由を単に、毎日若年者よりも高齢者のほうが数多く亡くなっていることを反映しているだけだと断言しています。つまり、新型コロナによって、高齢者の死亡数が増加したという事実（エビデンス）はないということです。

次に、毎年の死因を調べると、トップは心臓血管疾患、その次が呼吸器疾患、そして3位がインフルエンザおよび肺炎になっています。２０２０年は、なんと新型コロナ関連死亡が心臓血管疾患を上回っているのです（図）。

２０１８年のデータと比較しても、２０２０年では、上位３つの死因のすべての数が大幅に減少しています。ここで、みなさん深呼吸して冷静に考えてみてください。もし、新型コロナウイルスが悪影響を与えるのであれば、すべての死因による死亡数も高くなるはずです。しかし、事実はその逆で、新型コロナパンデミックでは、他の病気による死亡数は低下しているのです。

　これは、明らかに他の病気による死亡を、新型コロナウイルス感染関連死に付け替え（reclassification）しているだけに過ぎないことが明らかです。この解析データは、通常は男芸者の編集者からも「新型コロナパンデミックを矮小化させる不正確かつ危険なものだ」と早速叩かれています。著者達は、勇敢にも解析データの撤回に反対しています。高

2020年4月の死亡原因の推移（米国CDCデータ）

1週間での死亡数の推移	Week ending 4/11/2020	Week ending 4/18/2020	Week ending 4/25/2020
心臓血管疾患	+ 824	- 1,190	- 727
ガン	- 52	- 356	+ 160
慢性呼吸器疾患	- 96	- 249	- 211
脳血管疾患	+ 35	+ 11	- 145
アルツハイマー	+ 86	- 56	- 96
糖尿病	+ 52	- 90	-179
インフルエンザ＆肺炎	- 236	- 381	- 97
腎炎	+ 88	- 31	- 106
他の呼吸器疾患	- 4	- 95	- 31
敗血症	- 98	- 92	- 13
分類不能	- 44	+ 13	+ 48
死亡減少の総計	**- 530**	**- 2,540**	**- 1,605**
新型コロナ関連死	**+ 486**	**+ 2,561**	**+ 1,651**

『A closer look at U.S. deaths due to COVID-19』he Johns Hopkin's Newsletter, November 22, 2020

齢者も死亡数が新型コロナで増えていないとなると、老若男女誰も新型コロナ遺伝子ワクチンを接種する必要はないということです。

実際にノルウェーで、2020年12月末から施行されたファイザー製の遺伝子ワクチンの1回目接種後の短い期間に23人が死亡しています【922】。そのうち、13人は死体解剖し、ワクチンによる炎症反応が死因の可能性があることが伝えられています。過半数は高齢者だったので、ノルウェー当局は、高齢者の遺伝子ワクチン接種に警告を出しています。ニューヨークの老人ホーム（nursing home）では、2020年12月21日の遺伝子ワクチン接種した192名のうち32名が死亡しています。【923】。2021年1月5日以来、20名増加しています。2回目は2021年1月12日に接種したといいますから、また死亡者が増加しているでしょう。米国当局は、元々高齢で死亡する人が死亡しただけという見解でワクチンとの関連を否定していますが、それならそもそも高齢者に遺伝子ワクチンを打つ必要などないはずです。

■新型コロナ遺伝子ワクチンも感染源になる！

過去の他のワクチンでは、前述したようにワクチン接種者が感染源になるということをお伝えしましたが、新型コロナ遺伝子ワクチンにも同様のことが起こっています。サンディエゴの救急部門の医療スタッフも、ファイザーの新型コロナ遺伝子ワクチン接種1回目の接種後8日目に、新型コロナウイルス感染症と診断されたことが2020年から話題となっていました【924】。米国のカリフォルニアの病院（San Jose Kaiser hospital）では、ファイザーの新型コロナ遺伝子ワクチン接種10日以内に新型コロナ感染症のアウトブレイクが発生しています【925】。60名の医療スタッフが新型コロナウイルス感染症と診断されたようです。そのうち1名は死亡しています。

イスラエルの老人ホームでも、ファイザーの新型コロナ遺伝子ワクチン接種1回目の後に、21名が新型コロナウイルス陽性となりました。イスラエルでは、1万5000名の遺伝子ワクチン接種1回目の後に428名が新型コロナウイルス感染症と診断され、そのうち12名は入院となったといいます【926】。これらの報告は氷山の一角ですから、かなり高い確率で、遺伝子ワクチンによって新型コロナウイルス感染症になるのは間違いないでしょう。

つまり、新型コロナ遺伝子ワクチン接種した人は感染源になるということです。この現象を当局は、「1回目ではまだ抗体が十分できない（論文では1回目は50％の効果しかないとしている）ので、2回目までに感染したのではないか」としています。まったく根拠のないフェイクサイエンスですが、遺伝子ワクチンのデザインからすると、この現象は予測されていたはずです。

遺伝子ワクチンは、新型コロナの一部の遺伝子をヒトの細胞に入れ込んで延々と自己産生し続ける設計ですから、ＰＣＲで陽性になるのは当然です。しかし、それで入院したり、死亡者が出たりしているということは、この遺伝子ワクチンによって体内に強い炎症が引き起こされているということが分かります。免疫抑制状態にある現代人にとって、遺伝子ワクチンは悪夢となるはずです。そして、遺伝子ワクチンによって体内に強いストレスを抱えた人から放出される遺伝子（レトロウイルス）やエクソソームによって他者にもストレスが感染します（拙著『ウイルスは存在しない』参照）。

メッセンジャーＲＮＡ（ｍＲＮＡ）を抗原としたワクチンは、これが最初の大規模人体実験ですから、このデータを元にしてさらに人口削減に寄与するワクチン開発に拍車をかけるのでしょう。新型コロナ遺伝子ワクチン接種者にはなるべく近づかないようにしたほうが賢明です。

■新型コロナ遺伝子ワクチンと交通事故——どちらの死亡率が高い？

２０２１年１月16日の時点で、ノルウェーのファイザー製新型コロナ遺伝子ワクチン接種後の死者が23人から29人へと増加し、当局もさすがにワクチン接種ガイドラインに手を加えました。80歳以上の人は接種を控えるように勧告しています【927】。

ノルウェーの４万２０００人の接種者のうち29人の死亡ですから、遺伝子ワクチンの死亡率は、現在報告があるだけでも少なくとも０・０７％以上はあるということになります。ノルウェーの交通事故死亡率を調べると０・００２％（20名／１００万人 in 2018）です【928】。新型コロナ遺伝子ワクチンによる死亡は、交通事故死亡の35倍以上（0.07/0.002）の確率となります（今後さらに死亡数は増加するでしょう）。

イスラエルでは、２０２１年１月20日の時点で、ファイザーの新型コロナ遺伝子ワクチンを接種後に１万２４００人が新型コロナ陽性と出ました【929】。イスラエルでは２０２０年12月19日に開始して、この時点ですでに人口の12％（11・５名／１００名）が遺伝子ワクチンを接種しています【930】。イスラエルの人口は、２０２１年１月21日現在で８７３万３３１人（Worldometer）ですから、１００万人以上が遺伝子ワクチンを接種していることになります（8,730,331 × 0.12）。そこから計算すると、ファイザーの遺伝子ワクチンで新型コロナに感染（ＰＣＲ陽性）する確率は、１・２％となります。

２０２０年７~８月に試行されたファイザーの臨床試験（フェーズ２／３）の中間解析では、遺伝子ワクチン投与群での新型コロナ感染率は、０・０３％です。つまり、実際のシャバでジャブ（jab）した場合、臨床試験の40倍（1.2/0.03）の遺伝子ワクチンによる感染率（ＰＣＲ陽性率）となります。このようにマスコミが喧伝している臨床試験の結果というのは、実際の現場では役に立たない数字であることが明確です。

ちなみに、現場でのスタートが遅れている発展途上国担当の遺伝子ワクチンであるアストラゼネカ－オックスフォード遺伝子ワクチンも２０２１年１月末の時点で、インドですでに死者を出しています。インドにおいて、２０２１年１月24日に56歳の医療スタッフがアストラゼネカの新型コロナ遺伝子ワクチン接種７日後に死亡したというニュースが報じられています【931】。インドで２０２１年1月16日から開始されたアストラゼネカの新型コロナ遺伝子ワクチン接種後数日で死亡したのは、現在まで報告されているだけで5例目になるようです。ということは、報告されていない本当の死亡者数はもっと多いでしょう。

死因の確認を急いでいるということでしたが、現在のところは心筋梗塞などの急性の心臓死とされています。このアストラゼネカ製の遺伝子ワクチンは、アデノウイルスに新型コロナウイルスのスパイクタンパク質を作る遺伝子を組み込んだものを使用しています。このアデノウイルスそのものが、心臓の心筋細胞に炎症を引き起こして、心筋炎や心筋症の原因になることが報告されています【932・933】。ファイザー製のものだけでなく、アストラゼネカ製の遺伝子ワクチンの副作用も今後、目が離せません。

２０２０年の夏場の臨床試験ではこれほどまで死者は出ませんでした。これは、前述したように臨床試験のデザインそのものが、副作用を過少評価し、効果を過大評価する設計になっているからです。しかし、遺伝子ワクチンによる死亡は、交通事故死の35倍以上の確率です。交通事故死の多さだけでも、シートベルト着用をうるさく指導しているくらいですから、それより35倍以上の死亡率を誇る遺伝子ワクチンには近寄らないように指導するべきです。

■2021年1月にジブラルタルで起こった大量死亡事故の原因は？

みなさんは、ジブラルタルという領土をご存知でしょうか？

スペインのイベリア半島の先にあるにもかかわらず、現在もイギリス領土になっています。香港の返還問題があったように、ジブラルタルもスペインへの返還問題がくすぶっています。

さて、そのジブラルタルは私が知っている限りでは、イギリスが海外にもついわゆるタックス・ヘイブン（租税回避地）の1つです。

ジブラルタルの全人口は、3万2000人程度とされています。2021年1月にこの地で大量死亡事故が起こりました。なんとある行為を約5400人（人口の17％）に施したところ、52名が亡くなったのです。100人に1人は亡くなったということです。致死率1％ですから大量殺戮（massacre）という言葉のほうが適切かも知れません。

その行為とは、ファイザーの新型コロナ遺伝子ワクチン接種です【934・935・936】。

死者の大半は高齢者ということでしたが、新型コロナ遺伝子ワクチン接種10日後以内に亡くなったようです。亡くなった人たちは、みんな政府の指導どおり、強制マスク、外出自粛、ソーシャルディスタンシングを遵守した人たちです。これを心ない人間は、高齢だから何で死んでもおかしくないと嘯《うそぶ》くでしょう。そのような人には冷静に数字を俯瞰する癖をつけるようにお勧めします。昨年の新型コロナパンデミック以来、1年間でジブラルタルでの新型コロナ感染関連死亡者は、たったの16名でした。つまり、ジブラルタルの新型コロナウイルス感染関連死亡率は、0・05％です。

新型コロナ遺伝子ワクチン関連死亡率は1％ですから、ワクチンの破壊力は感染死亡率の20倍ということになります。しかも、感染関連死亡は1年の累積で16名に対し、たったの10日で53名です。1年全人口にワクチン接種をやれば死亡者数は、人口3万人の土地で3000人を超えます。

仮に世界でも有数の高齢者の多い日本の全人口1億2557万人（2021年1月概算、総務省統計局）にこのファイザー製の新型コロナ遺伝子ワクチンを施すと、ジブラルタルの計算（致死率1％）を当てはめると125万人の死者を出す計算になります。これは大量殺戮に等しい行為です。このジブラルタルの例でも分かるとおり、実際の現場で遺伝子ワクチンの人体実験を行うと、新型コロナ遺伝子ワクチンによる死亡は、交通事故死だけでなく新型コロナ感染関連死亡をもはるかに上回るのです。

■新型コロナ遺伝子ワクチンは〝ワクチン〟ではない！

従来のワクチンは、病原体を入れてそれに対する免疫を刺激する方法でした。今回の新型コロナ遺伝子ワクチンは、私たちの遺伝子に病原性のある遺伝子を注入するもので、私たちの体自身で病原体を産生する設計になっているものです。したがって、新型コロナ遺伝子ワクチンはワクチンどころか、医薬品にも分類されないもので、むしろ「病原体自己産生の医療機器（medical device）」の範疇に入ります。たしかに、組み込まれた人工遺伝子が、子々孫々まで受け継がれていくことを考えると、将来の子孫まで影響を与える〝医療機器〟という認識が適切だと思います。

新型コロナ遺伝子ワクチンは、今までお伝えしてきた臨床試験の結果（まだ初期段階の中間報告しかない）からは、感染を防ぐことはなく、しかも重症化を防ぐというエビデンスもありません（したがって、従来のワクチンと呼べる作用を持たない）。エビデンスがあるとすれば、それは死亡や重症例を短期間で出すことくらいです。新型コロナ遺伝子ワクチンを手がけているモデナ（Moderna）も、自社のＨＰで「新型コロナ遺伝子ワクチンはオペレーション・システム（ＯＳ）である」と述べています【937】。モデナ（Moderna）は、抗ガン剤を開発している会社でした。

現代医学では、ガンに副作用の深刻な抗ガン剤を使用します。下手をすると抗ガン剤で死亡することがあるため、現在では少量を持続的に使用する形をとっています。新型コロナ遺伝子ワクチンを健康人に接種するのは、ちょうどこの抗ガン剤を健康人に投与するのと同じことだとしています。ガンでもないのに、ガンの予防と称してわざわざ致死的な副作用をもつ抗ガン剤を注射する人はいません。しかし、新型コロナウイルス感染症ではまさにこのことが行われているのです。しかも新型コロナウイルス感染症は、ガンと違い、若年者でも95％以上は無症状か軽い感冒症状しか引き起こしません（全体の人口でも80％以上は感染しても無症状か軽い感冒症状）。軽い風邪の予防に抗ガン剤の注射を希望する人がいるでしょうか？

これらの遺伝子ワクチンは、もちろんテクノクラットたちのグレート・リセットの計画であるトランス・ヒューマン（transhuman）、つまり遺伝子操作を施して人工人間（synthetic human, GM human）を作るための一里塚（最初の大規模人体実験）です。昔はこのような計画は表には出てこなかったのですが、今や堂々と公開されている事実となっています（「陰謀論」というモサードやＣＩＡが流行らせた言葉も死語となりました）。新型コロナ遺伝子ワクチンを接種するのは個人の自己責任ですが、子々孫々まで悪影響を及ぼす「病原体自己産生の医療機器（medical device）」であって、〝ガンでもないのにわざわざ抗ガン剤を注射するようなもの〟という認識くらいは最低でも持ってほしいと思います。２０２１年1月22日時点のＣＤＣのワクチン有害事象報告制度（ＶＡＥＲＳ）に報告された新型コロナウイルス遺伝子ワクチンの副作用をまとめたものを一覧にしましたので、よくご覧になってください。実際の１％以下しか報告があがらないという過少申告が問題になっているワクチン有害事象報告制度（ＶＡＥＲＳ）にさえも、わずかワクチン接種開始1ヶ月程度で死者が米国だけで３２９人も出ているのです【938】。

■新型コロナ遺伝子ワクチンは法的に強制できない

米国の民主党議員がファイザーの新型コロナ遺伝子ワクチンを2度接種したのちに、新型コロナウイルス陽性と出たことがCNNで報じられていました【939】。この議員は、バイデンの大統領就任式に参加するときには、PCRで陰性だったといいますから、ワクチンは2回接種しても感染を防がなかった（むしろワクチンが感染の原因）ことになります。この記事の中で、正直に「新型コロナ遺伝子ワクチンは病状を抑えるものであって、必ずしも感染を防ぐものではない（Covid-19 vaccines prevent illness, but do not necessarily prevent infection）」という臨床試験（中間解析）の正確なエビデンスを伝えています。

臨床試験（まだ結果は2022年にならないと出ない）の中間解析では、症状を抑えることもなければ、感染を防いだというエビデンスもありませんでした。しかも安全性の面では、従来のワクチンよりもアナフィラキシーを含めた全身の副作用が1ヶ月以内の短期間に出現しています。ワクチンの副作用のリスクを上回るメリットといえば何でしょうか？　普通に思考しても、やはり命とりになる重症化を防ぐこと以外にはないでしょう。

臨床試験の中間解析では、この重症化を防ぐかどうかの検討さえなされていない（本当は行ったが、ネガティブな結果だったので報告していない可能性が高い）のです。とにかく、あのCN

Nでさえ、とりあえず感染は防げないと正直に言っているのですから、何のためにリスクを冒してまでワクチンに列をなすのでしょうか。このような疑問があるため、現時点（２０２１年2月時点）では、米国における新型コロナ遺伝子ワクチン接種の普及が思ったように進んでいません。

その大きな障壁の１つが、医療スタッフのワクチン接種躊躇《ちゅうちょ》（vaccine hesitancy）にあります【940】。ナーシング・ホーム（老人ホーム）や病院の医療スタッフの55～80％が遺伝子ワクチンの接種を拒んでいるようです。イリノイ州のある老人ホーム（veterans home）では、高齢者の入居者の接種率は90％に対して、医療スタッフは18％程度と大きなギャップがあります（感染症というのであれば、医療スタッフを接種しないと意味がない）。42歳の胸部外科医は、「自分が実験モルモットになりたくない。ワクチン接種のフルデータを見せて欲しい」と新型コロナ遺伝子ワクチンの接種を拒否しています（この医師は自分が黒人ということもあって、米国で黒人に対してなされた過去の人体実験（１９３２～１９７２年に黒人に行ったタスキギー梅毒実験（Tuskegee Syphilis experiment））の苦い経験もある。テキサスのＩＣＵ（集中治療室）勤務のナースも「長期的な副作用が明確ではない」という理由でワクチン接種を拒んでいます。

こういったワクチンに対する国民の躊躇を少しでも和らげるため、あの手この手でワクチン接種を進めています。この記事には、「新型コロナ遺伝子ワクチンを接種すれば、ワッフルハウスでの朝食を無料で提供！」というようなニンジンぶら下げを行っていることが書かれていました。朝食1食で一生を棒に振る人はいませんので、随分と馬鹿にした話です。そして、「集団免疫（herd immunity）を獲得するためには、ワクチン接種率を70～85％までアップさせないといけない」と書いていますが、その根拠、エビデンスはどこにあるのでしょうか？

新型コロナ遺伝子ワクチンが感染を予防することがまだ証明されていない以上、ワクチンを全人口の100％に接種しても集団免疫（実際は人工的な〝概念〟であって、リアルサイエンスでは存在しない）など達成できるわけがありません。現行の新型コロナ遺伝子ワクチンは、すべて緊急使用の認可であって、まだ正式に政府当局に承認されていません。この状態でワクチンを強制的に接種させて障害が出ると、訴訟の対象になります（といって

新型コロナウイルス遺伝子ワクチン：米国ワクチン有害事象報告制度（VAERS）への副作用報告（2021年1月22日時点）

ワクチンの副作用の結果	副作用数	パーセント
死亡	329	3.34%
永久に残存する後遺症・障害	104	1.06%
病院、クリニックなどの外来受診	1,219	12.38%
救急搬送	18	0.18%
救急科受診	2,056	20.88%
入院	722	7.33%
回復	3,870	39.31%
出生時異常	11	0.11%
致死性の副作用	273	2.77%
重症ではない副作用	3,717	37.76%
TOTAL	† 12,319	† 125.13%

VAERS Database, Data as of January 22, 2021, National Vaccine Information Center.

2021年1月22日時点のCDCのワクチン有害事象報告制度（VAERS）に報告された新型コロナウイルス遺伝子ワクチンの副作用の一覧。実際の1%以下しか報告があがらないという過少申告が問題になっているワクチン有害事象報告制度（VAERS）にさえも、わずかワクチン接種開始1ヶ月程度で死者が米国だけで329人も出ている。

（%が100を上回っているのは、ワクチンの副作用の結果が重なっている場合があるため。たとえば、死亡と入院など）

もワクチンメーカーには責任は遡及しない)。したがって、現時点(2021年2月)では、実質上の強制に〝心理的〟に追い込むことしかできないのです。

それには、大衆を洗脳して良識ある人を大衆の同調圧力で追い込むことが、自らの手を汚すこともなく、最も効率がよい方法であることは人類の歴史を俯瞰すれば分かります。私たちの一人でも多くこの事実に気づくことが、〝彼ら〟の暴挙を止める最大の武器なのです。

■感染症にはワクチンではなく、糖のエネルギー代謝を高めること

感染症は、「ジャーム・セオリー(病原体仮説)」が説くように外来の病原体によって発症するものではなく、実際は私たちの心身の糖のエネルギー代謝低下による〝免疫抑制状態〟(毒物をうまく処理できずに過剰に炎症が起こる)が真の原因です。ワクチンは糖のエネルギー代謝を低下させて免疫抑制状態を作る設計ですから、前述したように逆に感染症に罹りやすくなるだけでなく、あらゆる慢性病の原因となります。したがって、新型コロナウイルス感染症だけでなく、感染症という病態では、糖のエネルギー代謝を高めることで十分に対策が可能になります。以下に糖のエネルギー代謝を高める重要なポイントを列挙していきますので、これを最低でも心身(脳と身体の臓器)の入れ替わりに要する5年は地道にやってきましょう。

1. 良質の糖、塩、タンパク質を日常的に摂取しておく&プーファ・フリー

感染症という病態で、最終的に致命傷となるのは、敗血症（sepsis）という状態です。敗血症は、バクテリアのエンドトキシンによって、全身に激しい炎症が起こります。この過剰な炎症をオーケストラしているのが、マクロファージなどの食細胞です。この食細胞から過剰な炎症性サイトカインが放出されることで、組織に炎症が引き起こされ、線維化していきます。

この炎症性サイトカインの過剰放出を「サイトカインストーム（cytokine storm syndrome（CSS, hypercytokinemia）」といいます。敗血症の病態はまさにサイトカインストームです。マクロファージなどの食細胞のサイトカインストームと糖のエネルギー代謝の関係がクリアに述べられています【941】。サイトカインストームという状態では、マクロファージ自体の糖のエネルギー代謝がブロックされている状態なのです。

具体的には、「糖の完全燃焼」→「糖の不完全燃焼」にスイッチしています。拙著（『糖尿病は砂糖で治す』『ガンは安心させてあげなさい』）でお伝えしてきましたが、「糖の不完全燃焼」はガン、糖尿病、関節リウマチなどの自己免疫疾患の特徴です。また感染症の重症例で施行される高濃度酸素、人工呼吸器による強制換気や5Gによって、細胞が低酸素になります。このことも糖の不完全燃焼に拍車をかけます。

糖の不完全燃焼で、毒性の強い乳酸という物質が蓄積し、細胞内をアルカリ・還元状態にす

ることで、病気の場を作りだします。さらに食細胞内の糖の不完全燃焼では、細胞内に炎症やガンにとって必要な物質（抗酸化物質、DNA、RNA、脂肪など）がたくさん産生されます。

この劇的な糖のエネルギー代謝のスイッチによって、食細胞から炎症性物質が放出されることで、サイトカインストームが形成されるのです。したがって、マクロファージなどの食細胞の糖のエネルギー代謝を回復（完全燃焼）させることで、サイトカインストームでさえ抑えることが可能になるのです。高齢者に新型コロナウイルス感染症などの感染症が重症化するのも、このマクロファージなどの食細胞の機能（phagocytosis）が加齢（＝プーファと鉄の蓄積）に伴って低下するからです【942・943】。

糖のエネルギー代謝が形態形成維持（免疫システムと呼ばれるものもこの一部分を切り取ったものに過ぎない）の要であることが再確認できたと思います。前述したようにプーファは感染症を悪化させます。これは、プーファが糖のエネルギー代謝をブロックするからです。

また、塩も糖のエネルギー代謝を高める物質です。1950年代に、1日に厚生省が推奨する塩分制限の8～10倍近い量（50g）の塩分を摂取した日本の臨床実験の結果が報告されています【944】。その結果は驚くべきものでした。実験7日目で、被験者は体温の上昇が認められ、食欲の増進及びエネルギーが湧いてきたことを自覚したのです。この実験で塩を切ると、代謝が低下し、抑うつ症状や筋肉のひきつりが出てきたと言います。実際に塩分制限食では、感染症やうつ病の原因であるセロトニンが上昇します【945】。

感染症とタンパク質の関係では、やはりコラーゲンの効果が突出しています。コラーゲンに豊富に含まれるグリシンは、糖のエネルギー代謝を高めるだけでなく、糖のエネルギー代謝をブロックするストレスホルモン、リポリシスや細胞興奮を抑えます【946・947・948・949・950】。グリシンには、感染症の重症化の中心となるエンドトキシンによる炎症を緩和する作用も報告されています【951】。ウイルスが細胞から細胞へ感染していくためには、ウイルス粒子として遺伝子を入れるタンパク質の殻（capsid）が必要です。グリシンはこのタンパク質の合成をブロックして、ウイルス産生の拡大を止める作用も注目されています【952】。遺伝子ワクチンは、リポソームという殻に入って細胞に接着する設計になっています。このリポソームもグリシン（両極性をもち、場によって変化する）によって破壊することができれば、人工遺伝子は裸となるため白血球に破壊される確率が高まり、遺伝子ワクチンの悪影響も撃退できます。

その逆に、前述したようにプーファは新型コロナウイルス感染症と呼ばれる病態の真の原因です。プーファの代表であるフィッシュオイル（魚油）を与えた動物実験でも、インフルエンザウイルス感染症に罹りやすくなったことが報告されています【953・954】。これらの実験では、生命場のゴミ掃除役である好中球やNK（ナチュラルキラー）細胞、あるいはそこから誘導されるキラーT細胞（CD8）などの数と機能が低下したという結果が示されています。

糖のエネルギー代謝を回すのには、プーファフリーを大前提として、良質の糖質（ショ糖、ハチミツ、フルーツなど）、塩およびコラーゲンを食事の中心に据えることです。

2．感染症に効果のある物質を摂取する

まずは、ＬＤＬコレステロールです。ＬＤＬコレステロールは、現代医学や健康ポップカルチャーでは、「悪玉コレステロール」の異名を持っていますが、とんでもありません。感染症では糖の次に必須の物質です。新型コロナウイルス感染症では、ＬＤＬコレステロール値が低い人に感染していることが分かっています【955】。ＬＤＬコレステロールには、バクテリアの毒素やウイルスを不活性化する重要な作用が認められています【956・957・958・959】。これは、ＬＤＬコレステロールが糖のエネルギー代謝によって、私が保護ホルモンと呼んでいる重要な抗ストレス、抗ウイルス作用を持つプロゲステロンやプレグネノロンに変換されるからです。新型コロナウイルス感染症の死亡率も、妊婦のほうがそうでない女性よりも15倍低いことが報告されています【960】。妊婦になると、プロゲステロンの体内産生が上昇し、エストロゲン濃度が低下するからです。実際、感染症の重症例である敗血症（sepsis）では、エンドトキシン（内毒素）が原因となっていますが、プロゲステロン（その誘導体のアロプレグネノロン）はこのエンドトキシンによる過剰な炎症をブロックします【961】。またプロゲステロンは、炎症による組織障害を速やかに修復する保護作用が強いのです【962】。

このプロゲステロンやプレグネノロンといった感染症を防ぐ保護ホルモンの大元であるＬＤＬコレステロールは、グルコースやフルクトースといった単糖類から体内産生されます。その

LDLコレステロールの合成をブロックするのが、オメガ3やスタチン製剤（コレステロール降下剤）です。したがって、まずはオメガ3やコレステロール降下剤を避けなければなりません。

1900年代に劇的に感染症の死亡率が低下したのは、インフラの改善以外にもいわゆる感染症の本態である〝免疫抑制状態〟を解除する物質の発見も寄与しています。その1つが、1920年代に発見されたビタミンAです。ビタミンAはとりわけ、粘膜表面の保護作用が強い重要なビタミンです。これは、ビタミンAが、私が〝保護ホルモン〟と呼んでいる抗ストレス物質を作ることが関係しています。

実際に、ビタミンAの投与によって麻疹《はしか》で入院した人の全死亡率（overall mortality）を60%低下させました。幼児ではビタミンAによって、90%の死亡率の低下が認められました。子供の肺炎（麻疹による？）による死亡率もビタミンAの投与によって70%も低下しているのです【963】。ビタミンAは前述したLDLコレステロールから保護ホルモンを産生するのに必須のビタミンだからです。

ただし、前述したように乳幼児の時期からの複数回のワクチン接種によって、肝臓障害が引き起こされます。その結果、肝臓に蓄積されているビタミンAが血液中に放出され、ビタミンA過剰（hypervitaminosis A）になることで、ワクチン後遺症として知られているアレルギー、中耳炎、神経発達異常（自閉症も含む）や先天性風疹症候群が起こっている可能性があることも報告されています【964】。したがって、複数回のワクチン接種をすでに受けている人では、むしろビタミンAをサプリなどで摂取しないほうが賢明です。

　ビタミンDも、感染症では必須のホルモンです【965】。ただし、いわゆるサプリメントや医薬品として販売されている活性型ビタミンD3といわれるものは非常に危険ですので、糖やコレステロールをしっかり摂取して、太陽光に当たることでビタミンD2を体内産生するようにしましょう（ビタミンD2はストレスがかかると腎臓でビタミンD3となります。ビタミンD3は、骨からカルシウムを流出させ、細胞内にカルシウムを流入させることで炎症を加速させます。5Gと作用は同じです）。またペパーミント、シナモン（セイロンシナモンのみ）やマーマレード（marmalade）などの柑橘系の皮の成分も優れた抗ウイルス、感染症治療効果を持っていることは1900年初頭から知られています【966・967・968・969・970】。

　これらの感染症に効果のある脂溶性ビタミンやハーブの実際の効果は、微生物に対するミサイル（magic bullet）ではなく、〝免疫抑制〟を解除する（＝糖のエネルギー代謝を回す）ことにあります。生姜、セイロンシナモンやビール酵母なども糖のエネルギー代謝を高める作用を持っています【971・972・973・974・975】。糖のエネルギー代謝を高める物質は、すべて感染症には有効なのです。

3．酸化物質（電子受容物質）を摂取する

　まずは、基本的なリアルサイエンスの事項を確認していきましょう。現代医学だけでなく、

自然治療家（ナチュロパシーなどの代替医療）も、残念ながらリアルサイエンスをまったく理解していません。その代表的な過ちが「酸化ストレス」が慢性病の主原因としているところです。よりによって、「酸化ストレスでは電子が不足しているので、電子を補いましょう」ということで、抗酸化物質や電子を与える機械を使用しています。これは、リアルサイエンスでは、犯罪行為です。

その理由は、拙著『ガンは安心させてあげなさい』や基礎医学等で詳述してきましたが、今回は電子の動きを中心に再度復習していきましょう。私たちは、糖質から電子を受け取って、それを細胞内で

●解糖系 → TCA回路 → 電子伝達系（ETC）

とリレーして、最終的に酸素に受け渡します。

この過程で、ミラクルホルモンである二酸化炭素とエネルギー（ATPあるいは熱）が発生します。この電子のフローがどこかで滞ると、非常にまずいことが起きます。何がまずいかというと、停滞してフリーとなった電子は、近傍の酸素（ミトコンドリアでの最終段階ではなく）と反応して、活性酸素（スーパーオキサイド）を形成します。

この活性酸素は、現代人に蓄積している鉄などの重金属と反応して、より反応性の高い活性酸素（ハイドロキシラジカル）を生成します。このラジカルがプーファと反応することで、過酸化脂質（アルデヒド類）が発生すれば、生命場は一瞬にして「シックネス・フィールド（病

気の場）」に転換します（これを真の〝酸化ストレス〟と呼ぶ）。これであらゆる病態が引き起こされます。つまり、細胞内が電子過剰になり、還元状態になることが、病態と呼ばれるものの正体なのです。プーファからアルデヒドができる酸化ストレスは、その結果にしか過ぎません。

さて、私たちは、この電子の停滞・蓄積に対して、緊急の対処法を持ち合わせています。まず、解糖系とよばれる部分では、糖質からの電子が滞った場合には、ピルビン酸→乳酸への反応の際に、電子を吸収します（つまり活性酸素が発生しない）。しかし、この細胞内の乳酸の過剰蓄積によって、乳酸が濃度勾配に従って細胞外に出ることで、より細胞内は還元状態（アルカリ、電子過剰）になるという悪循環になります（拙著『ガンは安心させなさい』参照）。

次にＴＣＡ回路で、電子が滞った場合には、脂肪を合成することで、電子を消費します（ガン細胞は脂肪リッチです）。これはあくまでも緊急の処置であり、この状態が慢性的に続くものが、感染症、自己免疫疾患やガンと呼ばれている病態です。

しかし、最後のミトコンドリアでの電子伝達系では、この緊急のバックアップシステムがありません。つまり、電子伝達系で電子が停滞すると、それは即、過酸化脂質の発生につながるのです。この電子伝達系で電子の停滞を起こすものが、脂肪の燃焼です。特に糖質の代わりにプーファを燃やすと、この電子伝達系で大量の電子が停滞し、アルデヒド（過酸化脂質）の大発生につながります。このように慢性病の病態は、細胞内における電子のフローの渋滞による、電子過剰によって過酸化脂質ができることで起こります。こうやってリアルサイエンスで見ていくと、脂肪の燃焼、脂肪の合成亢進《こうしん》というものが、「シックネス・パターン（病気のパターン）」であることが理解できます。

さて、この慢性病の病態である細胞内還元（アルカリ）状態は、細胞内の過剰な電子を処理することで改善されます。その電子を処理してくれるものが、私が「ヘルスネス・サブスタンス（健康の場をつくる物質）」と呼んでいる酸化物質です。

その代表例が、「クワイノン（クイノン、quinone）」と総称される物質です。クワイノンは自然のハーブに含まれるものです。一部はテトラサイクリン系抗生物質やビタミンKなども、このクワイノンに分類されています。これらのクワイノンは、強力な抗がん作用や抗炎症作用を持っていますが、感染症に対しても絶大な効果を持っています【976・977・978】。

「エモジン（emodin）」と呼ばれるハーブ（カスカラ）の成分はクワイノンの一種です。エモジンは、サーズ（SARS）や新型コロナウイルス粒子の特徴とされるスパイクタンパク質と私たちの細胞のタンパク質（angiotensin-converting enzyme 2, ACE2）の相互作用をブロックし、感染性を低下させることが報告されています【979】。その他のコロナウイルスの遺伝子（open-reading-frame 3a）をブロックして、細胞感染したあとのウイルス放出をブロックすることも報告されました【980】。

さらに同じクワイノンに属するテトラサイクリン系の物質（doxycycline）も、感染症の終末像である「敗血症（sepsis）」に対して有効であることが報告されています【981】。

これらのクワイノンには、感染症以外にも抗血栓・抗アレルギー・神経保護・肝臓保護・血圧低下・血糖降下作用などさまざまな効果があるとされていますが、これらの作用はすべて、細胞内の過剰な電子を吸収することによって糖のエネルギー代謝を回す「酸化作用」に尽きます。アスピリン（サリチル酸）は、新型コロナの集中治療室での死亡率を低下させることが報告されていますが、これもサリチル酸の酸化作用（電子受容）によるものです【982】。そしてメチレンブルーという酸化物質も新型コロナウイルス感染症に有効であることが報告されています【983】。

ちなみに、アルデヒド、活性酸素種（ＲＯＳ）、重金属なども他の分子から電子を奪います。これは、細胞内の過剰な電子を吸収するのではなく、近傍の分子から電子を強引に奪う作用しかありませんので、「ヘルスネス・サブスタンス（健康の場をつくる物質）」と呼んでいる酸化物質の範疇には入りません。

この細胞内電子過剰は、電子のフローが滞っているので、糖のエネルギー代謝は低い状態とイコールです。電子のフローがどこで滞っているのかをリアルサイエンスで見ていくと、病態の本質が見えてきます。そして、過剰蓄積した電子を受け取る電子受容体（electron acceptor）としてクワイノンの他にも二酸化炭素、メチレンブルーなどの酸化物質は感染症全般に有効なのです。

4. 新型コロナウイルス感染症にも有効なオレンジジュース

感染症を含めた慢性病全般にオレンジジュースが有効であることをここ数年お伝えしてきました。この最も大きな効果は、ハチミツと同じく、糖分にあります。

2020年の研究で、このオレンジジュースのある成分が新型コロナウイルスを含めたコロナウイルス感染症全般に有効であるということが明らかにされました【984・985】。

その成分は、植物性プロゲステロン（Phytoprogestogens）と呼ばれる「ナリンゲニン（naringenin）」です。大豆などに含まれる植物性エストロゲンと逆の作用をします。新型コロナウイルスに関しては、ウイルスの細胞への感染、ウイルスの増殖をブロックするといいます。

それよりも、この「ナリンゲニン（naringenin）」の作用は、プロゲステロンと同じ炎症をストップさせる作用と炎症を悪化させるエストロゲンをブロックする作用が大きいのです。糖のエネルギー代謝を回して炎症を抑えるので、感染症の重症例にあるとされるサイトカインストームにも有効です。

「ナリンゲニン（naringenin）」は、自然の保護ホルモン（プロゲステロン）といえるでしょう。この研究結果でもわかるように、感染症という病態に有効なものは、ウイルスなどの仮想の〝敵〟を叩くもの（遺伝子ワクチン、抗ウイルス薬、抗体製剤）ではなく、あくまでも私たちの糖のエネルギー代謝を高めるものなのです。もちろん、私がお伝えしているオレンジジュースとは、有効成分を打ち消す添加物満載の市販の製品ではなく、みかんをその場で絞ったフレッシュジュースのことです。

5. コーヒーやお茶が感染症に良く効く理由

カフェインは、「アデノシン」という物質の作用をブロックするのが主作用の1つです。アデノシンは、糖のエネルギー代謝で生産されるATPの構成成分です。一般に私たちにストレスがかかると、ATPが分解されて、アデノシンが放出されて、ストレス反応を引き起こします。アデノシンのその作用の中でも問題になるのが、コルチゾールやオメガ3と同じ〝免疫抑制〟作用です【986・987】。

アデノシンは、元々は、ストレス時にコルチゾールと同じく、一時的に産生されて過剰な炎症を抑える役割があるのですが、現代人ではこれが慢性的に産生されて〝免疫抑制〟状態となっているのです。カフェインは、このアデノシンの作用をブロックすることで免疫抑制を解除します。

カフェインは免疫抑制を引き起こすセロトニンの合成・作用をブロックする働きがあるのです【988・989】。したがって、カフェインを豊富に含むコーヒーやお茶が感染症に有効なのです。ちなみに、カフェインは体内で代謝されて、非常に重要な尿酸という物質に変換されます。この尿酸が私たちの血液内の実際の抗酸化物質として、プーファの脂質過酸化反応などを防いでいます。抗酸化物質を外から摂取する必要がないのは、尿酸が実質的な唯一の血液内抗酸化物質として存在しているからです。私たちの体は、外から余分な抗酸化物質を摂取しなくても、糖やカフェインから必要な抗酸化物質が作れるのです。

またフルクトース（果糖）も尿酸の産生を高めます。カフェインは糖のエネルギー代謝を高めるので、たっぷりの糖質が必要です。感染症だけでなく、あらゆる慢性病を引き起こす〝免疫抑制〟を解除するには、カフェインの入ったコーヒーにたっぷりとショ糖やハチミツを入れるのが理想です。もちろん、お茶に甘い和菓子（プーファフリー）もお勧めです。そして、カフェインは感染症にとって致命的な鉄の消化管からの吸収をブロックしてくれます。

6. エンドトキシンおよびセロトニンをブロックせよ

新型コロナウイルス感染症（COVID-19）が重症化する人たちには、エンドトキシン血症で上昇するあるホルモンが上昇することが確認されています【990】。そのホルモンとは「プロカルシトニン（procalcitonin）」と呼ばれています。このホルモンは、ウイルス感染では、その放出が抑制されることが分かっています。新型コロナウイルス感染症（COVID-19）が、新型コロナウイルス（SARS-COV-2）によって引き起こされるのであれば、このホルモンは上昇することはありません。

つまり、新型コロナウイルス感染症（COVID-19）の重症例は、新型コロナウイルス（SARS-

COV-2）によって引き起こされる病態ではなく、バクテリアが引き起こすということです。実際に重症例の過半数にバクテリア感染が併発しています【991】。したがって、新型コロナウイルス感染症（COVID-19）をウイルス前提の感染症としている治療法、つまり抗ウイルス薬やワクチンは、そもそも意味がありません。それよりも、感染症の重症化を引き起こすエンドトキシンの発生を止めることです。

エイズの病態の進行もバクテリアのエンドトキシンが深く関与していることが報告されています【992・993・994】。また、14世紀の中世で大流行したペスト（黒死病、black death）や1918スペイン風邪もウイルス感染が疑われていますが、現在ではエンドトキシンによるサイトカインストームが病態の中心であったと考えられています【995】。このようにウイルス感染症と呼ばれる病態の重症例では、例外なくエンドトキシンが関与しています。バクテリア感染を併発しなくても、私たちの腸内にエンドトキシンを発生させる腸内細菌が多数共存しています。これらのエンドトキシンが腸内の炎症（プーファ、エストロゲンなどによる）でリーキーガットを来すと、そこから全身の臓器に循環します。エンドトキシンの腸内発生を防ぐには、プーファフリーはもちろんのこと、消化の悪い食物繊維や腸内細菌を増やすプレバイオやプロバイオを摂取しないようにしましょう。

またエンドトキシンと同時に増加する物質のセロトニンも感染症に深く関与しています。新型コロナウイルス感染症の重症化で問題とされた肺線維症もセロトニンをブロックすることで進行が防げることがわかっています【996】。

致死的な「進行性多巣性白質脳症（progressive multifocal leukoencephalopathy，ＰＭＬ）」を引き起こすとされているＪＣウイルス（human polyomavirus）も、セロトニンをブロックすることで感染を防ぐことが報告されています【997】。これは、ＪＣウイルスが私たちの細胞のセロトニン受容体に結合するとされているからです。

サーズ（SARS-CoV）においても、増殖に必要な酵素はセロトニンを必要とすること、そしてセロトニンをブロックすることで、サーズ（ＳＡＲＳ）を引き起こすコロナウイルスの増殖をブロックすることが報告されています【998】。セロトニンは、『新・免疫革命』等に詳述しましたが、強力な炎症性物質であり、自己免疫疾患、癌などの主要な原因になっています【999】。そして、セロトニンはなんと言っても強力な免疫抑制物質です【1000】。

新型コロナウイルス感染症で、胃薬のファモチジン（Famotidine）が重症化を防ぐことが明らかになっています【1001・1002・1003】。これは、この胃薬がセロトニンをブロックする作用があるからです【1004・1005】。同じ胃薬で統合失調症が軽快することもよく知られていますが、これもセロトニンが幻覚・妄想・不穏などの脳の刺激症状を引き起こすからです【1006】。ペパーミントは抗セロトニン作用を持つため、新型コロナウイルス感染症（COVID-19）などの感染症だけでなく、自己免疫疾患、うつ病、心臓血管障害や癌にも有効です【1007】。

セロトニンやエストロゲンのように炎症を加速し、かつ免疫抑制とは不思議な感じがしないでしょうか？　セロトニンは基本的には、糖のエネルギー代謝のシャットダウン作用です。初期にはその作用で炎症を加速させますが、慢性期では完全に免疫の反応そのものも抑制されるために、見かけの上では炎症さえ起こっていない〝免疫抑制〟の状態になるのです。実際、免疫抑制状態では、炎症が起こらないのではなく（処理すべきゴミが蓄積している）、何かのきっかけで激しく炎症が起こります。これを現代医学では、「サイトカイン・ストーム（cytokine storm）」と呼んだりしていますが、単に生命場にゴミが大量に蓄積して処理に失敗した末期状態を反映しているに過ぎません。したがって、炎症と免疫抑制は時相が違うだけで、根底のメカニズムは同じであることを知っておいてください。

セロトニンはウイルス感染症（実際は存在しない）に必須の物質で、かつ私たちにとっては強力な免疫抑制物質（新型コロナウイルス感染症（COVID-19）の重症因子）であることを理解しておいてください。

7. あらゆる感染症を悪化させる物質、鉄と抗酸化物質を避ける

「鉄」という重金属は、生命体にとっては非常に便利な物質ですが、その一方で非常に危険な物質でもあります。鉄は、糖のエネルギー代謝の本質である電子のフローを担うことができるのですが、その一方で、プーファ（多価不飽和脂肪酸）の存在下や免疫抑制状態では生命体を崩壊させてしまいます（鉄過剰そのものでも免疫抑制状態を引き起こす）。鉄は排出も困難なた

め、取り扱いが非常に難しいのです（基礎医学『鉄総集編』ＤＶＤ参照）。

さて、私たちだけでなくバクテリアを含めた微生物も鉄を生存のために使用しています。Ｂ型、Ｃ型肝炎ウイルス（hepatitis B virus（HBV）or hepatitis C virus（HCV））やエイズウイルス（human immunodeficiency virus（HIV））などのウイルス（実際は存在しない）においても、鉄が感染および増殖に必須の物質であることが報告されています【1008】。もちろん、ある程度の過剰な鉄は、エクソソームによって細胞外へ放出されますが、それも限界があります【1009】。

しかし、本来は鉄によって増殖が加速される微生物の代表は、やはりバクテリア（細菌）です。バクテリアは、私たちの鉄を格納するヘモグロビンを奪うことが知られています【1010・1011】。これによって、赤血球のヘモグロビンが減少して、酸素を細胞（ミトコンドリア）に運ぶことができなくなります。

結核菌がヘモグロビンを利用して低酸素を引き起こすことが報告されています【1012】。結核感染で貧血が起こるのも、結核菌がヘモグロビンを取り込んでしまうからです。

結核菌は今回の新型コロナウイルス感染症（COVID-19）と深く関係しています。その他、今回の新型コロナウイルス感染症（COVID-19）の主犯格である結核菌の親戚であるバクテリア（非定型性抗酸菌症）でも、私たちの赤血球内に感染して、ヘモグロビンと酸素の結合をブロックすることが報告されています【1013】。

その他、鉄の存在によって、血液中などの休眠バクテリアが活性化して、エンドトキシンを放出するメカニズムも拙著で詳しくお伝えしました（『慢性病は現代食から』）。エンドトキシンは、前述したように新型コロナウイルス感染症（COVID-19）の重症例で見られる敗血症の原因です。薬剤耐性のバクテリアや抗生剤の届かないバイオフィルム形成に対しても、鉄のキレーション療法が有効なことが報告されています【1014・1015・1016・1017】。

このように危険な鉄とのコンビネーションで最も問題になるのは、抗酸化物質と呼ばれるものです。抗酸化物質の代表であるポリフェノールや野菜の成分は、体内で抗酸化物質を産生するある遺伝子（転写因子Nrf2）を活性化します。赤ワインに含まれるレスベラトロールやブロッコリーに含まれるサルフォラフェイン（sulforaphane）などは、強く転写因子Nrf2を活性化します。

これは細胞にとっては、破壊的な結果をもたらします。その破滅的な結果の1つが、ストレス酵素と私が呼んでいる「ヘモオキシゲネース（heme oxygenase-1（HO-1））」の誘導です。ヘモオキシゲネース（HO-1）は、熱ショックタンパク質の1つです。それでは、ヘモオキシゲネース（HO-1）は、ストレス時に一体何を行うのでしょうか？　この酵素は、赤血球に含まれるヘモグロビンを分解して、フリーの鉄、一酸化炭素（CO）およびビルビンの前駆体（biliverdin）を産生します。

鉄がフリーになるということは、感染症が引き起こされるということです。実際に、ブロッコリーに含まれるサルフォラフェインで転写因子Nrf2を誘導すると、ヘモオキシゲネース

（HO-1）が活性化することで、細胞内感染したバクテリアが増殖します【1018】。つまり、抗酸化物質・還元物質は、最終的にフリーの鉄（そして一酸化炭素も）を増やすことで、バクテリアを増殖させるのです。

鉄をゲットしたバクテリアは、エンドトキシン（内毒素）を放出することで、いわゆるサイトカイン・ストームを引き起こします。今回の新型コロナウイルス感染症（COVID-19）でも、サプリメントなどでの抗酸化物質や還元物質の摂取は病態を重症化させるのです。ビタミンCも大量かつ静脈注射でしか感染症に効果がないのは、抗酸化作用でなく、酸化作用になるからなのです（ビタミンCの産生の99％は中国であり、重金属で汚染されているので注意が必要）。

通常の経口サプリメントでのビタミンCは、転写因子Nrf2を誘導し【1019】、逆に感染症を悪化させるのです。還元物質（抗酸化物質）によって感染症だけでなく、がんの増大・転移も招きます【1020】。私たちは、糖から十分な抗酸化物質（尿酸、還元型グルタチオン）を体内産生しています。それ以上の抗酸化物質・還元物質を外から入れることこそが、感染症だけでなく癌などのすべての慢性病の原因を作っていくのです。

したがって、感染症では、まず鉄をいかに排除していくかが重症化を防ぐ重要なポイントとなります。日常生活で、鉄過剰（鉄剤、鉄サプリ、鉄強化食品、鉄鍋など）になっていないかをチェックしてみましょう。そして、鉄と相乗効果を持つ抗酸化物質の摂取には留意しましょう。

8. 屋外に出て太陽光（あるいはレッドライト）を浴びる

1918年の「スペイン風邪（Spain flu）」と後年呼ばれていることになるパンデミックも、インフルエンザウイルスが引き起こしたというデマがいまだに信じられています。現在では、前述したようにワクチンや結核や他のバクテリア感染症が引き起こした病態であったことが明らかにされつつあります。さて、このスペイン風邪（バクテリア感染）に対して当時非常に有効な治療がありました。現在では、ウイルス感染のはずの感染症には、抗生物質の投与が、病態を著しく改善させることが分かっています。しかし、抗生物質が開発され、臨床応用されたのは、1950年代です。それでは、1950年に抗生物質が開発されるまでの治療とは何だったのでしょう?

それはなんと日光のもと、オープンエアーで過ごすことです。これを「屋外療法（open-air therapy）」と呼びます。1918スペイン風邪において、建物の中での養生と屋外の日光にあたりオープンエアーで養生した場合では、著明に後者のほうが病態を改善させたのです【1021】。

屋外療法（open-air therapy）は、病院での死亡率を40%から13%まで低下させたと言います【1022】。この結果を受けて、天井を高くして、窓を大きくするという現在の病院のデザインになったのです。それまでは狭くて換気の悪い狭い場所に、多くの人を収容していたのが〝病院〟と呼ばれる施設だったのです。

当時、1918スペイン風邪の罹患者もやはり〝免疫抑制〟という特徴がありました。特に人口密度が高くて、換気の悪いところに長く居る人たち（軍隊、船乗り）の死亡率が高かったのです。現代社会で言うと、大気汚染の深刻な地域に住む人です。武漢、北イタリアなどです。さらに屋外では換気以外にも太陽光という全能の治療薬があります。

太陽光によって、エアロゾルに含まれるインフルエンザウイルスを不活性化することが報告されています【1023】。さらに太陽光は、私たちに強力な抗感染症物質を与えてくれます。それは前述したビタミンDです【1024】。私が都会に住む慢性病を患った方に勧める「転地療法」は、このような背景があるからなのです。太陽光が出ない冬場は、レッドライトを発する機器を購入して浴びると良いでしょう。

9. 転地療法のススメ

海抜の高い所に住んでいる人ほど、心身の健康が優れていることは、よく知られた事実です【1025】。標高の高いところで生活することのメリットは、体内の二酸化炭素濃度の上昇によるものです。

なぜ高地に長く滞在したり、標高の高いところに住んだりすると二酸化炭素濃度が高まるのでしょうか？　高地では酸素が薄くなります（酸素分圧が低下）。酸素が豊富な海抜レベルでは、二酸化炭素は酸素と交換されて、肺から排出されます。しかし、酸素の薄いところでは、二酸化炭素との交換は同じように起こりますが、元々の酸素量が少ない（ヘモグロビンに結合している酸素が少ない）ので、それと交換する二酸化炭素量も低下することで、体内の二酸化炭素を高くキープできます。二酸化炭素濃度を高めると、赤血球が酸素を細胞に渡すことが可能になります（これをボーア効果と呼ぶ）。さらに、体内の二酸化炭素濃度が高まると、糖のエネルギー代謝が高まります。具体的には、乳酸の産生が低下し、甲状腺機能が高まることで、糖のエネルギー代謝が向上するのです【1026】。

実際に標高の高い場所で暮らすと、免疫抑制が外れて炎症が低下することが報告されています【1027・1028・1029】。新型コロナウイルス感染症においても、チベット、ボリビア、エクアドルなどの高地に住む人は、海抜レベルの土地の人たちと比較して、2～4倍の保護作用があることが報告されています【1030】。感染症と同じ病態であるアトピー性皮膚炎、喘息、乾癬などの炎症性疾患にも、高山治療（high-altitude climate therapy）が有効です【1031・1032・1033・1034】。糖尿病、心臓血管疾患などのメタボリック・シンドロームや結核などのバクテリア感染症に対しても高山治療は有効です【1035・1036】。高地ではない場合でも、体内の二酸化炭素濃度を高める方法（炭酸水、重曹、ゆったりとした呼吸）によって、高地と同じメリットが得られます。どうしても、現在のお住まいで心身の調子が優れないという場合は、思い切って転居するのも1つの手です。

10. 森林浴のススメ

ナチュラル・キラー細胞（NK cell）というリンパ球も高等動物では、生命場のゴミ処理役として働きます。このナチュラル・キラー細胞も感染症で機能が低下します【1037】。さて、檜などの木から揮発してくるアロマ物質が感染症に有効であることが報告されています。このようなアロマ物質（aromatic volatile substances）を「フィトンチッド（phytoncide、ファイトンサイド）」と呼んでいます。

檜オイルの揮発気体が漂う部屋に居た人は、そうでない人より有意にナチュラル・キラー細胞の数および機能が高まる結果が出ています【1038】。恐怖によって誘導され、免疫抑制を作る物質（アドレナリン）を減少させます。実際に森林浴しても同じ結果が出ることも確かめられています【1039】。

また森林の中にある自然の滝も免疫抑制を解除する作用を持っています。自然の滝の近くに行くと気持ちが楽になるのは、セロトニンの解毒と深い関係があります。セロトニンの解毒は、私たちの肺で行われますが、このとき体内の活性酸素を利用して解毒します。

滝の水が落下する時には、水分子がイオン化することが知られています。プラスイオンとマイナスイオンに分極するのですが、そのうちプラスイオンは、マイナスに帯電している木々や地面に吸い寄せられます。マイナスイオンは軽いことと、地面とは反発することから、滝のそばでは浮遊しています【1040・1041】。このマイナスイオンは、電子と考えて下さい。マイナスイオンは空気中の酸素とすぐに反応して、スーパーオキサイドという活性酸素（ROS）に変化します。つまり、滝の近くでは、スーパーオキサイドという活性酸素を吸うことでセロトニンの解毒が進むために気持ちが良くなるのです。自然の滝も感染症には有効なのです。

11．空気洗浄機やマイナスイオン発生器を使用しない

新型コロナで特需になったマスクやオンラインショップ。それ以外にも、空気洗浄機やイオン発生器なども需要が高まりました。イオン発生器については、その基本設計が活性酸素発生なので注意喚起してきましたが、空気洗浄機もむしろ喘息の原因になるという驚きの論文が発表されています。

空気洗浄機を室内でオンにすると、空気中のエンドトキシン（内毒素）が増加したという結果が出ました【1042】。これは、空気中のバクテリアが空気洗浄機によって、破壊されて、エンドトキシンが放出された結果によるものです。

日本の研究でも、この空気中のエンドトキシンによって喘息が高まることが報告されています【1043】。前述したように空気中のエンドトキシンの吸入で、新型コロナウイルス感染症の特徴とされる嗅覚障害（さらにはパーキンソン病）が発生しますが、エンドトキシンは強い炎症を引き起こすために、昔のワクチンのアジュバントに使用されていたものです。

エンドトキシンの小腸からの吸収でインフルエンザ様症状が引き起こされますが、気管や肺からの吸入でも、肺にダメージが及ぶことで感冒症状や肺炎を来すことが今後も明らかになってくるでしょう。空気洗浄機やイオン発生器を使用しなくても、室内の定期的な換気で十分なのです。

12. 消毒薬を使用しない

米国疾病予防センター（CDC）は、新型コロナウイルス感染症対策で学校に消毒薬の散布を求めています【1044】。使用にあたって米国環境保護局（U.S. Environmental Protection Agency, EPA）の推奨する消毒薬の約半数に、塩化ベンザルコニウム、塩化ベンゼトニウムなどの通称「第4級アンモニウム塩（quaternary ammonium compounds（QACs））」が含まれています。この第4級アンモニウム塩（QACs）は、ウエットティッシュだけでなく、逆性石鹸、点眼液、コンタクト用液、液体消毒（病院に常備されている）、環境クロスなどに使用されています。

第4級アンモニウム塩（QACs）は、消毒薬の中でも、界面活性剤に分類されるもので、喘息などの呼吸器症状だけでなく、不妊の原因にもなります【1045・1046・1047】。第4級アンモニウム塩は、プラスチャージを持っているため、私たちの細胞（マイナスチャージ）と結合しやすいため危険です。

その他の消毒薬として、アルデヒド、アルコール、金属イオン、塩素系化合物などが新型コロナウイルス感染症で使用され、いずれも接触すると皮膚炎を引き起こします【1048】。

とくに日本でも使用頻度の高い次亜塩素酸（hypochlorous acid, HOCl）は危険な毒物です。そもそも塩素系の農薬（DDT（1,1-dichloroethenylidene）-bis（4-chlorobenzene））や塩素系の化学物質（polychlorinated biphenyls, ＰＣＢ）の危険性は以前から報告されていました。

次亜塩素酸は、生体内で非常に反応性の高い化学物質で、プーファから産生されるアルデヒド、反応性の高い活性酸素種（ハイドロキシラジカル）や水銀などの重金属と同じ作用を及ぼします。次亜塩素酸は、体内のプーファ、鉄と反応してアルデヒドを発生させ、動脈硬化、高血圧の原因にもなっています【1049・1050】。

次に次亜塩素酸は、私たちの細胞の構造を破壊していきます。細胞及び血液内の重要な働きをするタンパク質を粉々に分解（fragmentation）してしまいます【1051・1052】。あるいはタンパク質（アルブミン、セルロプラスミン、細胞外マトリックス、コラーゲンなど）を不可逆的に架橋（クロスリンク）させて変性させます【1053・1054・1055・1056・1057・1058】。

３つ目に、タンパク質（アミノ酸）と結合して、変性させることで機能にダメージを与えます。そのことで酵素などの働きがブロックされます。特に糖のエネルギー代謝の諸段階である解糖系の酵素（glyceraldehyde-3-phosphate dehydrogenase）は最も影響を受けやすいとされています【1059】。その他、多数の重要な酵素（creatine kinase, sarco/endoplasmic reticulum Ca2+-ATPase（SERCA）, caspases, cathepsins B and L and protein tyrosine phosphatases（PTPs） etc）なども失活します。

4つ目は、「炎症ゴミ」を産生することです。変性したタンパク質（アルブミンなど）は、〝炎症ゴミ（increasing the immunogenicity of proteins）〟となって全身に炎症を引き起こします【1060】。

これらの次亜塩素酸の作用は濃度依存ですが、バクテリアだけでなく、私たちの細胞の構造と機能も破壊してしまうのです。そして、アルデヒドと同じく、遺伝子にもダメージを与えます【1061】。現代人において、次亜塩素酸などの塩素化合物を使用することで私が最も危惧しているのは、現代人の体内に過剰蓄積しているプーファ（多価不飽和脂肪酸）との反応です【1062・1063】。最終的には次亜塩素酸もプーファと反応してアルデヒドを発生させるため、プーファでもたらされる病態（慢性病）が次亜塩素酸でもすべて出揃うことになります。

これらの相互作用によって、必要（健康の場において食細胞が処理で使用する量）以上の次亜塩素酸が発生し、動脈硬化神経変性疾患、端疾患、リウマチ関節炎などの自己免疫疾患、腎臓病、癌などのあらゆる慢性病を引き起こすのです【1064】。

感性が優れているか、思考能力があるとその危険性が認知できますが、一般則として、人間はこのような病態への変化が時間を要する（ボディブロー）ものは認知できにくいのです。放射線も目に見えないのでまったくこれと同じです。急性の障害が出るような放射線量であれば、一般の人でも「危ない！」と認知できるのですが、長期間に渡って悪影響を与える低線量や内部被曝では、専門家と呼ばれる人たちでさえ因果関係を見失ってしまうのです（次亜塩素酸も同じです）。

「アルコールより次亜塩素酸水のほうが手荒れをしなくていいのは何故か？」というご質問もよく頂きました。これも次亜塩素酸の濃度によることと、次亜塩素酸は、皮膚表面や粘膜にダメージを与えなくても、血液、細胞内に入り、上記のような不可逆な変化を引き起こすので危険なのです。これもすぐに肌荒れすると、「危ない」と感じることができますが、ダメージが出るのに時間差がある場合には、一般の人ではなかなか認知しにくいのです。

問題は、次亜塩素酸による細胞へのダメージは、不可逆的で発生を防ぐ手立てがほとんどないことです。したがって、必要以上の次亜塩素酸を含めた塩素化合物を体内に入れないことが最も効果的な予防策となるのです。

さらに次亜塩素酸は、食品添加物にも入っているから安心なのではありません。食品中のタンパク質や微量栄養素を変性させるからです。実際に食品中のビタミンB12も次亜塩素酸で変性することが報告されています【1065】。変性したタンパク質は、炎症ゴミとなってアレルギーや自己免疫疾患の原因になります（『新・免疫革命』『オメガ3の真実』参照）。水道水に塩素（次亜塩素酸）が入っているから、塩素が安心とは言えないのと同じです。

最後に次亜塩素酸は環境中にあるさまざまな物質や他の消毒剤と反応して、より強い毒性物質へと変化することです。トリハロメタン（Trihalomethanes（THMs））、ハロ酢酸（Haloacetics acids（HAAs））、トリハロアセトアルデヒド（trihaloacetaldehydes）やニトロソジメチルアミン（N-nitrosodimethylamine）などの多種類の発がん物質を作ります。

次亜塩素酸は、第4級アンモニア製剤と同時使用すると、クロラミン（chloramine）ガスを発生させて、ＡＲＤＳなどの致死性の肺障害をもたらします【1066・1067】。次亜塩素酸は他の酸性製剤（クエン酸や乳酸）と同時使用すると、猛毒の塩素ガスが揮発します。塩素ガスは戦争でも使用されてきた化学兵器です。少量吸い込んだだけで、重篤な肺障害を引き起こします【1068・1069】。次亜塩素酸アルコール消毒剤の同時使用によって、心臓毒性、脳・神経毒そして肝障害（つまりミトコンドリア障害をもたらすということです）を引き起こすクロロホルム（chloroform）に変化します【1070・1071】。

アルコール消毒さえも危険であることを一般の方は認識していません。新型コロナ感染症対策として、アルコール（最近は毒性の強い人工香料まで入っている）を手に塗って、何度も手を擦り付ける姿を散見します。アルコールは、手の摩擦によって、エアロゾル（aerosol）になって、皮膚だけでなく目のアレルギー性結膜炎などを引き起こします【1072】。もちろん、肺からもエアロゾルは吸い込まれるため、肺および全身に入れば、アルコール毒（脳・神経毒）として作用します。

これらの消毒薬の過剰使用による発熱、肺炎、ARDSなどの呼吸器障害は、新型コロナウイルス感染症とまったく同じ症状を呈します【1073】。したがって、消毒薬をむやみに使用してはいけないのです。種類の違うものを併用するというのも、さらに毒性を高める結果になります。実際に消毒を使ったあとに、周囲の環境とどのような化学反応が起こして、2次、3次的により強力な毒性物質を発生させるかは予測不可能であるという現実を私たち人間は謙虚に受け止めなければなりません【1074】。そして、それが大気、水質（海洋）、土壌汚染となって、生態系を破壊している事実も看過してはいけません【1075・1076】。

消毒薬というのも、ワクチンや抗ウイルス薬と同じく、基本的に「病原体仮説」に基づいて開発された毒性物質で、逆に〝免疫抑制状態〟をもたらす毒物です。最近では、中国や日本でオゾンという発がん性の認められている酸化剤を新型コロナウイルス感染症対策として病院などで使用するという暴挙に出ています。オゾンは、現代人の体内に蓄積しているプーファと反応して、大量の過酸化脂質（アルデヒド）を発生させることで、感染症と呼ばれるような病態を作り出します【1077・1078】。こういったリアルサイエンスを無視した暴挙は、「病原体仮説」に深く洗脳されているからこそ行える所業です。「病原体仮説」という〝思想〟（サイエンスではない）そのものが根本的に間違っているので、その思想を前提とした毒性の強い消毒薬を過剰使用するのは百害あって一利なしであることを警告しておきたいと思います。

13. イソジン消毒をしない

イソジンの主成分（細胞毒性の中心）は、ヨード剤（iodine）です。1日の推奨摂取量は、

150μg程度で、成人でも1100μg（1・1mg）を超えると甲状腺障害（甲状腺炎、橋本病、甲状腺がん）を引き起こします【1079・1080・1081】。

ヨードは少しでも過量になると、プーファと同じアルデヒド化して、甲状腺に強い炎症を引き起こすのです。日本では、なぜかヨウ素摂取量の上限は1日当たり3mgと非常に高い値になっています。これは、ヨウ素を豊富に含むワカメを食べる習慣のある民族であるからかも知れません。ヨウ素系うがい薬には7％のポビドンヨードが含まれています。15〜30倍程度の希釈後の1回量に含まれるヨウ素は14〜28mgになります。この量は、甲状腺障害を引き起こすには十分なヨード量です。

しかも、ガイドラインにあるヨードの上限量は食品から経口摂取した場合の話です。イソジン消毒は、口腔、咽頭粘膜から血管内にダイレクトに吸収されるため、経口摂取の場合より、上限量を低く設定しないといけないのです。ヨードは、ワカメやケルプに豊富に含まれています。現代人は、アンデスやメキシコなどの標高の住民以外はヨード不足になることはありません。このような大量のヨード剤をしかも粘膜を通じて、ダイレクトに血液内に入れる訳ですから、糖のエネルギー代謝が完全にストップしてしまいます。イソジン消毒は、次亜塩素酸などの塩素系やフッ素系の毒物とも引けを取らない甚大な毒性を持っていることは、周期表を眺めればよく理解できます。

以上のように、感染症は、ウイルスのような想像上の病原体で引き起こされるものではなく、環境の毒性物質（電磁波、放射線など目に見えないエネルギーも含む）による糖のエネルギー代謝の低下がもたらす病態です。このことで免疫抑制状態が起こる〝結果〟として、環境中の浮遊する無数のバクテリア、真菌、エクソソームや遺伝子によって炎症が引き起こされる場合があるのです。その意味で、感染症という病態の根本治療は、環境毒の低減と私たち側の糖のエネルギー代謝を高めておくこと以外にあり得ません。

参考文献

【1】Proc Natl Acad Sci U S A. 2020 Apr 14; 117(15): 8218-8221.
【2】Microbiol Infect Dis. 2021; 5(1): 1-3.
【3】Cancer Detect Prev. 2006; 30(1): 83-93.
【4】Br J Cancer. 2000 Mar; 82(5): 1117-21
【5】Cancer Causes Control. 2010 Aug; 21(8): 1193-1201.
【6】Toxicol Rep. 2018; 5: 1169-1172.
【7】Food Chem Toxicol. 2020; 141: 111418
【8】Food Chem Toxicol. 2016; 96: 174-176.
【9】BMJ 2003; 326: 1167-70.
【10】JAMA 2003; 290: 921 - 8.
【11】Eur J Clin Invest 2010; 40: 172-82.
【12】PLoS Med 2010; 7: e1000354.
【13】BMJ 2012; 344: d7898.
【14】BMJ 2006; 333: 782.
【15】Pediatrics. 2004 Feb; 113(2): 259-66.
【16】"Statement of William W. Thompson, Ph.D., Regarding the 2004 Article Examining the possibility of a relationship between MMR vaccine and autism", August 27, 2014 Press Release.
【17】Beitr. Biol. Pflanz. 1876, 2, 277 - 310.
【18】Bull Hist Med. Spring 1988; 62(1): 42-57.
【19】Med Immunol. 2005; 4: 5.
【20】Stud. Hist. Phil. Biol. & Biomed. Sci. 36 (2005) 722-742.
【21】Vaccine. 1991 Aug; 9(8): 533-9.
【22】Medical History, 1980, 24: 259-274.
【23】Trans Med Soc Lond 1982 - 1984; 99 - 100: 131-47.
【24】Gerald L Geison, The private science of Louis Pasteur, Princeton University Press, 1995.
【25】Semin Pediatr Infect Dis. 2002 Oct; 13(4): 289-9.
【26】J. Hyg., Camb.(1973), 71, 657.
【27】Benenson AS. Control of Communicable Diseases in Man. Washington: Am Publ. Health Assoc., 1990. Petersdorf RG. An approach to infectious disease. In: Thorn GW, Adams RD, Brauwold E, et al Eds. Harrison's Principles of Internal Medicine. 8th Ed. New York: McGraw-Hill, 1977, 757-64.
【28】Lancet. 2004, 363: 1871-1872.
【29】Ann. Intern. Med.2006, 144:318-325.
【30】Pediatrics 2010, 126: e557-e564.
【31】J. Med. Microbiol.2004, 53: 821-832
【32】Scand J Infect Dis. 1990; 22(4): 451-5.
【33】Trop Med Int Health 2011; 16: 79-83
【34】Infection. 2009 Apr; 37(2): 87-95.
【35】Endocr Metab Immune Disord Drug Targets. 2008 Mar; 8(1): 15-29.
【36】Semin Respir Crit Care Med. 2008 Oct; 29(5): 532-41.
【37】Lancet Respir Med. 2014 Jun; 2(6): 445-454.
【38】BMC Public Health. 2019; 19: 1622.
【39】J Mol Genet Med 2017, 11: 2.
【40】Trop Med Int Health. 2011 Jan; 16(1): 79-83.
【41】Cell Host Microbe. 2013 Dec 11; 14(6): 675-82.
【42】J R Soc Promot Health 2002; 122: 78-81.
【43】J R Soc Med 1999; 92: 105-7.
【44】Respir Med 2006; 100: 1862-70.
【45】Public Health Reports (1896-1970) Vol. 34, No.2 (Jan. 10, 1919), pp.33-36.
【46】Fasting and Man's correct diet. R.B.Pearson 1921.
【47】Arch Pediatr. 1954 May; 71(5): 139-50.
【48】Drug Saf. 2015 Nov; 38(11): 1059-74.
【49】Immunity 2015, 43: 1087-1100.
【50】Cell. 2018 Jan 11; 172(1-2): 162-175.e14
【51】J Exp Med 1956, 103: 225-246
【52】Infect Immun. 2014 Jan; 82(1): 184 - 192.
【53】Int J Med Microbiol. 2016 Aug; 306(5): 290-301.
【54】Curr Opin Immunol. 2016 Aug; 41: 85-90.
【55】Expert Rev Vaccines 2013 Dec; 711-713.
【56】Expert Rev Vaccines. 2015 Jun; 14(6): 861-76.
【57】Expert Rev Vaccines. 2013 Jul; 12(7): 793-807.
【58】Vaccine. 2008 Feb 13; 26(7): 899-906.
【59】Proc Natl Acad Sci U S A. 2013 Dec 24; 110(52): 21095 - 21100.
【60】Proc Natl Acad Sci U S A. 2013 Dec 24; 110(52): 21095 - 21100.
【61】Cell Mol Life Sci. 2008 Oct; 65(20): 3231 - 3240.

【62】Int J Cosmet Sci. 2015 Aug; 37(4): 357-65.
【63】Sci Transl Med. 2018 Apr 18; 10(437): eaap9840.
【64】Immunology. 2017 Aug; 151(4): 451-463.
【65】Vaccine 2016; 34: 1444-51.
【66】Proc Natl Acad Sci USA. 2013 Dec 24; 110(52): 21095 - 21100.
【67】Cancer Res. 2017 Jan 1; 77(1): 27-40.
【68】Gut. 2017 Aug; 66(8): 1414-1427
【69】Nature. 2015 Mar 5; 519(7541): 92-6.
【70】SOJ Microbiol Infect Dis. 2016; 4(1): 10.
【71】Curr Opin Immunol. 2017 Aug; 47: 44-51.
【72】npj Vaccines volume 5, Article number: 18 (2020).
【73】Adv. Drug Delivery Rev. 2016, 99, 28 - 51.
【74】Cancer Immunol. Immunother. 2006, 55, 246 - 253.
【75】Hum. Gene Ther. 2012, 23, 943 - 950.
【76】Horton R. The dawn of McScience. New York Rev Books. 2004; 51(4): 7 - 9.
【77】PLoS Med. 2005 May; 2(5): e138.
【78】BMJ. 2001; 323: 1253.
【79】The International Journal of Vaccine Theory, Practice, and Research, 1(2), January 4, 2021.
【80】JAMA. 1997; 277: 1238 - 1243.
【81】The Olivieri report. Toronto: Lorimer; 2001. The complete text of the independent inquiry commissioned by the Canadian Association of University Teachers; 584 pp.
【82】Arch Intern Med. 1994; 154: 157 - 163.
【83】BMJ. 2003; 326: 1167 - 1170.
【84】Eur J Clin Invest. 2013 May; 43(5): 469-75.
【85】PLoS Med. 2005 Aug; 2(8): e124.
【86】Am J Public Health. 2008 May; 98(5): 939 - 945.
【87】Centers for Disease Control and Prevention, "Re: Protocol #CN-03MGeie-01-H", Letter from the CDC to Northern California Kaiser Permanente, February 13, 2004. (https://www.aapsonline.org/vaccines/geierirb.pdf)
【88】JAMA. 1993; 269(21): 2765-2768.
【89】Am J Public Health. 1995 December; 85(12): 1706 - 1709.
【90】"National Vaccine Injury Compensation Program Data Report", HRSA, updated January 1, 2021. (https://www.hrsa.gov/sites/default/files/hrsa/vaccine-compensation/data/data-statistics-report.pdf)
【91】BMJ. 2003 Dec 20; 327(7429): 1430 - 1433.
【92】"Former CDC head lands vaccine job at Merck", REUTERS, February 1, 2008
【93】United States Securities and Exchange Commission, SEC Form 4, Statement of Changes in Beneficial Ownership for Gerberding Julie L., SEC.gov, May 11, 2015. (https://www.sec.gov/Archives/edgar/data/310158/000122520815011802/xslF345X01/doc4.xm)
【94】Adam Cancryn and Jennifer Haberkorn, "Why the CDC director had to resign", Politico, January 31, 2018. (https://www.politico.com/story/2018/01/31/cdc-director-resigns-fitzgerald-azar-380680.l)
【95】US House of Representatives, "Conflicts of Interest in Vaccine Policy Making", Majority Staff Report of the Committee on Government Reform, June 15, 2000. archived at WorldMercuryProject.org. (https://worldmercuryproject.org/wp-content/uploads/conflicts-of-interest-government-reform-2000.pdf)
【96】"What Would Jesus Do About Measles? ", New York Times, February 10, 2015.
【97】Centers for Disease Control and Prevention, "Rotavirus Vaccine (RotaShield®) and Intussusception", CDC.gov, last reviewed April 22, 2011. (https://www.cdc.gov/vaccines/vpd-vac/rotavirus/vac-rotashield-historical)
【98】Milbank Q. 2012 Jun; 90(2): 278 - 310.
【99】"Adventitious agents in viral vaccines: Lessons learned from 4 case studies", Biologicals, September 2014. (https://www.sciencedirect.com/science/article/pii/S1045105614000748)
【100】J Virol. 2003 May; 77(9): 5039 - 5045.
【101】Leuk Lymphoma. 2003; 44 Suppl 3:S33-9.
【102】Anticancer Res. May-Jun 1999; 19(3B): 2173-80.
【103】US Department of Health and Human Services, Office of Inspector General. "CDC's Ethics Program for Special Government Employees on Federal Advisory", December 2009.(https://oig.hhs.gov/oei/reports/oei-04-07-00260.pdf)
【104】Clin Infect Dis. 2006 Mar 1; 42 Suppl 3: S104-10.
【105】Centers for Disease Control and Prevention, Office of the Associate

Director For Science (OADS), "For Industry", CDC.gov, last updated August 17, 2016. (https://www.cdc.gov/od/science/technology/techtransfer/industry/licensing/index.htm)
【106】"Available Technologies for Licensing and Collaboration", CDC.gov, last updated April 5, 2016. (https://academic.oup.com/cid/article/42/Supplement_3/S104/337816#97930722)
【107】N Engl J Med. 1997 Nov 13; 337(20): 1436-40.
【108】United Nations General Assembly, International Covenant on Civil and Political Rights, December 19, 1966. (https://treaties.un.org/doc/publication/unts/volume%20999/volume-999-i-14668-english.pdf)
【109】"The First Flu Shot"Heritage Project, University of Michigan. (https://heritage.umich.edu/stories/the-first-flu-shot/)
【110】BMJ 2020; 370 doi: https://doi.org/10.1136/bmj.m3703
【111】Nature. 2014 Nov 13; 515(7526): 177-8.
【112】Jenner E. An inquiry into the causes and effects of the variolae vaccinae, a disease discovered in some of the western counties of England, particularly Gloucestershire, and known by the name of the cow pox. London: Sampson Low, 1798.
【113】Lancet Infect Dis. 2018 Feb; 18(2): e55-e63.
【114】The life of Edward Jenner, with illustrations of his doctrines, and selections from his correspondence 1838.
【115】Vaccine. 2020 Jun 19; 38(30): 4773 - 4779.
【116】Dermatologica. 1970; 141(6): 393-6.
【117】Indian J Dermatol. 1985 Jul; 30(3): 39-41.
【118】Boston: 1878. On animal vaccination.
【119】Chicago Medical Review. 1881; 3 - 4: 184 - 186.
【120】New York: 2011. Pox, an American History.
【121】Official Documents, Vol IX. Clarence M Busch, 1897. pp 153-211.
【122】JAMA. 1896; XXVII(26): 1340-1343.
【123】BMJ. 1896; 1: 1279 - 1289.
【124】London: 1987. Medical science and medical industry.
【125】Perspect Biol Med. 2008; 51: 188 - 198.
【126】N Engl J Med. 2017; 377: 1491 - 1492.
【127】The Railway Conductor. 1908; 25: 349 - 351.
【128】Vaccine. 2020 Jun 19; 38(30): 4773 - 4779.
【129】Journal of the Royal Statistical Society Vol. 60, No. 3 (Sep., 1897), pp.552-612.
【130】Med Hist. 1980 Jul; 24(3): 315 - 332.
【131】Historical Statistics of the United States Colonial Times to 1970 Part 1, Bureau of the Census, 1975, pp. 77.
【132】Pediatr Infect Dis J. 2005 May; 24(5 Suppl): S44-7.
【133】Vital Statistics of the United States 1963, Vol. II—Mortality, Part A, pp.1 - 21.
【134】JAMA. 1967 Dec 18; 202 (12): 1075-1080.
【135】J Pediatr. 1999 Dec; 135(6): 661-4.
【136】Pediatrics. 2000 Dec; 106(6): 1307-17
【137】JAMA. 1999 Jan 6; 281(1): 61-6.
【138】Science. 1932 Jun 24; 75(1956): 654-6.
【139】Lancet. 1968 Sep 14; 2(7568): 610-3.
【140】Proc R Soc Med. 1974 Nov; 67(11): 1120 - 1122.
【141】"Manual for the Virological Investigation of Polio", Global Programme for Vaccines and Immunization, Expanded Programme on Immunization, World Health Organization, 1997.
【142】Medical Veritas 1 (2004) 239 - 251.
【143】Acta Neurol Scand. 2000 Mar; 101(3): 153-8.
【144】Semin Neurol. 1993 Sep; 13(3): 283-90
【145】Neurol Neurochir Pol. Jul-Aug 2012; 46(4): 357-71
【146】Ann N Y Acad Sci. 1995 May 25; 753: 68-80
【147】MMWR Recomm Rep 2003; 52: 1-28.
【148】N Engl J Med 1969; 281: 1201-1208.
【149】Package Insert - ProQuad Frozen HAS.
【150】J Clin Microbiol. 2017 Mar; 55(3): 735 - 743.
【151】J Clin Microbiol. 2019 Apr; 57(4): e01828-18.
【152】Clin Infect Dis. 2018 Nov 15; 67(Suppl 1): S26 - S34.
【153】N Engl J Med 2008; 358: 1580-1589.
【154】Vaccine. 2007 Jan 26; 25(7): 1281-6.
【155】Vaccine. 2011 May 31; 29(24): 4151-5.
【156】J Clin Microbiol. 2018 Jun; 56(6): e00035-18.
【157】Clin Infect Dis. 2019 Dec 18; ciz1196.
【158】J Clin Virol 2015; 70:S31-S2.
【159】Pediatrics 2019: 144(4): pii: e20191024.
【160】Epidemiol. Infect. 1923, 21, 243 - 249.

【161】Expert Rev Vaccines. 2008 Dec; 7(10): 1493-506.
【162】Clin Infect Dis. 2011 Apr 1; 52(7): 911-6.
【163】Vaccine, 27 (2), 313-8 2009 Jan 7.
【164】J Infect Dis, 197 (7), 950-6 2008 Apr 1.
【165】Bull World Health Organ. 1991; 69(4): 415 - 423.
【166】Annu. Rev. Med. 1992. 43: 451-63.
【167】BMJ. 2015 Jan 23; 350: h436.
【168】PLoS One. 2014; 9(2): e89361.
【169】Neurology. 1992 Apr; 42(4): 761-4.
【170】Vaccine. 2016; 34: 981 - 988.
【171】Clin Infect Dis. 2014; 59: 1375 - 1385.
【172】Clin Infect Dis. 2014; 58: 319 - 327.
【173】J Infect Dis. 2015; 211: 1519 - 1528.
【174】Clin Infect Dis. 2016; 63: 21 - 32.
【175】PLoS Med. 2010; 7: e1000258.
【176】Int J Environ Res Public Health. 2019 Nov; 16(22): 4489.
【177】Virol J, 7, 87 2010 May 6.
【178】Vaccine. 2003 Jun 20; 21(21-22): 2948-53.
【179】J Infect Dis, 190 (5), 998-1005 2004 Sep 1.
【180】Immunity, 36 (3), 415-26 2012 Mar 23.
【181】J Exp Med 1997; 186(12): 2063 - 8.
【182】medRxiv preprint doi: https://doi.org/10.1101/2020.07.10.20150375
【183】Lancet Infect Dis. 2020 May; 20(5): 565-574.
【184】PLoS One. 2017; 12(1): e0169099.
【185】PLoS Pathog 2013; 9(3): e1003207.
【186】J Immunol 1999; 162(12): 7578 - 83.
【187】Nat Med 2013; 19(10): 1305 - 12.
【188】Eur J Immunol 2012; 42(11): 2913 - 24.
【189】J Virol 2010; 84(7): 3312 - 9.
【190】Nature. 2020 Jul 15.
【191】Cell. 2020 May 20.
【192】Research Square, "SARS-CoV-2 T-cell epitopes define heterologous and COVID-19-induced T-cell recognition"doi: 10.21203/rs.3.rs-35331/v1
【193】Sci Immunol. 2020 Jun 26; 5(48): eabd2071.
【194】Cell. 2020 Jun 25; 181(7): 1489-1501.e15.
【195】bioRxiv. 2020 Jun 13;2020.06.12.148916.
【196】Science 2020 Aug 4 : eabd3871.
【197】Cell Rep Med. 2020 Aug 29: 100092.
【198】Sci Transl Med. 2020 Oct 7; 12(564): eabd5487.
【199】J Allergy Clin Immunol. 1999 Feb; 103(2 Pt 1): 282-8.
【200】Viral Immunol. 2018 Sep 1; 31(7): 486 - 491.
【201】Arthritis Rheum. 1999 Feb; 42(2): 328-37.
【202】Nature. 2020 Mar; 579(7798): 270-273.
【203】Nat Commun. 2020; 11: 6231.
【204】Proc Natl Acad Sci USA. 2020 Oct 20; 117(42): 26382-26388.
【205】PNAS, Aug. 21, 2020; doi: 10.1073/pnas.2010146117
【206】Proc Natl Acad Sci U S A. 2014 Jan 14; 111(2): 787-92.
【207】Clin Infect Dis 2011; 52: 911 - 916.
【208】Pediatrics. 2020 Jun; 145(6): e20200702.
【209】J Infect. 2020 Aug; 81(2): e11-e15.
【210】Lancet Infect Dis. 2020 Apr 27; 20(8): 911-919.
【211】JAMA Pediatr. Published online July 30, 2020.
【212】https://www.molecular.abbott/us/en/products/infectious-disease/RealTime-SARS-CoV-2-Assay
【213】Int J Infect Dis. 2020 Sep; 98: 14 - 15.
【214】J Prev Med Public Health. 2020 May; 53(3): 151 - 157.
【215】Version 3. medRxiv. Preprint. NaN NaN [revised 2020 May 21].doi: 10.1101/2020.04.27.20081893
【216】medRxiv preprint doi: https://doi.org/10.1101/2020.04.27.20081893
【217】Clin Exp Vaccine Res. 2014 Jul; 3(2): 128 - 132.
【218】Hum Vaccin Immunother. 2019; 15(1): 49 - 71.
【219】Nature. 2001 Dec 13; 414(6865): 751-6.
【220】PLoS Biol. 2015 Jul; 13(7): e1002198.
【221】Avian Dis. 1997; 41(1): 149 - 63.
【222】Avian Pathol. 2005; 34(2): 75 - 90.
【223】Vaccine. 2008 Jul 18; 26 Suppl 3: C31-41.
【224】Nature Rev Microbiol 4: 283 - 294.
【225】Expert Rev Vaccines 4: 77 - 88.
【226】Poultry Sci 77: 1213 - 1217.
【227】Curr Topics Microbiol Immunol 255: 1 - 24.
【228】Proc Biol Sci. 2003 Jun 7; 270(1520): 1129 - 1136.
【229】PLoS Pathog. 2020 Dec; 16(12): e1009104.

【230】Pediatrics April 1964, 33 (4) 526-533.
【231】Vaccine. 2020 Jan 10; 38(2): 350 - 354.
【232】Clin Infect Dis. 2012 Jun 15; 54(12): 1778 - 1783.
【233】BMJ 2020; 368: m810.
【234】Vaccine. 2014 Jun 17; 32(29): 3623-9.
【235】N Engl J Med. 2002 Nov 7; 347(19): 1477-82.
【236】J Gen Intern Med. 2011 May; 26(5): 546 - 550.
【237】JAMA Pediatr. 2017; 171(6): 600.
【238】"Immunization Safety Review: Vaccines and Autism"Institute of Medicine (US) Immunization Safety Review Committee.Washington (DC): National Academies Press (US); 2004.
【239】Toxicological & Environmental Chemistry Vol. 90, No. 5, September - October 2008, 997 - 1008.
【240】Journal of Toxicology and Environmental Health, Part A, 73:1665 - 1677, 2010.
【241】Psychoneuroendocrinology. 2016 Nov; 73: 166-176.
【242】Cytokine. 2018 Oct; 110: 137-149.
【243】Cancer Sci. 2020 Oct 10. doi: 10.1111/cas.14682
【244】"US health worker has serious allergic reaction to Pfizer vaccine"Medical Xpress, Dec 16, 2020.
【245】https://www.nejm.org/doi/suppl/10.1056/NEJMoa2034577/suppl_file/nejmoa2034577_protocol.pdf
【246】N Engl J Med. 2020 Dec 10. doi: 10.1056/NEJMoa2034577
【247】BMJ 2005; 331 doi: https://doi.org/10.1136/bmj.331.7529.1412
【248】"Disease Burden of Influenza"CDC.gov, updated Jan 25, 2021.
【249】BMJ 2013; 346: f3037.
【250】Cochrane Database of Systematic Reviews, July 7, 2010.
【251】JAMA 2003; 289: 179-86.
【252】BMJ 2006; 333: 912 - 5.
【253】Arch Intern Med 2005; 165: 265-72.
【254】Lancet. 2005; 366: 2086.
【255】Lancet. 2005; 366: 1165-74.
【256】Cochrane Database Syst Rev 2006; (3): CD004876.
【257】Int J Epidemiol. 2006 Apr; 35(2): 337.
【258】Cochrane Database Syst Rev 2004; (3): CD001269.
【259】Cochrane Database Syst Rev 2006; (1): CD004879.
【260】Cochrane Database Syst Rev 2006; (3): CD004876.
【261】BMJ 2000; 321: 736-7.
【262】J Infect. 2017 Jan; 74(1): 29 - 41.(BMC Public Health. 2019; 19: 879)
【263】BMC Public Health. 2019; 19: 879.
【264】Diagn Microbiol Infect Dis. 2017 Jun; 88(2): 115-119
【265】Sci Rep. 2018 Mar 20; 8(1): 4895.
【266】Cochrane Database of Syst Revi, July 7, 2010.
【267】Front Public Health. 2014; 2: 39.
【268】https://web.archive.org/web/20160529074133/https:/www.cdc.gov/flu/about/disease/us_flu-related_deaths.htm（このデータは，現在ＣＤＣのホームページでは削除されている）
【269】Lancet Infect Dis. 2012 Jan; 12(1): 36-44.
【270】Arch Intern Med. 2005 Feb 14; 165(3): 265-72.
【271】Int J Epidemiol. 2006 Apr; 35(2): 352-3.
【272】Virol J. 2008 Feb 25; 5: 29.
【273】"Why flu vaccines so often fail" Science Magazine Sep. 20, 2017.
【274】Seqirus, Inc., Flucelvax Package Insert, April 2016, FDA.gov, accessed January 30, 2018, Guillain-Barré syndrome (GBS).（https://www.fda.gov/downloads/BiologicsBloodVaccines/Vaccines/ApprovedProducts/UCM329134.pdf）
【275】N Engl J Med. 2018 Jan 4; 378(1): 7-9.
【276】Cochrane Database Sys Rev, July 7, 2010.
【277】Cochrane Database Sys Rev, August 15, 2012.
【278】Cochrane Database Sys Rev, March 13, 2014.
【279】Cochrane Database Sys Rev, February 1, 2018.
【280】Euro Surveill 2015 Jan 29; 20(4): 21022.
【281】PLoS Med. 2010 Apr 6; 7(4): e1000258.
【282】J Virol. 2011 Nov; 85(22): 11995 - 12000.
【283】Proc Natl Acad Sci U S A. 2018 Jan 30; 115(5): 1081 - 1086.
【284】PLoS Med. 2010 Apr; 7(4): e1000258.
【285】N Engl J Med. 2017 Aug 10; 377(6): 534 - 543.
【286】BMJ 2017; 358: j4146 doi: 10.1136/bmj.j4146
【287】N Engl J Med 2018; 378: 7-9.
【288】Clin Infect Dis. 2012 Jun; 54(12): 1778-83.
【289】Vaccine. 2020 Jan 10; 38(2): 350 - 354.
【290】Vaccines (Basel). 2020 Dec; 8(4): 611.

【291】PeerJ 8: e10112 doi: 10.7717/peerj.10112
【292】Australian Government Department of Health and Ageing. Therapeutic Goods Administration. Investigation into febrile reactions in young children following 2010 seasonal trivalent influenza vaccination. 2010.
【293】Transl. Med. 2015 Jul 1; 7(294).
【294】Vaccine. 2013 Sep 13; 31(40): 4448-58.
【295】Vaccine. 2015 Jul 17; 33(31): 3773-8.
【296】Rev Esp Quimioter 2019 Aug; 32(4): 288-295.
【297】N Engl J Med. 2012 Jun 14; 366(24): 2294-304.
【298】Clin Infect Dis. 2014 Apr; 58(8): 1149-55.
【299】J Med Biogr. 2016 Nov; 24(4): 452-459.
【300】J Med Biogr. 2018 May; 26(2): 142-143.
【301】Centers for Disease Control and Prevention,"Pregnant Women & Influenza (Flu)", CDC.gov.（https://www.cdc.gov/flu/highrisk/pregnant.htm）
【302】Public Health Rep. 1960 Oct; 75(10): 944.
【303】"Influenza: A Study of Contemporary Medical Politics" Massachusetts Institute of Technology, 2011.（https://dspace.mit.edu/handle/1721.1/69811）
【304】Centers for Disease Control and Prevention,"Prevention and Control of Influenza: Recommendations of the Advisory Committee on Immunization Practices (ACIP)", MMWR, May 28, 2004.
【305】Am J Obstet Gynecol. 2012 Sep; 207(3 Suppl): S38-46.
【306】"A Call to Prosecute Drug Company Fraud as Organized Crime", Working Paper, August 6, 2018.
【307】Hum Exp Toxicol. 2013 May; 32(5): 464 - 475.
【308】Vaccine. 2018 May 3; 36(19): 2733-2739.
【309】Vaccine. 2017 Sep 25; 35(40): 5314 - 5322.
【310】Int J Environ Res Public Health. 2018 Jul; 15(7): 1494.
【311】Birth Defects Res A Clin Mol Teratol. 2016 Feb; 106(2): 95-103.
【312】Contributions to Science, 1 (4): 479-487 (2000).
【313】Science. 1973 Jul 20; 181(4096): 230-41.
【314】J.Appl. Sci. Environ. 20 (2016) 5 - 10.
【315】Environ Health Perspect. 1985 Nov; 63: 133-40.
【316】Br. J. Ind. Med. 48 (1991) 375 - 381.
【317】Middle East Fertility Society Journal 22 (2017) 91 - 100.
【318】J Neuropathol Exp Neurol. 1978 Nov-Dec; 37(6): 719-33.
【319】Tohoku J Exp Med. 2002 Feb; 196(2): 79-88.
【320】Clin Chem. 1994 Jul; 40(7 Pt 2): 1395-400.
【321】J Neuropathol Exp Neurol. 1978 Nov-Dec; 37(6): 719-33.
【322】J Dev Orig Health Dis. 2014 Feb; 5(1): 16-30.
【323】"Review of Thimerosal by the Food and Drug Administration as Required by the Food and Drugs Adminstration Moderniztion Act (1997-199)",（https://worldmercuryproject.org/wp-content/uploads/2016/11/Review_-Thimerosal_-FDARequired__FDA_Modernization_Act.pdf）
【324】US House of Representatives, Mercury in Medicine—Taking Unnecessary Risks, Congressional Record, Volume 149, Number 76, May 21, 2003.（https://www.govinfo.gov/content/pkg/CREC-2003-05-21/html/CREC-2003-05-21-pt1-PgE1011-3.htm）
【325】Pediatrics. 2001 May; 107(5): 1147-54.
【326】World Mercury Project, accessed December 21, 2018.（https://worldmercuryproject.org/wp-content/uploads/foia-rumack-mercury-models.pdf）
【327】Centers for Disease Control and Prevention,"Thimerosal in Vaccines", CDC.gov, updated October 27, 2015.
【328】Pediatr Rehabil. Apr-Jun 2003; 6(2): 97-102.
【329】Risk Anal 2014 Apr; 34(4): 735-50.
【330】J Psychiatr Res. 2020 Nov; 130: 167-176.
【331】Ann Neurol. 2005 Jan;57(1): 67-81.(Front Immunol. 2018 Nov 7; 9: 2576)
【332】Exp Neurol. 2018 Jan; 299(Pt A): 241-251.
【333】Toxicol Lett. 2004 Dec 30; 154(3): 183-9.
【334】Arch Ophthalmol. 1975 Jan; 93(1): 52-55.
【335】Interdiscip Toxicol. 2012 Sep; 5(3): 159 - 161.
【336】Neurochem Res. 2011 Jun; 36(6): 927-38.
【337】N Engl J Med 2007; 357: 1281-1292.
【338】"Statement of William W. Thompson, Ph.D., Regarding the 2004 Article Examining the Possibility of a Relationship Between MMR Vaccine and Autism", Morgan Verkamp LLC, August 27, 2014.
【339】Unanswered Questions from the Vaccine Injury Compensation Program: A Review of Compensated Cases of Vaccine-Induced Brain Injury", Pace Environmental Law Review, 2011.
【340】Science. 2016 Aug 19; 353(6301): 772-7.

【341】Exp Neurol. 2018 Jan; 299(Pt A): 241-251.
【342】Methods Mol Biol. 2019; 1960: 227-236.
【343】Sci Rep. 2019 Nov 15; 9(1): 16928.
【344】Vaccine. 2011 Nov 8; 29(48): 8982 - 8987.
【345】J Neurosci. 2007 Oct 3; 27(40): 10695 - 10702.
【346】Biochim Biophys Acta. 2012 Jun; 1822(6): 831-42.
【347】Brain Behav Immun. 2017 May; 62: 11 - 23.
【348】Ann Neurol. 2013 Jul; 74(1): 11 - 19.
【349】Biol Trace Elem Res. 2019 Feb; 187(2): 341-356.
【350】Vaccine. 2007 Jun 28; 25(27): 5086-96.
【351】JAMA Pediatr. 2017 Jan 2; 171(1): e163609.
【352】BMJ 2013; 346 doi: https://doi.org/10.1136/bmj.f3037
【353】PBS's Frontline　MARCH 23, 2015.
【354】National Vaccine Injury Compensation Program, Monthly Statistics Report(Updated 08/01/2020).
【355】Grant Final Report, Grant ID: R18 HS 017045.
【356】JAMA. 2016 Nov 22; 316(20): 2115-2125.
【357】BMJ 2002; 325 doi: https://doi.org/10.1136/bmj.325.7373.1134
【358】The Gentleman's Magazine and Historical Chronicle, Vol. 34, 1764, p.333.
【359】"Advice to Young Men and (Incidentally) to Young Women", 1829, London, pp. 224-225.
【360】Boston Med Surg J 1845; 32: 179-183.
【361】The Lancet. Volume 98, Issue 2498, 15 July 1871, Pages 93-96.
【362】PLoS Biol. 2020 Dec; 18(12): e3000506.
【363】"Vaccinating Britain: Mass vaccination and the public since the Second World War"Chapter 2　Smallpox, Manchester (UK): Manchester University Press; 2019.
【364】Boston Med Surg J , Vol. CIV, No. 6, February 10, 1881, p.137.
【365】Machinists' Monthly Journal., v.32, no.3, March 1920, p.261.
【366】MMWR Recomm Rep. 2003 Feb 21; 52(RR-4): 1-28.
【367】Am Fam Physician. 2003 Sep 1; 68(5): 889-96.
【368】Fed Pract. 2017 Mar; 34(3): 34 - 36.
【369】JAMA. 1970 Apr 20; 212(3): 441-4.
【370】Am J Epidemiol. 2018 Dec; 187(12): 2561 - 2567.
【371】J Infect Dis. 2008 Oct 1; 1987: 962 - 970.
【372】"Bacteria were the real killers in 1918 flu pandemic", New Scientist, 4 August 2008.
【373】J Exp Med. 1918 Oct 1; 28(4): 449 - 474.
【374】American Experience,"The First Wave", PBS.
【375】J Exp Med. 1918 Jul 1; 28(1): 19-41.
【376】Public Health Rep. 2010; 125(Suppl 3): 82 - 91.
【377】J Exp Med. 1908 Jan 1; 10(1): 141 - 203.
【378】J Exp Med. 1916 Mar 1; 23(3): 403 - 417.
【379】Indian J Med Ethics. 2012 Apr-Jun; 9(2): 114-7.
【380】Int J Environ Res Public Health. 2018 Aug; 15(8): 1755.
【381】Lancet. 2007 Jul 14; 370(9582): 129.
【382】"UN says new polio outbreak in Sudan caused by oral vaccine",The Washington Post, September 2, 2020.
【383】Am J Public Health Nations Health. 1954 Aug; 44(8): 1065 - 1067.
【384】Front Immunol. 2012 Mar 22; 3: 49.
【385】Lancet. 1950 Apr.8: 659-663.
【386】M. Officer 83: 137-140(Apr.8), 1950.
【387】BMJ. 2: 1-4 (July 1), 1950.
【388】Proc Soc Exp Biol Med. 1951 Aug; 77(4): 834-6.
【389】Transactions of the Royal Society of Tropical Medicine and Hygiene, 79, 3 (1985): 355-8.
【390】Bulletin of the History of Medicine, 55 (1981): 543-537.
【391】Social History of Medicine 2013, 26(4): 759-778.
【392】J Virol. 1998 Jun; 72(6): 5056-60.
【393】Clinical Infectious Diseases CDC, February 1992: 568 - 79.
【394】Drug Saf. 2015 Nov; 38(11): 1059-74.
【395】J Autoimmun 2011; 36: 4 - 8.
【396】J Autoimmun. 2013 Dec; 47: 1-16.
【397】Lupus (2012) 21, 223 - 230.
【398】Allergy Asthma Clin. Immunol. 14 (2018) 80.
【399】J Trace Elem Med Biol. 2020 Jan; 57: 57-59.
【400】Chemosphere 209 (2018) 972 - 980.
【401】Chemosphere 175 (2017) 130 - 137.
【402】Toxicol. Lett. 285 (2018) 132 - 138.
【403】Food Funct. 8 (2017) 2924.
【404】Journal of American Physicians and Surgeons Volume 21 Number 4

Winter 2016.
【405】J Inorg Biochem. 2013; 128: 237 - 244.
【406】Toxicology. 2017; 375: 48 - 57.
【407】Rheumatol Int. 2015 Jan; 35(1): 189-92.
【408】Med Hypotheses. 2009 Feb; 72(2): 135-9.
【409】J Inorg Biochem. 2013 Nov; 128: 262-6.
【410】J Inorg Biochem. 2011 Nov; 105(11): 1457-63.
【411】Neuropediatrics. 2009 Aug; 40(4): 174-8.
【412】Brain. 2001 May; 124(Pt 5): 974-83.
【413】PLoS One. 2015; 10(6): e0128353.
【414】J Toxicol Environ Health A. 2007 May 15; 70(10): 837-51.
【415】Med Hypotheses. 2001 Apr; 56(4): 462-71.
【416】Autoimmun Rev. 2019; 18(7): 691 - 705.
【417】Best Pract Res Clin Rheumatol. 2018; 32(5): 640 - 650.
【418】BMJ Case Rep. 2018; 2018: pii: bcr-2018-224602.
【419】J Inorg Biochem. 2018; 181: 132 - 138.
【420】J Trace Elem Med Biol. 2018 Mar; 46: 76-82.
【421】Sci Rep. 2016; 6: 31578.
【422】Toxicology 375 (2017) 48 - 57.
【423】Front Neurol. 2015 Feb 5; 6: 4.
【424】J R Soc Interface. 2014 Mar 26; 11(95): 20140165.
【425】Brain Res. 1993 Nov 19; 628(1-2): 77-84.
【426】PLoS One. 2015 Apr 29; 10(4): e0125314.
【427】J. Pediatr., 1953, 42, 365-386.
【428】Autoimmun Rev. 2012 Oct; 11(12): 903-8.
【429】Curr Med Chem. 2008; 15(28): 3000-10.
【430】Philos Trans R Soc Lond B Biol Sci. 2006 Apr 29; 361(1468): 543 - 551.
【431】Philos Trans R Soc Lond B Biol Sci. 2006 Apr 29; 361(1468): 681 - 687.
【432】Ministry of Defence. Ministry of Defence; London: 2000. Implementation of the immunisation programme against biological warfare agents for UK forces during the Gulf Conflict 1990/1991.
【433】Int J Environ Res Public Health. 2019; 16(1).
【434】BMJ 2000, 320, 1363 - 1367.
【435】Occup. Environ. Med. 2001, 58, 299 - 306.
【436】Occup. Environ. Med. 2004, 61, 1006 - 1013.
【437】Am. J. Epidemiol. 2000, 152, 992 - 1002.
【438】Ann Epidemiol. 2004; 14: 81-8.
【439】Psychol Rep. 2002 Apr; 90(2): 639-53.
【440】Neuromolecular Med. 2007; 9(1): 83-100.
【441】J Inorg Biochem. 2009 November; 103(11): 1555.
【442】Autoimmun Rev. 2020 Jul 10; 102603.
【443】Front Neurol. 2014; 5: 230.
【444】Vaccine 2015, 33, 2602-2605.
【445】Intern Med 2014, 53, 2185-2200.
【446】Eur J Neurol 2010, 17, doi: 10.1111/j.1468-1331.2010.03021.x
【447】Immunol Res 2017 ,65, 106-116.
【448】Clin. Rheumatol 2015, 34, 1981-1983.
【449】Pediatr Infect Dis J. 2019 Dec 20.
【450】Vaccine. 2019; 37: 3031-3039.
【451】Drug Saf 2016, 40, 81-90.
【452】Am J Med. 2004; 117: 469 - 478.
【453】Mil Med.2019; 184(3-4): e191-e196.
【454】European Medicines Agency. Assessment report. review under article 20 of regulation (EC) NO 726/2004. human papilloma virus (HPV) vaccines, 2015. Available (http://www.ema.europa.eu/docs/en_GB/document_library/ Referrals_document/HPV_vaccines_20/Opinion_provided_by_Committee_ for_Medicinal_Products_for_Human_Use/WC500197129.pdf)
【455】Int J Vaccines Vaccin 2015; 1: 00003.
【456】Briefing note to experts. EMA/666938/2015. 2015. Available (http://ijme. in/pdf/g-briefing-note-to-the-experts-ema-oct-2015-unredacted.pdf)
【457】Firma bag HPV-vaccinen underdrev omfanget af alvorlige bivirkninger. Berlingske 26. oktober, 2015.
【458】Mayo Clin Proc 2012; 87: 1214 - 25.
【459】Syst Rev 2020; 9: 43.
【460】A study of V503, a 9-valent human papillomavirus (9vHPV) vaccine in females 12-26 years of age who have previously received GARDASILTM (V503-006).(https://clinicaltrials.gov/show/NCT01047345)
【461】Complaint to the European Ombudsman over maladministration at the European Medicines Agency (EMA) in relation to the safety of the HPV vaccines, 2016. (http://www.deadlymedicines.dk/wp-content/up-

loads/2019/02/8.-2016-10- 10-Complaint-to-the-EU-ombudsman-over-the-EMA.pdf)
【462】 The Cochrane HPV vaccine review was incomplete and ignored important evidence of bias: response to the Cochrane editors, 2018.
【463】 Pollard A. Public Declaration of interests and confidentiality undertaking of European Medicines Agency (EMA), scientific committee members and experts. Public Declaration of interests https://exploredoc.com/doc/ 2853343/i-andrew-pollard-european-medicines-agency.
【464】 Lancet Oncol. 2008 May; 9(5): 425-34.
【465】 N Engl J Med. 2011 Oct 6; 365(14): 1304-14.
【466】 Oncotarget. 2017 Apr 25; 8(17): 29361-29369.
【467】 Am J Pathol. 2019 Nov 8. pii: S0002-9440(19)30717-5.
【468】 Allergy. 2020 Mar 14.
【469】 Molecules. 2020 Apr; 25(8): 1960.
【470】 Version 2. F1000Res. 2020; 9: 170.
【471】 https://www.merck.com/product/usa/pi_circulars/g/gardasil/gardasil_pi.pdf
【472】 Clin Rheumatol. 2017 Oct; 36(10): 2169-2178.
【473】 Cochrane Database Syst Rev 2018 May 9; 5: CD009069. CD009069.pub3
【474】 Medical Tribune誌 2020年10月12日.
【475】 N Engl J Med. 2020 Oct 1; 383(14): 1340-1348.
【476】 Lancet Glob Health. 2020 Feb; 8(2): e191 - e203.
【477】 PLoS Med. 2006 Dec; 3(12): e525.
【478】 J. Virol. 2004 Nov; 78(22): 12672 - 12676.
【479】 Am J Trop Med Hyg. 2016 Oct 5; 95(4): 741-745.
【480】 N Engl J Med. 2015 Sep 24; 373(13): 1195-206.
【481】 BMJ 2017; 359 doi: https://doi.org/10.1136/bmj.j5759
【482】 Viral Immunol. 2003; 16(1): 69-86.
【483】 EBioMedicine. 2017 Mar; 17: 192 - 198.
【484】 J Transl Autoimmun. 2020; 3: 100051.
【485】 "Recommended Immunization Schedule for Children and Adolescents Aged 18 Years or Younger.2020", CDC.
【486】 Journal of American Physicians and Surgeons Volume 21 Number 2 Summer 2016.
【487】 Institute of Medicine. 2013. The Childhood Immunization Schedule and Safety: Stakeholder Concerns, Scientific Evidence, and Future Studies. Washington, DC: The National Academies Press.（https://doi.org/10.17226/13563)
【488】 https://autismsciencefoundation.org/what-is-autism/autism-and-vaccines/
【489】 Hum Exp Toxicol. 2012 Oct; 31(10): 1012 - 1021.
【490】 Vaccines (Basel). 2020 Dec; 8(4): 676.
【491】 Pediatrics. 2003 Nov; 112(5): 1039-48.
【492】 Pediatrics. 2009 Feb; 123(2): 475-82.
【493】 "Prevalence of Autism Spectrum Disorder Among Children Aged 8 Years — Autism and Developmental Disabilities Monitoring Network, 11 Sites, United States, 2016. CDC, Surveillance Summaries / March 27, 2020 / 69(4); 1 - 12.
【494】 J Manipulative Physiol Ther. 2000 Feb; 23(2): 81-90.
【495】 EBioMedicine. 2017 Mar; 17: 192 - 198.
【496】 Toxicological & Environmental Chemistry Vol. 90, No. 5, September - October 2008, 997 - 1008.
【497】 J Toxicol Environ Health A. 2010; 73(24): 1665-77.
【498】 J Transl Sci, 2017 Volume 3(3): 1-12.
【499】 "Data & Statistics on Autism Spectrum Disorder" CDC, ADDM Network 2000-2016 Combining Data from All Sites.
【500】 J Transl Sci, 2017 Volume 3(3): 1-8.
【501】 SAGE Open Med. 2020; 8: 2050312120925344.
【502】 Environ Health Prev Med. 2020; 25: 27.
【503】 J Inorg Biochem. 2020 Nov; 212: 111200.
【504】 Science. 2009 Oct 23; 326(5952): 585-9.
【505】 PLoS Pathog. 2006 Mar; 2(3): e25.
【506】 Biologicals. 2000 Jun; 28(2): 67-8.
【507】 Clin Diagn Virol. 1996 Feb; 5(1): 43-53.
【508】 Retroviruses: Molecular Biology, Genomics and Pathogenesis. Norfolk: Caister Academic Press; 2010.
【509】 RNA Tumor Viruses. New York: Cold Spring Harbor Laboratory Press; 1984.
【510】 J Gen Virol. 2011 Feb; 92(Pt 2): 292 - 300.
【511】 J Virol. 1999 Jul; 73(7): 5843-51.
【512】 J Virol. 1997 Apr; 71(4): 3005-12.

【513】J Virol. 2003 Jan; 77(2): 1105 - 1111.
【514】Front Microbiol. 2010; 1: 147.
【515】J Virol. 2008 Dec; 82(24):12585-8.
【516】Retrovirology. 2008 Jan 4; 5: 1.
【517】Retrovirology. 2009 Sep 22; 6: 86.
【518】Cancer Res. 1999 Dec 15; 59(24): 6103-8.
【519】J Natl Cancer Inst. 1999 Jan 20; 91(2): 119-34.
【520】Lancet Oncol. 2003 Mar; 4(3): 188-91.
【521】Am J Epidemiol. 1976 Jan; 103(1): 1-12.
【522】JAMA. 1998; 279: 292 - 295.
【523】Oncogene. 2004 Aug 23; 23(38): 6535-40.
【524】Oncogene. 2003 Aug 11; 22(33): 5173-80.
【525】Nat Rev Cancer. 2002 Dec; 2(12): 957-64.
【526】J Natl Cancer Inst. 1999 Jan 20; 91(2): 119-34.
【527】Expert Rev Respir Med. 2011 Oct; 5(5): 683-9.
【528】Curr Opin Virol. 2012 Aug; 2(4): 508-14.
【529】Am J Pathol. 1993 May; 142(5): 1524-33.
【530】Virology. 1992 Sep; 190(1): 475-9.
【531】J Natl Cancer Inst. 1999 Jan 20; 91(2): 119-34.
【532】Oncol Rev 2007; 1: 131-40.
【533】J Natl Cancer Inst 1964; 32: 917-37.
【534】Cancer Res. 1999 Dec 15; 59(24): 6103-8.
【535】BMC Biol. 2010; 8: 124.
【536】J Virol. 2019 May 1; 93(9): e02163-18.
【537】Vaccine. 2011; 29: 690 - 697.
【538】Clin Microbiol Rev. 2016 Oct; 29(4): 749 - 757.
【539】Front Public Health. 2017; 5: 108.
【540】BMC Genomics. 2020; 21: 79.
【541】BMJ 2012; 344.
【542】Proc Soc Exp Biol Med. 1956 Jul; 92(3): 544-9.
【543】Proc Soc Exp Biol Med. 1961 Nov; 108: 444-53.
【544】N Engl J Med. 1960 Sep 15; 263: 523-30.
【545】Lancet. 1963 Feb 9; 1(7276): 295-8.
【546】Lancet. 1999 Sep 4; 354(9181): 847-52.
【547】Am J Hyg. 1956 Mar; 63(2): 204-15.
【548】Proc Soc Exp Biol Med. 1957 Nov; 96(2): 484-8.
【549】J Pathol Bacteriol. 1968 Jul; 96(1): 1-25.
【550】J Virol. 2003 Jan; 77(2): 1105-11.
【551】J Virol. 1999 Jul; 73(7): 5843-51.
【552】Clin Diagn Virol. 1996 Feb; 5(1): 43-53.
【553】Biologicals. 2000 Jun; 28(2): 67-80.
【554】Biologicals. 2010 May; 38(3): 371-6.
【555】J Vet Med Sci. 2008 Aug; 70(8): 785-90.
【556】Biologicals. 2011 Jan; 39(1): 33-7.
【557】J Virol. 2010 Apr; 84(7): 3690-4.
【558】J Vet Med Sci. 2012 Mar; 74(3): 347-50.
【559】Nature. 1974 Dec 6; 252(5483): 456-9.
【560】J Virol. 1973 Jun; 11(6): 978-85.
【561】J Virol. 1973 Nov; 12(5): 984-94.
【562】Arch Virol. 2014; 159(3): 399 - 404.
【563】J Gen Virol. 2001 Jul; 82(Pt 7): 1597-1600.
【564】Science. 1985 Oct 25; 230(4724): 453-5.
【565】J Exp Med 1936; 64: 723-37.
【566】Science 1949; 109: 85-7.
【567】Nature. 1970 Jul 11; 227(5254): 168-70.
【568】Science. 2020 Jun 12; 368(6496): 1170-1171.
【569】Am J Hum Genet. 1998 Apr; 62(4): 768-75.
【570】Front Immunol. 2015; 6: 424.
【571】Issues Law Med. 2015 Spring; 30(1): 47-70.
【572】Front Immunol. 2019; 10: 1474.
【573】J Neuroimmunol. 2014 Jul 15; 272(1-2): 94-8.
【574】J Neuroimmunol. 2015 Mar 15; 280: 16-20.
【575】Stem Cells Transl Med. 2017 May; 6(5): 1332-1339.
【576】Issues Law Med, 2015 Vol. 30, pp.25-46.
【577】Clin Infect Dis. 2006 Nov 1; 43 Suppl 3: S164-8.
【578】Issues Law Med. 2015 Spring; 30(1): 47-70.
【579】Gene Ther. 2013 Jun; 20(6): 658 - 669.
【580】J Virol. 2010 Jun; 84(12): 6033 - 6040.
【581】BMJ 1997; 315 doi: https://doi.org/10.1136/bmj.315.7120.1437
【582】Biomed Res Int. 2015; 2015: 358462.
【583】JAMA. 1940; 114(19): 1854-1858.
【584】Allergy. 2001 Jul; 56(7): 701-2.

【585】Ann Allergy Asthma Immunol. 2003 Feb; 90(2): 238-43.
【586】N Engl J Med 1952; 246: 533-536.
【587】Epidemiol Infect. 1988 Apr; 100(2): 291 - 299.
【588】Biochim Biophy Acta (BBA) - General Subjects Volume 1861, Issue 2, February 2017, pp. 126-134.
【589】J Allergy Clin Immunol 1999 Feb; 103(2 Pt 1): 321-5.
【590】Biologicals. 2003 Dec; 31(4): 245-9.
【591】Vaccine Excipient & Media Summary. CDC's Vaccine ingredient table. Excipients Included in US Vaccines, by Vaccine. Accessed on: January 2015.
【592】JAMA. 1951; 145(7): 485-486.
【593】Genet Mol Res. 2014 Jul 7; 13(3): 5173-81.
【594】Allergology International Volume 46, Issue 4, 1997, pp. 249-253.
【595】"The COVID Vaccines Are Approaching. Is the FDA Ready to Inspect the Plants Where They're Made?", Vanity Fair, Dec 2, 2020.
【596】"Exclusive: FDA faults quality control at Lilly plant making Trump-touted COVID drug", Reuters, Oct 14, 2020.
【597】"Vaccine Makers Can Skip U.S. Inspections", Bloomberg, Oct 26, 2020.
【598】Nature. 2018; 564: 310-311.
【599】Indian J Med Ethics. 2018 Jan-Mar; 3(1): 43-47.
【600】Int J Vaccines Vaccin 2016, 4(1): 00072.
【601】Biomed Res Int. 2015; 2015: 143720.
【602】Chem Biol Interact. 2019 Oct 1; 312: 108814.
【603】J Proteome Res. 2017 Feb 3; 16(2): 689-697.
【604】Proc Natl Acad Sci U S A. 2008 Sep 23; 105(38):14265-70.
【605】J Mater Chem B. 2014; 2(15): 2060.
【606】Nanomaterials (Basel). 2019 Oct; 9(10): 1365.
【607】Annu Rev Biomed Eng. 2012; 14: 1-16.
【608】Bioconjug Chem. 2004 Jan-Feb; 15(1): 79-86.
【609】Frontiers 2016, 30: 3.
【610】ACS Nano 2011, 5, 9, 7155 - 7167.
【611】Particle and Fibre Toxicology volume 13, Article number: 3 (2015).
【612】PNAS Feb 13, 2007 104 (7) 2050-2055.
【613】Adv Colloid Interface Sci. 2007 Oct 31; 134-135: 167-74.
【614】Leuk Res. 2016 Nov; 50: 50-56.
【615】J Bone Joint Surg Am. 1994 Sep; 76(9): 1345-59.
【616】J Orthop Res. 1997 Jan; 15(1): 40-9.
【617】International Journal of Imaging and Robotics 2009, 2: 2-21.
【618】Nano Today. 2014 Apr 1; 9(2): 223-243.
【619】Angew Chem Int Ed Engl. 2001 Nov 19; 40(22): 4128-4158.
【620】Biomaterials. 2010 Sep; 31(26): 6867-75.
【621】Bioethical Inquiry (2012) 9: 499 - 502.
【622】Eugenics, Encyclopedia of Applied Ethics, Volume 2 Academic Press pp.161 - 187. San Diego, 1998.
【623】Annu Rev Genomics Hum Genet. 2015; 16: 351-68.
【624】Be Born Perfect Or Die, Eugenics. All Life Matters News & Views on the Protection of Human Life, 17th Edition Sep - Nov 1-12, 2006.
【625】Eubios J. Asian Int. Bioeth 2009, 19: 103 - 7.
【626】N Y Univ Law Rev. 1985 Apr; 60(1): 30-62.
【627】Harefuah. 2011 Apr; 150(4): 406-10, 415.
【628】Annu Rev Genomics Hum Genet. 2015; 16: 351-68.
【629】"Civilization and Disease", Cornell University Press, 1943, p.105.
【630】Isis. 1995 Jun; 86(2): 268-77.
【631】Am J Hum Genet. 1994 Jan; 54(1): 148 - 158.
【632】Discourse and Society 2004 15(4): 409-432.
【633】The Houston Post 1992: A1 and A12.
【634】American Journal of Epidemiology. 1976; 103: 1-12.
【635】Philadelphia Inquirer Jun 6, 1993: A1.
【636】JAMA1960; 174: 972 - 6.
【637】American J Hyg 1962; 75: 240 - 58.
【638】Sweet BH, Hilleman MR. The Vacuolating Virus: SV-40. As cited in The polio vaccine and simian virus 40 by Moriarty, T.J..（www.chronicillnet.org/online/bensweet.html）
【639】"Tainted Polio Vaccine Still Carries Its Threat 40 Years Later."The Boston Globe, January 26, 1997.
【640】Transl Lung Cancer Res. 2020 Feb; 9(Suppl 1): S47 - S59.
【641】N Engl J Med., 1972; 286: 385 - 90.
【642】N Engl J Med., 1992; 326: 988 - 93.
【643】International Journal of Cancer. 1978; 21: 12 - 7
【644】Neurology, 1979; 29: 1590 - 4.
【645】PNAS 1981; 78: 6446-50.
【646】Virology. 1984; 138: 336 - 40.

【647】Virology. 1995; 212(2): 710 - 7.
【648】Progress in Medical Virology. 1990; 37: 211 - 22.
【649】Journal of the National Cancer Institute. 1995; 87(17): 1331.
【650】Lancet. 2002 Mar 9; 359(9309): 817-23.
【651】Leuk Lymphoma. 2003; 44 Suppl 3: S33-9.
【652】Oncogene. 2003 Aug 11; 22(33): 5164-72.
【653】Oncogene. 1996 Aug 1; 13(3): 527-35.
【654】Anticancer Res. 2000 Nov-Dec; 20(6B): 4539-45.
【655】Important Advances in Oncology, 1996: 89-108.
【656】N Engl J Med. 1988 Jun 2; 318(22): 14691988; 318: 1469.
【657】Am J Epidemiol. 2004 Aug 15; 160(4): 306-16.
【658】N Engl J Med. 1988 Nov 3; 319(18): 1226.
【659】J Natl Cancer Inst. 1999 Jan 20; 91(2): 119-34.
【660】Oncol Rev 2007; 1: 131-40.
【661】J Natl Cancer Inst 1964; 32: 917-37.
【662】Nature. 1990; 348: 578.
【663】Nature, 1990; 345: 356–9.
【664】Nature. 1990; 345: 288 - 9.
【665】Lancet. 1992; 339: 600 - 1.
【666】Medical Hypothesis, 1994: 42: 347 - 54.
【667】AIDS Res Human Retro 1992: 8: 373 - 86.
【668】Nature. 1992; 358: 495 - 9.
【669】Lancet. 1992; 340: 271 - 3.
【670】Journal of Virology. 1991; 65(11): 5663 - 72.
【671】"The origin of AIDS: A startling new theory attempts to answer the question 'Was it an act of God or an act of man'", Rolling Stone, March 19, 1992: 57.
【672】Front Microbiol. 2020; 11: 1889.
【673】J Med Primatol. 2020 Feb; 49(1): 40-43.
【674】BMJ, 1960; ii: 85 - 91.
【675】Bulletin of the World Health Organization, 1960; 22: 203 - 13.
【676】Townsend Letter for Doctors, January 1994: 97 - 100.
【677】Townsend Letter for Doctors, January 1994: 97 - 100.
【678】BMJ, 1959; i: 663 - 80.
【679】Rev Infect Dis, 1987; 9: 1109 - 19.
【680】Lancet. 1986; i: 1279 - 80.
【681】Medical Economics, 2001: 778.
【682】"Vaccination: 100 Years of Orthodox Research Shows that Vaccines represent a Medical Assault on the Immune System", V Blackheath, NSW, Australia: Scheibner Publications, 1993153.
【683】The Vaccine Reaction, April 1996:3 (American Journal of Hygiene, 1958; 68: 31 - 44)
【684】USAID Family Planning Program Timeline: Before 1965 to the Present US Agency for International Development.
【685】Proc Natl Acad Sci U S A. 1976 Jan; 73(1): 218 - 222.
【686】National Security Council (1975) National Security Study Memorandum 200: The Kissinger Report, 123.
【687】The 1974 National Security Study Memorandum. Declassified December 31, 1980, Released to Public 1989. Suzeteo Enterprises; 2014.
【688】Fertil Steril. 1983 Jun; 39(6): 799-808.
【689】Curr Opin Obstet Gynecol. 1991 Aug; 3(4): 470-6.
【690】NAACOGS Clin Issu Perinat Womens Health Nurs. 1992; 3(2): 267-79.
【691】Bulletin of the World Health Organization 2009, 87, 852-857.
【692】Gates, B.(2010) Bill Gates: Innovating to Zero!〈TED Talk〉TED.com
【693】Higgins, A.G.(2010) Gates Makes $10 Billion Vaccines Pledge—Boston.com. In: boston.com
【694】Bill and Melinda Gates Pledge $10 Billion in Call for Decade of Vaccines〈Bill & Melinda Gates Foundation〉
【695】Lancet Published Online July 14, 2020〈Bill & Melinda Gates Foundation funding〉
【696】"Recent Advances in Reproduction and Regulation of Fertility", Elsevier Science Ltd., New York, 1979.
【697】Fertil Steril. 1986 Jul; 46(1): 120-6.
【698】Indian J Biochem Biophys. 1988 Dec; 25(6): 510-4.
【699】Vaccine. 1989 Apr; 7(2): 97-101.
【700】Gene. 1989 Apr 15; 77(1): 87-93.
【701】Scand J Immunol Suppl 1992, 11, 123-126.
【702】Ann Med. 1993 Apr; 25(2): 207-12.
【703】Infect Immun. 1995 Dec; 63(12): 4907-11.
【704】Biotechnol Bioeng. 1996 Apr 20; 50(2): 228.
【705】Am J Reprod Immunol. 1997 Feb;37(2): 153-60.
【706】Immunol Cell Biol. 1997 Apr; 75(2): 184-9.

【707】 Hum Reprod Update. Jul-Aug 1997; 3(4): 301-10
【708】 J Reprod Immunol. 2009 Dec; 83(1-2): 158-63.
【709】 Vaccine. 2011 Mar 9; 29(12): 2341-8.
【710】 Contraception. 2013 Mar; 87(3): 280-7.
【711】 J Cell Sci Ther 2014; 5(2): 1000159.
【712】 Am J Reprod Immunol. 2015 Oct; 74(4): 302-8.
【713】 J Biotechnol. 1994 Aug 15; 36(2): 177-82.
【714】 J Assist Reprod Genet. 2016 Oct; 33(10): 1311-1318.
【715】 Gynecol Obstet Invest. 2004; 57(4): 224-32.
【716】 Reproduction. 2018 Apr; 155(4): R169-R181.
【717】 J Investig Med High Impact Case Rep. 2014 Oct-Dec; 2(4): 2324709614556129.
【718】 Mutat Res. 2011 Nov; 728(3): 118 - 138.
【719】 Am J Reprod Immunol. 2011 Jul; 66(1): 5 - 12.
【720】 (1995) Tiff over Anti-Tetanus Vaccine Now Erupted into Battle. International/Philippines. Vaccine Wkly, 11-13.
【721】 (1994) Philippines. Church vs. State: Fidel Ramos and Family Planning Face "Catholic Power." Asiaweek, 21-22.
【722】 World Health Organization (2006) Tetanus Vaccine: WHO Position Paper. Weekly Epidemiological Record, 81, 197-208.
【723】 Despite Progress, NT Elimination Efforts Need Stepping up. International/Neonatal Tetanus. Vaccine Wkly, 12-13.
【724】 Lancet. 2007 Dec 8; 370(9603): 1947-59.
【725】 The Cochrane Collaboration, Ed., Cochrane Database of Syst Rev 2015, John Wiley & Sons, Ltd., Chichester.
【726】 Lancet. 2015 Jan 24; 385(9965): 362-70.
【727】 Elimination of Maternal and Neonatal Tetanus|Health. In: UNICEF.
【728】 WHO|Maternal and Neonatal Tetanus (MNT) Elimination. In: WHO.
【729】 Open Access Library Journal 2017, 4: e3937.
【730】 EBioMedicine 2017; 17: 192 - 98.
【731】 Front Public Health 2018; 6: 79.
【732】 Int J Epidemiol 2004; 33: 374 - 80.
【733】 Pediatr Infect Dis J 2016; 35: 1247 - 57.
【734】 Trans R Soc Trop Med Hyg 2016; 110: 570 - 81.
【735】 Pediatr Infect Dis J 2007; 26: 247 - 52.
【736】 Pediatr Infect Dis J 2004; 23: 1086 - 92.
【737】 Vaccine 2016; 34: 4551 - 57.
【738】 Front Public Health 2018; 6: 1.
【739】 MBio 2016; 7: e00514 - 16.
【740】 Lancet. 2015; 386: 1735 - 36.
【741】 Expert Rev Vaccines. 2017 Jan; 16(1): 5-13.
【742】 Am J Obstet Gynecol. 1932; 24: 892 - 897.
【743】 Immunol Rev. 1999 Oct; 171: 193-202
【744】 Mol Reprod Dev. 2006 Jul; 73(7): 918-28
【745】 Mol Reprod Dev. 2006 Nov; 73(11): 1473-9.
【746】 J Med Virol. 2004 May; 73(1): 147-50.
【747】 Nat Rev Urol 2017; 14: 120 - 30.
【748】 J Pathol. 2015 Jan; 235(2): 242 - 252.
【749】 Nature. 2020 Nov; 587(7833): 322.
【750】 "Oxford-AstraZeneca Covid vaccine to immunize the planet 'more effectively,' Lancet editor says", CNBC, Dec 9 2020.
【751】 Nature. 2007; 447: 661 - 678.
【752】 Open Forum Infect Dis. 2020 Nov; 7(11): ofaa489.
【753】 Nature. 2007 Jun 7; 447(7145): 661 - 678.
【754】 Sci Rep. 2020 Feb 5; 10(1): 1862.
【755】 Infect Genet Evol. 2018 Dec; 66: 286 - 307.
【756】 https://www.vaccitech.co.uk/vaccitech-adrian-hill-covid-19-vaccine/
【757】 "How two professors leading Oxford University's coronavirus trial and Chinese tech giant Huawei could profit if the experimental jab is proven to work", Mail Online, Jan 5th 2021.
【758】 https://www.pirbright.ac.uk/partnerships/our-major-stakeholders
【759】 https://patents.justia.com/assignee/pirbright-institute
【760】 Clin Vaccine Immunol 2010; 17: 1170-82.
【761】 Lancet. 2013; 381: 1021-8.
【762】 "Relief For Africa As Oxford Malaria Vaccine Gets Ready For Human Trial"The Street Journal, Dec 6, 2020.
【763】 "Major U.K. genetics lab accused of misusing African DNA", Science Mag, Oct. 30, 2019.
【764】 Reprod Health. 2020; 17: 126.
【765】 "Long-Acting and Permanent Methods Community of Practice Launch", USAID, June 23, 2009.
【766】 "ew collaboration makes further 100 million doses of COVID-19 vac-

cine available to low- and middle-income countries", GAVI, 29 September 2020.
【767】"India needs more transparency in its COVID-19 vaccine trials, critics say", Science Mag. Nov. 25, 2020.
【768】Reformed Health.Net.2019. Videotaped Deposition of Stanley A. Plotkin, M.D. 11 New Hope, Pennsylvania January 11, 2018, Stanley Alan Plotkin. (https://reformedhealth.net/wp- content/uploads/2019/10/Plotkin_Deposition_Transcript_-_Matheson_Case_-_2018-01-11.pdf)
【769】"Ethics on Human Experimentation"(N Engl J Med 1973; 289: 593-594)
【770】Int. J. Mol. Med. 2020; 46(1): 3 - 16.
【771】"FDA's revolving door: Companies often hire agency staffers who managed their successful drug reviews", Science Mag. Jul. 5, 2018.
【772】"From FDA expert to biotech insider: The drug industry thrives on the revolving door", STAT, September 27, 2016.
【773】International Journal of Vaccine Theory, Practice, and Research 1(2), December 31, 2020.
【774】Curr Gene Ther. 2013 Dec; 13(6): 385-94.
【775】Blood Rev. 2016 May; 30(3): 223-31.
【776】Br J Haematol. 2003; 121(5): 749 - 757.
【777】Blood. 2012 Nov 22; 120(22): 4292-5.
【778】Blood. 2020 Jun 23; blood.2020006045.
【779】Clin Infect Dis, 19 (3), 500-12 Sep 1994.
【780】Microbes Infect. 2020 Mar; 22(2): 72-73.
【781】Front Microbiol. 2018 Dec 5; 9: 2991.
【782】J. Virol. 68, 3499 - 3504 (1994).
【783】Microbes Infect. 11, 443 - 451 (2009).
【784】J. Infect. Dis. 160, 777 - 782 (1989).
【785】J. Virol. 77, 7539 - 7544 (2003).
【786】Retrovirology 8, 16-4690-8-16 (2011).
【787】Trends Immunol. 24, 165 - 168 (2003).
【788】Arch. Virol. 158, 1445 - 1459 (2013).
【789】Biochem. Biophys. Res. Commun. 2014; 451: 208 - 214.
【790】J. Virol. 2011; 85: 10582 - 10597.
【791】J. Virol. 1990; 64: 1407 - 1409.
【792】J. Vet. Med. Sci. 1998; 60: 49 - 55.
【793】Sci Rep. 2016; 6: 29201.
【794】mBio. 2019 Jul-Aug; 10(4): e00758-19.
【795】J Virol. 2020 Mar; 94(5): e02015-19.
【796】Med Hypotheses. 2020 May 30; 143: 109884.
【797】Emerg Microbes Infect. 2019; 8(1): 841-856.
【798】PLoS Pathog. 2017 Aug; 13(8): e1006565.
【799】PLoS One. 2012; 7(4): e35421.
【800】Science. 2013; 339: 826 - 830.
【801】Cell Host Microbe. 2018; 23(3): 297 - 301.e4
【802】Expert Opin Biol Ther. 2012 Jun; 12 Suppl 1: S99-111.
【803】Oxid Med Cell Longev. 2015: 782123.
【804】Science. 1990 Mar 23; 247(4949 Pt 1): 1465-8.
【805】Clin Chem. 2002 Oct; 48(10): 1647-53.
【806】Pharmaceutics. 2016 Mar 10; 8(1): 7.
【807】Nucleic Acids Res. 2011 Nov; 39(21): e142.
【808】Mol Ther. 2015 Sep; 23(9): 1456-64.
【809】Version 1. bioRxiv. Preprint. 2020 Dec 13. doi: 10.1101/2020.12.12.422516
【810】Lancet. 2017 Sep 23; 390(10101): 1511-1520
【811】J Transl Med. 2017 Jan 3; 15(1): 1.
【812】J Immunol. 2017 May 15; 198(10): 4012-4024.
【813】J Exp Med. 2005 Jul 4; 202(1): 135-43.
【814】Annu Rev Immunol. 2005; 23: 307-36.
【815】J Med Virol 2020 Feb 26.
【816】Lancet. 2020 Mar 11.
【817】JAMA. 2020; 323(11): 1061-1069.
【818】J Am Heart Assoc. 2020 Apr 7; 9(7): e016509.
【819】Cardiol J. 2020; 27(2): 171-174.
【820】JAMA. 2020; 323(18): 1769-1770.
【821】"CBER Plans for Monitoring COVID-19 Vaccine Safety and Effectiveness", VRBPAC Meeting October 22, 2020.
【822】Nanoscale. 2018 Aug 23; 10(33): 15723-15735.
【823】Nat Rev Drug Discov. 2003; 2(3): 214 - 221.
【824】Proc Natl Acad Sci U S A. 1991; 88(24): 11460 - 11464.
【825】Sci Technol Adv Mater. 2019; 20(1): 710 - 724.
【826】Allergy Asthma Clin Immunol. 2016 Dec 13; 12: 67.
【827】AAPS J. 2013 Jan; 15(1): 30 - 40.

【828】Anal Chem. 2016 Dec 6; 88(23): 11804 - 11812.
【829】N Engl J Med. 2020 Jul 14 : NEJMoa2022483.
【830】"Two in U.K. Suffer Allergic Reaction to Pfizer's Covid-19 Vaccine", WSJ, Dec. 9, 2020.
【831】"Allergic Reactions Including Anaphylaxis after Receipt of the First Dose of Pfizer-BioNTech COVID-19 Vaccine — United States, December 14 - 23, 2020", CDC, Morbidity and Mortality Weekly Report (MMWR) January 15, 2021.
【832】JAMA. 2021 Jan 21. doi: 10.1001/jama.2021.0600
【833】"Allergic Reactions Including Anaphylaxis After Receipt of the First Dose of Moderna COVID-19 Vaccine — United States, December 21, 2020 - January 10, 2021", CDC, Morbidity and Mortality Weekly Report (MMWR), January 22, 2021
【834】FEBS Lett. 1999; 460: 472 - 476.
【835】Pharm. Res. 2003; 20: 962 - 96.
【836】Nanomedicine. 2016; 11: 3117 - 3137.
【837】Biomaterials. 2009; 30: 3691 - 3701.
【838】Cell Res. 2015; 25: 237 - 253.
【839】Arch. Biochem. Biophys. 2001; 392: 245 - 250.
【840】J. Leukoc. Biol. 2006; 79: 184 - 191.
【841】Nanomedicine. 2015 Feb; 11(2): 467-77.
【842】Front. Immunol. 2015; 6: 328.
【843】Nat. Rev. Immunol. 2014; 14: 571 - 578.
【844】Biomaterials. 2010; 31: 6867 - 6875.
【845】Nanomed. Nanotechnol. Biol. Med. 2015; 11: 259 - 262.
【846】J. Pharmacol. Exp. Ther. 1984; 229: 267.
【847】Front. Pharmacol. 2019; 10: 220.
【848】Nanomaterials (Basel). 2020 Feb; 10(2): 190.
【849】J. Liposome Res. 2009; 19: 85 - 90.
【850】Mol. Pharm. 2008; 5: 487 - 495.
【851】Nat. Nanotechnol. 2007; 2: 469 - 478.
【852】Int. J. Nanomed. 2014; 10: 97 - 113.
【853】J. Immunol. 1991; 146: 4234 - 4241.
【854】Drug Deliv. 2015; 22: 598 - 607.
【855】Nat Med. 2015 Dec; 21(12): 1508-13.
【856】Nature. 553, 11 (2018).
【857】The Gurdian, Mon 4 Dec 2017 11.10.
【858】Nat Commun. 2019; 10: 105.
【859】Viruses. 2019 Apr; 11(4): 356.
【860】Nature. 2003 Nov 27; 426 (6965): 450-4.
【861】J Med Virol 2020 Feb 26.
【862】Vet Q, 1-12 2020 Feb 8.
【863】Lancet. 2020 Mar 11.
【864】JAMA. 2020; 323(11): 1061-1069.
【865】JAMA. 2020; 323(18): 1769-1770.
【866】Nat Med, 11 (8), 875-9 Aug 2005.
【867】Crit Care. 2017; 21: 30.
【868】Trends Cardiovasc Med, 13 (3), 93-101 Apr 20.
【869】J Pathol. 2020 May 17; 10.1002/path.5471.
【870】J Pathol. 2004 Jun; 203(2): 631-7.
【871】Nat Med, 11 (8), 875-9 Aug 2005.
【872】Nephrol Dial Transplant. 2013 Nov; 28(11): 2687-97.
【873】J Pathol. 2004 Jun; 203(2): 631-7.
【874】International Journal of Oral Science volume 12, Article number: 8 (2020).
【875】Infection. 2020 Feb 18.
【876】Nature. 2003 Nov 27; 426 (6965): 450-4.
【877】Lancet. 2020 15-21 February; 395(10223): 497 - 506.
【878】Reprod Sci. 2020 Jul 10: 1 - 4.
【879】medRxiv preprint doi: https://doi.org/10.1101/2020.04.16.20060566
【880】Andrologia. 2020 Nov 19 : e13909.
【881】Protein Eng. 2003;16:373 - 379.
【882】Arch. Virol. 2003; 148: 1301 - 1316.
【883】Acad. Sci. USA. 1995; 92: 12205 - 12209.
【884】Arch. Biochem. Biophys. 2004; 421: 143 - 148.
【885】Biochem. Biophys. Res. Commun. 2002; 299: 897 - 902.
【886】Biochem Biophys Res Commun. 2005 Jun 17; 331(4): 1193 - 1200.
【887】Lancet. 2020 Jun 13; 395(10240): 1845-1854.
【888】"China's Sinovac coronavirus vaccine trial suspended in Brazil after participant dies", The Telegraph, 11 November 2020.
【889】Brain Behav Immun. 2014 Nov; 42: 204-11.
【890】J Basic Clin Physiol Pharmacol. 2020 Apr 22; 31(4).

【891】J Basic Clin Physiol Pharmacol. 2016 Nov 1; 27(6): 569-576.
【892】Lancet. 2020 Aug 15; 396(10249): 467-478.
【893】Drugs. 2012 Dec 24; 72(18): 2407-30.
【894】Human Gene Therapy 13: 3 - 13 (January 1, 2002).
【895】Lancet. 2008 Nov 29; 372(9653): 1881 - 1893.
【896】Lancet Infect Dis. 2014 May; 14(5): 388 - 396.
【897】Arch Virol. 2020 Aug 14: 1 - 14.
【898】J Clin Invest. 2012; 122: 359 - 367.
【899】J Exp Med. 2008; 205: 2717 - 2725.
【900】PLoS Pathog. 2018; 14.
【901】Lancet. 2020 31 October-6 November; 396(10260): e68 - e69.
【902】Cell August 19, 2020, doi: https://doi.org/10.1016/j.cell.2020.08.026
【903】ClinicalTrials.gov number, NCT04405076.
【904】NEJM. September 29, 2020, doi: 10.1056/NEJMoa2028436
【905】Nature. 2020 Oct; 586(7830): 589-593
【906】Open Rheumatol J. 2017; 11: 16 - 22
【907】JAMA. 2020 Aug 13; e2015543.
【908】"Nature", NEWS 09 SEPTEMBER 2020.
【909】IRAS Project ID: 281904 REC Ref: 20/SC/0179 COV002 PIS (Age 70 years and over) version 10.0, 5th Aug 2020.
【910】Lupus. 2009 Nov; 18(13): 1198-204.
【911】"Johnson & Johnson pauses Covid-19 vaccine trial after'unexplained illness'", CNN, October 13, 2020.
【912】Lancet. 2020 Dec 8 doi: 10.1016/S0140-6736(20)32661-1
【913】https://www.clinicaltrials.gov/ct2/show/results/NCT04444674
【914】"Pfizer and BioNTech announce vaccine candidate against COVID-19 achieved success in first interim analysis from phase 3 study", PFIZER, November 09, 2020.
【915】"Moderna: Covid vaccine shows nearly 95% protection", BBC News, November 17,2020.
【916】BMJ 2020; 371: m4347.
【917】The BMJ Jan. 4, 2021.
【918】N Engl J Med December 30, 2020, doi: 10.1056/NEJMdo005943
【919】N Engl J Med 2020; 383: 2603-2615.
【920】"Vaccines and Related Biological Products Advisory Committee Meeting", FDA Briefing Document Pfizer-BioNTech COVID-19 Vaccine, December 10, 2020.
【921】"A closer look at U.S. deaths due to COVID-19", he Johns Hopkin's Newsletter, November 22, 2020.
【922】"Norway Warns of Vaccination Risks for Sick Patients Over 80", Bloomberg, Jan 15 2021.
【923】"32 residents die from outbreak at Auburn nursing home"CNY CENTRAL, January 13th 2021.
【924】"Nurse tests positive for COVID-19 week after getting vaccine; experts remind shot needs time to work", Boston 25 News, December 30, 2020.
【925】"1 dead, 60 infected in COVID-19 outbreak at San Jose Kaiser hospital", ABC7 News, January 6, 2021.
【926】"21 residents of retirement home get coronavirus after receiving vaccine", Jerusalem Post, Jan 3, 2021.
【927】"Norway Raises Concern Over Vaccine Jabs for the Elderly", Bloomberg, 16 Jan 2021.
【928】https://www.statista.com/statistics/437961/number-of-road-deaths-in-norway/
【929】"Thousands of Israelis test POSITIVE for Covid-19 despite receiving Pfizer - BioNTech jab"RT, 20 Jan, 2021.
【930】"Coronavirus: Israel leads vaccine race with 12% given jab", BBC NEWS, 3 January 2021.
【931】"Coronavirus: Health worker dies in Haryana, officials say no link between vaccine and death", Scroll.in January 24th 2021.
【932】Exp Clin Cardiol. 2012 Winter; 17(4): 183 - 186.
【933】Mol Med Rep. 2019 Sep; 20(3): 2189 - 2198.
【934】"'Devastating' weekend as Gibraltar loses 13 people in two days to Covid-19", The Gibraltar Chronicle January 17, 2021.
【935】"Gibraltar reels as Covid deaths quadruple in fortnight", Expatica January 18, 2021.
【936】"Government confirms 4 deaths from COVID-19 - 31/2021", HM Government of Gibraltar January 10, 2021.
【937】https://www.modernatx.com/mrna-technology/mrna-platform-enabling-drug-discovery-development
【938】VAERS Database, Data as of January 22, 2021, National Vaccine Information Center.

【939】"Massachusetts Democratic congressman, vaccinated for Covid-19, tests positive for virus"CNN, January 30, 2021.
【940】"Vaccine rollout hits snag as health workers balk at shots", AP, January 9, 2021.
【941】Med Drug Discov. 2020 Jun; 6: 100044.
【942】J Invest Dermatol 2001; 117: 1027 - 1035.
【943】J Invest Dermatol 2015; 135: 1722 - 1726.
【944】Jpn J Physiol. 1952 Jul; 2(4): 303-9.
【945】J Hypertens. 1993 Dec; 11(12): 1381-6.
【946】Am J Clin Nutr. 2002 Dec; 76(6): 1302-7.
【947】Horm Metab Res. 2001 Jun; 33(6): 358-60.
【948】Amino Acids. 2008 Aug; 35(2): 451-6.
【949】Am J Physiol Regul Integr Comp Physiol. 2004 Dec; 287(6): R1387-93. Epub 2004 Aug 26.
【950】Oxid Med Cell Longev. 2017; 2017: 1716701.
【951】Am J Physiol Lung Cell Mol Physiol. 2000 Aug; 279(2): L390-8.
【952】Langmuir 2020, 36, 29, 8344 - 8356.
【953】J Nutr. 1999 Feb; 129(2): 328-35.
【954】J Nutr. 2009 Aug; 139(8): 1588 - 1594.
【955】Low Serum Cholesterol level among patients with COVID-19 infection in Wenzhou, China (February 21, 2020). Available at SSRN (https://ssrn.com/abstract=3544826)
【956】Ann Clin Lab Sci. 2009; 39: 3 - 16.
【957】Am J Med Sci. 2012; 344: 391 - 394.
【958】Med Microbiol Immunol 1992; 181: 77-86.
【959】Intervirology 1988; 29: 68-76.
【960】Reprod. Immunol. 2020; 142: 103180.
【961】Sci. Rep. 2019;9:1220
【962】Mucosal Immunol. 2017; 10: 1097 - 1107.
【963】JAMA, 269 (7), 898-903 1993 Feb 17.
【964】Vaccines (Basel). 2020 Nov 12; 8(4): E676.
【965】Nutrients. 2017 Jul; 9(7): 651.
【966】Nutrients. 2015 Sep; 7(9): 7729 - 7748.
【967】Pharmacognosy Res. 2015 Jun; 7(Suppl 1): S1 - S6.
【968】J Microbiol Biotechnol, 26 (1), 151-9 Jan 2016.
【969】American Druggist Pharmaceutical Record, New York, November 1919, p.47.
【970】Antiinflamm Antiallergy Agents Med Chem. 2014 Mar; 13(1): 29-35.
【971】J Food Sci. 2019 Aug; 84(8): 2101-2111.
【972】Am J Lifestyle Med. 2012; 7: 23 - 6.
【973】J Med Food. 2009 Jun; 12(3): 467-72.
【974】Urol Nurs. 2007 Dec; 27(6): 560-1.
【975】Urol Nurs. 2008 Feb; 28(1): 73-5.
【976】Canc. Lett. 2013, 341, 139 - 149.
【977】Oncol. Rep. 2013, 30, 2555 - 2562.
【978】Phytother Res. 2016, 30, 1207 - 1218.
【979】Antiviral Res. 2007 May; 74(2): 92 - 101.
【980】Antiviral Res. 2011 Apr; 90(1): 64 - 69.
【981】Immunity 53, 1 - 15, December 15, 2020. (https://doi.org/10.1016/j.immuni.2020.09.011)
【982】Anesth Analg. 2020 Oct 21. doi: 10.1213/ANE.0000000000005292
【983】Med Hypotheses. 2020 Nov; 144: 110163)
【984】Pharmacol Res. 2020 Oct 20: 105255.
【985】Phytother Res. 2020 Jul 2 : 10.1002/ptr.6781.
【986】Journal for ImmunoTherapy of Cancer volume 7, Article number: 257 (2019)).
【987】Curr Opin Pharmacol. 2016 Aug; 29: 7-16.
【988】Neurosci Lett. 2001 Jul 27; 308(1): 25-8.
【989】Cell Mol Neurobiol. 1993 Jun; 13(3): 247 - 261.
【990】Clin Chim Acta. 2020 Mar 4; 505: 190-191.
【991】J Glob Health. 2020 Dec; 10(2): 020504.
【992】J Infect Dis. 2001 Sep 15; 184(6): 699-706.
【993】Blood. 1998 Sep 15; 92(6): 2084-92.
【994】Pathogens. 2018 Mar; 7(1): 26.
【995】Nat Immunol. 2021 Jan 4. doi: 10.1038/s41590-020-00844-7
【996】Bull Exp Biol Med, 152(4), 519-23 Feb 2012.
【997】Science, 306 (5700), 1380-3 2004 Nov 19.
【998】J Virol. 2005 Jun; 79(11): 7095 - 7103.
【999】Front Immunol. 2020; 11: 186.
【1000】J Immunol. (2013) 190: 2301 - 10. 10.4049/jimmunol.1201133
【1001】Am J Gastroenterol. 2020 Aug 26: 10.14309/ajg.0000000000000832
【1002】Gut. 2020 Sep; 69(9): 1592-1597.

【1003】Version 2. Res Sq. Preprint. 2020 Jun 22.
【1004】Pharmacol Res Commun. 1986 Sep; 18(9): 807-12.
【1005】Korean J Anesthesiol. 2017 Apr; 70(2): 221 - 223.
【1006】J Clin Psychopharmacol. 2013 Aug; 33(4): 472-8.
【1007】Phytother Res. 25 (5). 702-8 May 2011.
【1008】Front Biosci (Landmark Ed). 25. 893-911 2020 Jan 1.
【1009】Mol Cell Oncol. 2020 Mar 21; 7(3): 1730144.
【1010】J Mol Biol. 2016 Aug 28; 428(17): 3408 - 3428.
【1011】Met Ions Life Sci. 12. 279-332 2013.
【1012】Nature Communications volume 10. Article number: 4260 (2019).
【1013】Folia Microbiol (Praha). 65 (2). 417-421 Apr 2020.
【1014】Antimicrob Agents Chemother. 2020 Mar; 64(3): e02353-19.
【1015】Front Microbiol. 2018; 9: 1811.
【1016】Hemoglobin. 34 (3). 227-39 Jun 2010.
【1017】Antimicrob Agents Chemother. 2012 Oct; 56(10): 5419 - 5421.
【1018】J Immunol August 1. 2016. 197 (3) 834-846.
【1019】Oncol Lett. 2017 Mar; 13(3): 1965 - 1973.
【1020】Antioxidants 2017. 6(2). 29.
【1021】Am J Public Health 2009; 99 Suppl 2: S236 - 42.
【1022】Am J Public Health 1918 Oct; 8(10): 787 - 8.
【1023】J Infect Dis 2020 Jan 14; 221(3): 372 - 378.
【1024】Int J Mol Sci 2018 Aug 16;19(8). pii: E2419.
【1025】N Engl J Med. 1977 Mar 17; 296(11): 581-5.
【1026】Eur J Appl Physiol Occup Physiol. 1998; 77(1-2): 37-43.
【1027】Scand J Immunol. 2006; 63: 304 - 10.
【1028】Pediatr Pulmonol. 1994; 17: 304 - 11.
【1029】Proc R Soc Med. 1924; 17: 19 - 26.
【1030】Respir Physiol Neurobiol. 2020 Jun; 277.
【1031】European Respiratory Journal. 2012 40: 1374-1380.
【1032】Clin Exp Allergy. 2011; 41: 775 - 82.
【1033】Rehabilitation (Stuttg). 2000; 39: 215 - 22.
【1034】Praxis (Bern 1994). 2000; 89: 1147 - 53.
【1035】Am J Respir Crit Care Med. 2014 Feb 15; 189(4): 390-3.
【1036】International Journal of Biometeorology volume 21. pp. 93 - 122(1977).
【1037】Viruses. 2019 Mar; 11(3): 243.
【1038】Int J Immunopathol Pharmacol. Oct-Dec 2009; 22(4): 951-9.
【1039】Int J Immunopathol Pharmacol. Jan-Mar 2008; 21(1): 117-27.
【1040】Atmos Chem Phys. 2012; 12: 3687 - 97.
【1041】Atmos Chem Phys. 2007; 7: 2271 - 5.
【1042】Environment International　Volume 142. September 2020. 105878.
【1043】Biol. Pharm. Bull. 43. 1361 - 1366 (2020).
【1044】"Cleaning. Disinfection. and Hand Hygiene in Schools - a Toolkit for School Administrators". CDC. Updated Sept. 8. 2020.
【1045】JAMA. 2005 Jul 27; 294(4): 455-65.
【1046】BMJ Open. 2013; 3(9): e003568.
【1047】Reprod Toxicol. 2014 Dec; 50: 163 - 170
【1048】Clin Dermatol. 2020 Oct 2 doi: 10.1016/j.clindermatol.2020.09.005
【1049】Clin Lipidol. 2010 Dec 1; 5(6): 835 - 852
【1050】Arch Biochem Biophys. 2018 Mar 1; 641: 31 - 38.
【1051】Amino Acids. 2003 Dec; 25(3-4): 259-74.
【1052】Biochem J. 1998 Jun 15; 332(Pt 3): 617-25.
【1053】Free Radic Res. 2018 Feb; 52(2): 232-247.
【1054】Biochemistry (Mosc). 2019 Jun; 84(6): 652-662.
【1055】Free Radic Biol Med. 2019 May 20; 136: 118-134.
【1056】Redox Biol. 2019 Jan; 20: 496-513.
【1057】Redox Biol. 2018 Oct; 19: 388-400.
【1058】Free Radic Biol Med. 1993 Dec; 15(6): 637-43.
【1059】IUBMB Life. Oct-Nov 2000; 50(4-5): 259-66.
【1060】Mutagenesis. 2010 Mar; 25(2): 149-54.
【1061】PLoS One.2015 Apr 7; 10(4): e0123293.（Free Radic Biol Med. 2014 Mar; 68: 326-34）
【1062】Clin Lipidol. 2010 Dec 1; 5(6): 835 - 852.
【1063】Arch Biochem Biophys. 2018 Mar 1; 641: 31 - 38.
【1064】Free Radic Biol Med. 2014 Jun; 71: 240-55.
【1065】ACS Omega 2020. 5. 11. 6207-6214.
【1066】South Med J. 1993 Jun; 86(6): 654-7.
【1067】Forensic Sci Int. 2001 Dec 27; 124(2-3): 137-9.
【1068】Can J Anaesth. 2005 Jan; 52(1): 118-9.
【1069】Clin Toxicol (Phila). 2019 May; 57(5): 303-311.
【1070】J Toxicol Environ Health A. 2007 Nov; 70(22): 1936-45.
【1071】J Med Toxicol. 2010 Jun; 6(2): 143-6.
【1072】Indian J Ophthalmol. 2020 Jun; 68(6): 981-983.

【1073】 Crit Rev Toxicol. 2020 Jul; 50(6): 513-520.
【1074】 Chem. 2020 Sep 19 doi: 10.1016/j.chempr.2020.08.023
【1075】 Science 10 Apr 2020: Vol. 368, Issue 6487, pp.146-147.
【1076】 Environ Res. 2020 Sep; 188: 109916.
【1077】 Indoor Air. 2019 Nov; 29(6): 913-925.
【1078】 Environ Sci Technol. 2006 Jul 15; 40(14): 4421-8.
【1079】 Guidelines by the US Institute of Medicine.
【1080】 Endocrinol Metab (Seoul). 2014 Sep; 29(3): 240 - 247.
【1081】 Curr Opin Endocrinol Diabetes Obes. 2012 Oct; 19(5): 414 - 419.

あとがき

本編をお読み頂いて、ワクチンはニュルンベルグ綱領違反であることがお分かりになられたでしょうか?

私は脳神経外科を専攻していましたが、「手術したければ、ムンテラ次第だよ」と上司に言われた思い出があります。ムンテラとは、インフォームド・コンセント（医療行為に対する同意）を得る際に、患者さんにリスクとベネフィットを説明する行為を言います。この上司の発言の意味は、リスクとベネフィットを説明する際、前者を最小限にして、後者を最大限に説明するという印象操作で情報弱者である人を手術へと持ち込めるという意味です。現代医学の治療は、手術だけでなく、他のあらゆる治療に関して同じことが日常的に繰り返されています。まさにこれと同じことがワクチンに関して、この100年間行われてきたということなのです。

これは、リアルサイエンスではなく、質の低い心理操作に過ぎません。

ましてや事実上の強制接種に追い込むなどは、れっきとした人権を蹂躙《じゅうりん》した犯罪行為にあたることは、裁判官でなくても分かる道理です。現在、私たちのおかれている状況は、この現代医学の欺瞞（フェイクサイエンス、pseudoscience）が頂点に達した時点で行われている犯罪行為なのです。しかし、このような当たり前の議論は、現代人の心身の不調が加速して思考能力も低下した現在では、権力者よりもむしろそれに飼い慣らされた大衆（大学教授などの専門家も含める）によって攻撃を受けて葬られる運命にあります。

本書も、ショーペンハウアーが示した真理が通る道順、すなわち最初は無視・嘲笑され、その後激しい攻撃を受けて、最終的に誰でもこの程度のことを知っているよという順に変遷していくでしょう。この本も焚書《ふんしょ》の対象となる内容ですので、みなさんしっかりと保管して御子孫にお渡しください。そして数十年後、もし生きながらえていたら再度読み返して頂いて、この本の評価をして頂ければ幸いです。

ちょうど前作の『ウイルスは存在しない』上下巻（ホリスティック・ライブラリー出版）を脱稿したあとに、ワクチンだけに特化した内容の執筆依頼を頂いたことで今回の『ワクチンの真実』を執筆することになりました。当初は、これ以上の内容を書けない（やり切った）という思いから前作のワクチンの部分を抜粋するだけでも十分と考えていましたが、その後、数ヶ月かかる量の論文を新たに読み込むことになり、大幅に加筆することになりました。2ヶ月間は缶詰状態になり、脱稿時には極度の疲労から今までにないほどの脱力感に襲われましたが、本編では私の20年以上の臨床経験と研究成果をあますことなく発揮できたと思います。

くしくも、小笠原編集長とは、２００９年に『悪魔の用語辞典』という本で、私の「優生思想（eugenics）」についての寄稿を編集して頂いたご縁があります。まさか、12年後に本編にお伝えしたように、この話題についてまた触れることになるとは夢にも思いませんでした。このご縁および機会を与えて頂いた小笠原編集長に改めて深謝いたします。また執筆が進まなくて苦しんでいたときも有馬陽子先生や家族および天国に逝った愛犬の存在が温かく支えてくれました。そして、日々私の記事をお読みになって応援して頂いているみなさんに勇気をいつも頂いております。この場を借りてみなさんに感謝の意を捧げます。

2021年1月
崎谷博征

装丁・奥沢光雄

▒著者プロフィール

崎谷 博征（さきたに ひろゆき）

1968年、奈良県生まれ。奈良県立医科大学・大学院卒業。脳神経外科専門医。ガンの研究で医学博士取得。国立大阪南病院、医真会八尾病院を経て、私立病院の副院長を務める。現在は、総合医として、ガン、難病、原因不明の慢性病を対象にした治療を確立し、根本治療指導に従事している。社団法人パレオ協会代表理事、NPO法人日本ホリスティック療法協会理事。エネルギー量子医学会会長。近著に『ウイルスは存在しない！（上下）』（一般社団法人ホリスティックライブラリー）。他の著書に『患者見殺し医療改革のペテン』（光文社）、『原始人食が病気を治す』（マキノ出版）、『新・医療ビジネスの闇』（学研プラス）、『この4つを食べなければ病気にならない』（主婦と生活社）、『「プーファ（PUFA）」フリーであなたはよみがえる!』『糖尿病は砂糖で治す!』『ガンは安心させてあげなさい』『新・免疫革命——免疫の本能は《お掃除》にあり』『メタ炎症の秘密 慢性病は現代食から』『オメガ3の真実——フィッシュオイルと慢性病の全貌』（以上、鉱脈社）、『病は「リポリシス」から』（風詠社）、『自然治癒はハチミツから——ハニー・フルクトースの実力』（共著、鉱脈社）等がある。

今《いま》だから知《し》るべき！ワクチンの真実《しんじつ》
予防接種《よぼうせっしゅ》のABC《エービーシー》から新型《しんがた》コロナワクチンとの向《む》き合《あ》い方《かた》まで

発行日　2021年　4月10日　第1版第1刷
　　　　2022年　2月11日　第1版第10刷

著　者　崎谷《さきたに》　博征《ひろゆき》

発行者　斉藤　和邦
発行所　株式会社　秀和システム
　　　　〒135-0016
　　　　東京都江東区東陽2-4-2　新宮ビル2F
　　　　Tel 03-6264-3105（販売）Fax 03-6264-3094
印刷所　日経印刷株式会社　Printed in Japan

ISBN978-4-7980-6376-8 C0047